变革与重塑

公立医院高质量转型发展徐州医科大学附属医院实践

刘文生　著

中华工商联合出版社

图书在版编目（CIP）数据

变革与重塑：公立医院高质量转型发展徐州医科大
学附属医院实践 / 刘文生著． -- 北京：中华工商联合
出版社，2024.8． -- ISBN 978-7-5158-4040-6

Ⅰ．R197.32

中国国家版本馆 CIP 数据核字第 2024NL3276 号

变革与重塑：公立医院高质量转型发展徐州医科大学附属医院实践

作　　者：刘文生
出 品 人：刘　刚
责任编辑：吴建新
装帧设计：陈　勤
责任审读：付德华
责任印制：陈德松
出版发行：中华工商联合出版社有限责任公司
印　　刷：天津融正印刷有限公司
版　　次：2024 年 8 月第 1 版
印　　次：2024 年 8 月第 1 次印刷
开　　本：710mm×1020mm　　1/16
字　　数：216 千字
印　　张：21.25
书　　号：ISBN 978-7-5158-4040-6
定　　价：88.00 元

服务热线：010-58301130-0（前台）
销售热线：010-58302977（网店部）
　　　　　010-58302166（门店部）
　　　　　010-58302837（馆配部、新媒体部）
　　　　　010-58302813（团购部）
地址邮编：北京市西城区西环广场 A 座
　　　　　19-20 层，100044
http://www.chgslcbs.cn
投稿热线：010-58302907（总编室）
投稿邮箱：1621239583@qq.com

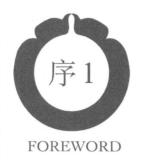

序 1

FOREWORD

近年来，我国的公立医院改革发展作为深化医药卫生体制改革的重要内容，取得了重大阶段性成效，对持续改善基本医疗卫生服务公平性、可及性，保障人民群众生命安全和身体健康发挥了重要作用。提到公立医院转型发展，相信有不少医疗界的朋友们都知道，在主动推进公立医院改革进程的名册中，王人颢是一个经常被提及的名字。

2018 年 6 月，徐州医科大学附属医院新一届领导班子上任，恰逢中共中央办公厅印发《关于加强公立医院党的建设工作的意见》，徐医附院是江苏省率先落实党委领导下的院长负责制的大型公立医院。在当时许多医疗机构还在"以规模论英雄"时，时任徐州医科大学副校长、徐医附院党委书记的王人颢同志便提出了"如果不遏制规模扩张的态势，医院迟早会被拖垮，必须刀尖向内，自我革命，由规模发展向内涵建设转变"的决策，次月，医院即实施了一项被业界称为"刀尖向内，自我革命"的做法，即在全院范围内削减 2000 张床位，实现全院零加床。这一开创行业"自我革命"先河的"壮举"背后，是徐医附院人对公立医院由规模型向内涵式发展的深刻理解。同时，在之后的五年时间里他带领徐医附院探索出一条全面加强党的建设，以价值观为引领的公立医院高质量转型发展的新路径。形成了一系列符合时代要求、具有徐医附院特色的价值理念体系，推动了这所百年老院华丽转身，为全国公立医院高质量转型发展提供了一个新样板。

面对困难，处在医改深水区，大型公立医院该何去何从？我想徐医附院给出了符合时代要求的答卷。徐医附院党委坚持问题导向，"思路就是出路，改革破解难题"，以"刀尖向内，自我革命"的勇气，在"高质量发展走在前列"的号角声中，充分发挥"把方向、管大局、作决策、促改革、保落实"的领导作用，明确了医院发展的战略目标和发展道路，即以"打造具有国际视野的现代化区域医学中心"为目标，以党建为引领，重塑医院价值观，调动了医院干部职工主动变革的积极性和参与度。同时，落实医院发展战略，持续加强医院基础管理，狠抓医疗技术、服务质量，提升管理水平，通过调结构、减加床、优服务、铸文化、强管理等一系列改革措施，推动医院由量的扩增向内涵式发展转型，拉开了从规模扩张向高质量发展转型的改革大幕。

然而这场改革背后的故事远比我们想象的复杂，也远比我们想象的精彩，若是想进一步了解王人颢和徐医附院改革这五年的故事，不妨一读刘文生写的这本《变革与重塑——公立医院高质量转型发展徐医附院实践》。全书可读性高，以新时代的要求为背景，以2018-2023年徐医附院高质量转型发展为主线，用叙事性的笔法讲述了王人颢带领徐医附院改革的一系列鲜活、真实、生动的故事。在这本书中，我们看到了"功成不必在我，功成必定有我"的境界与担当，看到了"视野开阔，超前谋划"的战略思维，同时，我们还看到了在这本书的每个章节结尾处凝练了关于变革与重塑的管理哲思，每每读起，发人深省。期待国内的医院管理者、临床工作者能够将这本书作为案头或手边读物，相信这本书一定会给大家带来不一样的启发价值。

清华大学医院管理研究院常务副院长
国家卫生健康委医政医管局原局长

2024年4月

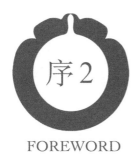

序2

FOREWORD

从 2018 年到 2023 年，对中国公立医院来说，是不平凡和不寻常的。这段时期里，国家关于公立医院高质量发展的政策频出，面对绩效国考和医保支付改革的压力，再加上新冠疫情的考验和冲击，使得公立医院的变革和发展面临巨大挑战。《变革与重塑》这本书聚焦于徐州医科大学附属医院，还原讲述了这一时期公立医院的改革发展故事。

从一家并不起眼的大学附属医院，逐渐从众多地市级三甲医院中脱颖而出，成为大型公立医院高质量发展的区域样板，徐医附院经历了波澜壮阔的改革与发展进程，这个改革的进程也是中国众多大型公立医院转型发展的缩影，折射出中国公立医院改革的光芒。

这本书坚持理论与实践相结合，立足新时代、新使命、新课题，对党中央关于卫生健康事业发展的最新决策部署进行了深入解读。同时，聚焦新时代公立医院的职责使命和工作创新，结合丰富的案例与实践经验，为读者娓娓讲述了徐医附院不平凡的变革历程，也铺陈了同期中国医药卫生体制改革跌宕起伏、风云变幻的脉络，为众多医院管理者提供了解决管理问题的新思路。

在这本书中，我被医院那种刀尖向内、自我革命的魄力所深深震撼，有很多的感触和共鸣。在国家良好的改革形势和政策的大环境下，地处苏北的徐医附院人没有偏居一隅、故步自封，而是立足于积淀的坚实基础以及深厚的医院文化，把自身放到了中国特色社会主义新时代的伟大背景里，放在了淮海经济区医疗中心建设的区域定位中，更把自己放回了公立医院发展的使命感与社会责任感的家国情怀中。这本书不仅记录了历史，更是创造了价值。它始终以一个观察者的视角，冷静地讲述了徐医附院变革的真实轨迹和背后决策，剖析了中国公立医院在百年未有之大变局下所面临的困局和挑战，理清了医院文化、核心价值观和高质量发展之间的逻辑机理，探索实践了由规模扩张转向内涵式发展的改革路径，同样也彰显出以王人颢为代表的一群极具个性和领导力的医院卓越管理团队的智慧、勇气与担当。

在这几年中，徐医附院在医疗、教学、科研、管理等方面均有改革和创新，并在此基础上取得了众多历史性突破，这也为医院未来的发展奠定了高度、厚度和后劲。在徐医附院的发展历程中，也让我们真实地触摸到中国的医改进程，这其中闪耀着的中国医院管理者和医务工作者身上那种可贵的精神，值得业内同行学习和参考，也让公众从中感受到中国医院的不易，医务工作者为守护人民健康而付出的艰辛和努力。

征途漫漫，唯有奋斗。当前，国家正在全面推进健康中国建设，深化医改进入高质量发展新阶段，卫生健康工作理念也在加快转变，公立医院面临的社会形势与以往有较大不同。希望徐医附院人能够乘势而上、再接再厉，在发展新质生产力和推动高质量发展中探索出更多的有益经验，不断把公立医院高质量发展成果转化为人民群众看病就医的获得感、幸福感、安全感。

北京大学党委原常务副书记、医学部党委书记

2024 年 4 月

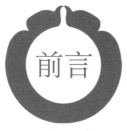

前言

PREFACE

2023 年 8 月起开展的全国医药领域腐败问题集中整治工作，对医疗行业带来的深刻影响仍在持续。随着一系列长效机制的建立与完善，行业生态也在随之演变，最终，这将是一次行业价值观的重塑。

价值观重塑可以催生新的改革契机，但重塑一个行业的价值观注定是一场由点及面的艰巨任务。令人欣慰的是，在部分医疗机构，价值观重塑伴随着改革的故事早已发生，徐州医科大学附属医院便是其中之一。这里的故事起于 2018 年。

2018 年是全面贯彻落实党的十九大精神的开局之年，是改革开放 40 周年，是深化医药卫生体制改革创新发展的一年，是决胜全面建成小康社会、实施"十三五"规划承上启下的关键一年。在习近平新时代中国特色社会主义思想的指导下，2018 年党中央国务院作出组建国家卫生健康委、国家市场监督管理总局，成立国家医保局、国务院医改领导小组秘书处等一系列重大决定，为深化医药卫生体制改革、实施健康中国战略提供了更加有力的组织保障和制度保障。

视线转移到江苏省徐州市，这一年，国务院正式批复《淮河生态经济带发展规划》，提出淮海经济区要着力提升徐州区域中心城市辐射带动能力，推动淮海经济区协同发展。而早在 2017 年 6 月，国务院就正式批复了《徐州市城市总体规划》，从中央层面正式确立了徐州市国家历史文化名城、全国重要的综合性交通枢纽、淮海经济区中心城市的地位。徐州这座有着 5000 多年悠久历史的城市站到了淮海经济区的"C位"。这一年，地处徐州的徐州医科大学附属医院（以下简称徐医附院）也迎来了发展的新纪元。

"主动减床2000张，打响大型公立医院高质量发展第一枪！"此消息一出，可谓一石激起千层浪。2000张床位意味着什么？相当于砍掉了一个三甲医院的规模，这一举措在业内引起了强烈震动，徐医附院也一下子被推上时代的舞台，备受瞩目。如今，经过五年的创新发展，徐医附院已成为当下公立医院高质量发展的一个缩影。为寻找背后的原因，带着一种探索的心情，笔者走进这家百年老院，探究其改革发展的逻辑、策略与路径，以期撰写一部大型公立医院"变革与重塑"的书。

这本书至少要回答三个问题：为什么是徐医附院？徐医附院做了什么？取得了什么成效？

为什么是徐医附院，或者说徐医附院为什么要改革，是这部书的核心命题。徐医附院地处五省通衢的徐州，服务辐射苏、鲁、豫、皖四省1.42亿人口，这构成了医院发展稳定的基本盘。2017年，拥有近7000张床位的徐医附院门急诊量达到280余万人次，出院患者21万人次，在"中国顶级医院百强排行榜"中位居第65位，在全国地市级医院百强中名列第2位，是名副其实的大型公立医院和区域医疗中心。从这个角度看，徐医附院改革的动力机制是不足的，日子过得好好的，为什么要变？

2018年，徐医附院领导班子调整，王人颢担任党委书记、代理院长。他敏锐地捕捉到，时代正在发生巨变，行业也在发生巨变，公立医院规模扩张式的粗放发展模式很快将难以为继。徐医附院这艘巨轮必须提前降速，转变航向。

通过深入调研，他了解到，徐医附院看似光鲜的发展背后，早已危机四伏，潜藏着种种风险和隐患，已经到了必须要改变的时刻。这让他下定决心，让医院发展速度慢下来，内涵建设提上去，在区域和行业中做出转型发展的表率，而不是在无休止的激烈竞争中无法自拔。

实际上，徐医附院推动变革的深层驱动力，是要回答新时代公立医院改革发展的动机和目的的问题。在公立医院追求规模发展模式下，医护人员与流水线上的操作工无二，医学失去了温度，医者丢掉了尊严，患者没有享受到应有的服务。如何重塑行业价值观，是身为临床外科专家的王人颢，多年来一直在思考的问题，如今身为管理者，他可以把多年的深思转变为具体的行动。

彼时，国家医保局和新组建的国家卫生健康委刚刚成立，人们尚未意识到变革的来临，DRG 支付方式改革、三级公立医院绩效考核、公立医院高质量发展等日后深刻影响公立医院发展的制度安排尚未出炉，绝大多数医院还在高速发展的惯性中过着"好日子"。因此，徐医附院超前推行变革的决心是不被一些人看好的，这也给改革平添了不少阻力和成本。

就是在这样的背景下，徐医附院开启了转型发展之路。本书第一章和第二章将系统阐释"徐医附院为什么要改革"这一主要命题，着重介绍医院如何重塑价值观的思考和举措，同时介绍这场变革的顶层设计——"1234"高质量转型发展战略的确立。至此，徐医附院确立了价值观重塑和高质量发展双轮驱动的发展逻辑。谋篇布局的"大写意"完成后，就是精耕细作的"工笔画"。2018 年下半年推行的"砍加床"只是这幅画的起笔，本书第三章将深入医院管理变革的纹理，全方位呈现管理的蝶变。

从现代医院管理制度立柱架梁，到医疗质量与安全的精耕细作，从信息系统的提档升级和智慧医院建设，到向医保亏损"宣战"、主动拥抱 DRG，从重构内部绩效考核体系，到财务管理和内控制度建设，从资产管理和法治建设，到涵养清明的政治生态，短短几年内，徐医附院便通过建章立制和有效的激励约束机制，完成了基础管理的系统性夯实和提升。

管理日日向新，为医教研全面精进提供了强大支撑，这正是本书第四章的主要内容。徐医附院从"七大中心"建设入手，汇聚起学科发展的新动力，同时通过内培外引的人才策略，着力打造高峰学科。几年之内，徐医附院成功把神经外科、麻醉科、急诊医学科打造成为国家临床重点专科建设项目；重获肾脏移植资质，初步搭建起肝脏、心脏、肺脏移植平台；达芬奇手术机器人、心脏大血管技术等陆续开展起来。教学和科研同样硕果累累。通过第四章，读者将看到一家地市级医院是如何在短时间内重整旗鼓，以超强的动员力、统筹协调力，重塑学科格局的。

从 2020 年开始的三年疫情给不少公立医院发展带来巨大影响，但对徐医附院来说，疫情恰恰是检验改革成色的试金石。试想，如果不是砍掉走廊和病房加床，如果没有超前布局发热门诊和感染性疾病科建设，如果没有强化质量安全和院感防控建设，如果没有打造一支有向心力的队伍，徐医附院将如何面对这场突如其来的疫情？

面对疫情时的有效应对和强力措施，让徐医附院上下看到了改革的正确性和必要性，这进一步坚定了医院改革的信心和决心。因此，三年疫情期间，医院不但没有放缓改革脚步，反而以此为契机进一步深化了改革。如 2020 年起，针对疫情防控中暴露出的医务人员急危重症救治能力不足的现状，医院在全院范围内系统性地开展了医护人员急危重症救治能力提升培训，至 2023 年初，共开展 10 期危急重症救治能力提升班，近 500 名医护人员完成了培训，这为 2022 年底迎战疫情转段期的"重症大考"打下了坚实基础。本书第六章将全面呈现疫情三年徐医附院改革发展的思路、举措和成效。

党的二十大报告强调，要推动区域协调发展，作为区域医疗中心，徐医附院以实际行动改变区域医疗发展生态，同时发挥辐射和带动作用，帮助区域基层医疗实现更好更快的发展。这同样是在回答新时代公立医院改革发展的动机和目的的问题。基于此，在基层帮扶和医联体建设中，徐医附院一改以往模式，直接与当地政府签约，通过"院府合作"使当地政府承担应有的责任，并通过政府搭台、医院唱戏，确保合作不走样、不跑偏。在第六章，读者将看到徐医附院是如何通过紧密型医联体建设、下基层帮扶，以及援藏、援疆、援外等工作，承担起大型公立医院的公益担当和社会责任的。

在理顺徐医附院改革发展逻辑，回答好前文所述三个问题的同时，我们还要看到，徐医附院所处的区域位置和复杂的身份属性对其改革发展带来的不可忽视的影响。

徐州市优越的地理位置和广大人群覆盖为徐医附院发展创造了条件，但与此同时，地处经济发展相对"滞后"的苏北，地方财政投入、医保基金收支规模、发展环境和理念等与南京、苏州、无锡等苏南城市存在明显差距，这让徐医附院在发展中面临一定程度的"先天不足"。更加值得注意的是，作为省属大学附属医院，徐医附院受到省卫健部门、地方卫健部门、医科大学的多重领导和管理。从管理学角度而言，多重管理容易带来决策困难、信息传递不畅等问题，造成管理成本上升。而远离省会城市，也致使徐医附院与上级卫健部门相距甚远，加大了沟通成本；另一方面，在属地化管理中，徐医附院往往面临尴尬境地，在政策和资源争取等方面不具备明显优势。

提出以上问题和困境，是想告诉读者，徐医附院推行改革并非一帆风顺、水到渠成，相反，它面临着复杂的内部和外部环境。饶是如此，徐医附院仍旧取得了令人瞩目的改革成就，这背后的思想、逻辑、策略、智慧就显得更加可贵。而这些内容也让徐医附院的改革经验有了更高的指导价值和借鉴意义，这正是我们推出这部书的初衷和使命——通过透视徐医附院的改革实践，为全国公立医院高质量发展和国家医疗卫生事业发展提供经验和借鉴。

刘文生

2024 年 4 月

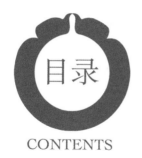

目录

CONTENTS

CHAPTER 1

第一章

打响转型发展第一枪

沉舟侧畔千帆过，病树前头万木春。
——刘禹锡《酬乐天扬州初逢席上见赠》

一、特殊的年份

总有一些年份，会在时间的坐标上镌刻下深深的印记。2018年，就是这样一个特殊的年份。这一年，中国改革开放走过了40年。

以1978年为节点，从农村到城市，从试点到推广，从经济体制改革到全面深化改革，40年众志成城、春风化雨，书写了国家和民族发展的壮丽史诗。

2018年，改革又到了一个新的历史关头。习近平总书记说："当前推进改革的复杂程度、敏感程度、艰巨程度不亚于40年前。因循守旧没有出路，畏缩不前坐失良机。改革开放的过程就是思想解放的过程。没有思想大解放，就不会有改革大突破。"

这一年，从中央到地方掀起了"解放思想大讨论"的新高潮。各行各业着力破除与新时代要求、高质量发展不相适应的思想观念和思维定式，积极推动思想大解放、改革再深入、实践再创新、工作再抓实。

这一年，国务院公布机构改革方案，开启新一轮大部制改革。此次机构改革涉及的中央和国家机关部门、直属单位超过80个，改革调整幅度之大、触及利益之深，为改革开放40年来之最。25个"新部门"中，就有刚挂牌的国家卫生健康委员会和国家医疗保障局。

国家卫生健康委将健康作为部门的名称并以委员会的构架呈现，表明政府管理要适应大健康的治理需求，尽可能地组织协调各方力量参与健康中国建设，同时意味着国家卫生工作的重点从"以疾病控制为中心"转变为"以促进人的健康为中心"，通过从大健康的角度考量、决策、部署，统一推进大卫生、大健康格局的形成。

作为国务院直属机构，国家医保局的成立一改基金碎片化、职权分散化的局面，使医保基金成为有力的资源配置者，同时形成医保、医药、医疗服务有效衔接机制，统筹推动改革的意图明显。

这一年，中办印发了《关于加强公立医院党的建设工作的意见》，明确公立医院实行党委领导下的院长负责制，这意味着公立医院管理体制发生重大变化，党组织的职能由发挥"战斗堡垒"的"政治作用"转变为对重大问题进行讨论并作出决定的"领导作用"。

实际上，行业变革的气息早在两年前召开的一次重要的会议上就已显现。2016年8月19日举行的新中国成立以来最高规格的卫生与健康大会，明确要把人民健康放在优先发展的战略地位，以普及健康生活、优化健康服务、完善健康保障、建设健康环境、发展健康产业为重点，加快推进健康中国建设，努力全方位、全周期保障人民健康。

2017年召开的党的十九大明确作出"我国社会主要矛盾已经转化为人民日益增长的美好生活需要和不平衡不充分的发展之间的矛盾"的重大政治论断。社会主要矛盾变化，各行各业都要有新的框架、新的尺度、新的任务。在医疗卫生领域，则表现为老百姓日益增长的多层次、多样化、高要求的医疗需求和医疗供给不平衡不充分的问题。这就要求以公立医院为主体的医疗服务体系逐步做出相应的转变。

从新时代卫生与健康工作方针的确立，到社会主要矛盾发生变化后的医疗服务体系的应变，再到以机构改革为契机推动卫生健康领域突出问题解决，都预示着国家卫生健康工作理念发生重大转变。某种程度上而言，以2018年为节点，医疗卫生行业发展进入了拐点期。只是，在强大的惯性和路径依赖下，身处其中的医疗机构、医务人员，都很难真切地感受到时代气息的变化。

对徐州医科大学附属医院这所百年老院来说，2018年同样是一个重要的发展节点。无论是区域发展战略、行业发展需要还是自身发展定位，都对其发展提出新的要求和使命。

徐州地处江苏、安徽、河南、山东四省交界处，为苏北核心城市。新中国成立后，作为华东地区重要的煤炭生产基地，累计产煤10亿吨，最多时矿井超过250座。但随着煤炭资源逐渐消耗殆尽，徐州走到了转型的关口。党的十八大以来，徐州匡正发展理念，开拓转型发展新路，全面推动产业转型、生态转型。

2017年12月，习近平总书记在视察徐州时指出，资源枯竭地区经济转型发展是一篇大文章，实践证明这篇文章完全可以做好，关键是要贯彻新发展理念。总书记的肯定为徐州改革发展注入"强心剂"。

2018年6月，时任江苏省委书记娄勤俭在徐州调研时强调，要进一步解放思想，站在全省看徐州，站在云端看徐州，站在世界看徐州，努力把徐州规划的"定位"变成实际的"地位"。

新时代的大幕已然拉开，城市定位、地位的变化，亟须相匹配的民生事业的支撑。作为淮海经济区医疗卫生服务和区域中心建设的主力军，徐医附院在主动或被动中，站在了转折与变革的时代前沿。

变化首先发生在徐医附院的管理单位之一徐州医科大学（徐医附院也是江苏省卫生健康委直属单位）。2018年3月，徐州医科大学领导班子调整，历任南京医科大学副校长、南京中医药大学副校长的夏有兵任党委书记。夏有兵上任后提出"推进附属医院、临床学院建设，实现医教协同发展"的思路，学校层面开始酝酿徐医附院的改革。

夏有兵书记对徐州医科大学附属医院进行了深度调研、摸底，了解了这所百年老院的前世今生，思考、谋划这所医院的破局，最终经过充分考量，学校党委选择对这所医院比较熟悉的学校党委常委、副校长王人颢兼任医院党委书记。

王人颢是根正苗红的徐医人，对徐医附院的发展了如指掌。自1983年在徐州医学院（现徐州医科大学）学习、1988年毕业即留在徐医附院成为一名普外科住院医师起，除间歇的外出学习、进修及附三院任职和援藏工作外，他始终在这个大家庭中成长，与之荣辱与共。2016 年 9 月，徐州医科大学干部调整，他被调往学校任党委常委、副校长，直至 2018 年 6 月回到附院任党委书记、代理院长。

离开医院到学校工作的一年多时间，让他得以跳出医院围墙，以学校管理者、教育者的视角审视医院发展，这也让他对医院发展现状和未来有了更加深刻的思考和洞悉。

2018 年 6 月 14 日下午 3 时，夏有兵和王人颢步入徐医附院新病房综合大楼第二会议室，一场重要的干部大会准时开始。徐医附院领导班子成员、职能部门负责人、各科室主任及护士长等悉数到场，徐州医科大学组织部负责人代表学校党委宣布了徐医附院领导班子调整决定：任命徐州医科大学党委常委、副校长王人颢同志兼任徐医附院党委书记、代理院长。

夏有兵随即对徐医附院新领导班子提出两点要求：一是积极解放思想，尽快转变发展理念，努力实现医院从量的扩张到内涵式发展的转变。二是坚持正确政治方向，坚定不移推进全面从严治党。

接下来，该新任党委书记、代理院长王人颢表态发言。他至今仍保留着那份他亲手写的发言稿，从修改痕迹可以看出，他谨慎地使用每一个字，以期在这个重要的场合准确传递他的管理理念和决心。

这份发言稿并无过多虚言。表态发言中，他以坚定的语气，用四个"必须"阐明了徐医附院接下来的发展重点：

必须坚持"发展是第一要务，创新是第一动力，人才是第一资源"的理念，进一步解放思想，改革创新，抓住新机遇，迎接新挑战。

必须加强医院内涵建设，强化管理和服务意识，进一步提高医疗服务质量。

必须围绕学校"培养高素质医学人才"这一中心任务，担负起附属医院人才培养的重要职能。

必须以习近平新时代中国特色社会主义思想为指导，坚持党对医院工作的全面领导，落实管党治党主体责任，为医院事业发展营造风清气正的生态环境。

现在无法考究现场 200 余人听到这番表态时的内心感受，但可以肯定的是，很快他们就会意识到，这是一次足以改变徐医附院运行轨迹甚至命运的干部调整，他们也会意识到，新任掌舵者的表态并非仅仅"听上去很美"，真刀真枪的改革已经来了。

在讲话中，夏有兵代表学校党委对医院发展提出了六个方面的要求，后被王人颢总结为"书记六问"：

一、作为学校的附属医院，教学上，科主任什么时候能够真正重视教学工作，能够从临床一线走到教学一线？什么时候能杜绝教学事故的发生？又什么时候能够再次冲击国家教学成果奖？

二、医疗上，床位数什么时候能够达到省卫生部门核定的数量？什么时候三、四级手术率能够超过 75% 达到 80%，其中四级手术率超过 35%？大器官移植等具有显示度的医疗技术什么时候重回附院？

三、科研上，国家自然基金中标数什么时候能够跻身全省三甲医院前三？什么时候能够再次冲击国家科技三大奖？

四、人才队伍建设方面，一线临床医生博士化、国际化比例什么时候超过50%？什么时候能够有优青、杰青、青千等国字号青年才俊？在江苏省医学会近80个分会中，什么时候医院担任全省主委人数占到十分之一？

五、专科建设方面，什么时候能够实现国家临床重点专科的突破？目前又有哪些科室有可能实现这样的突破？

六、学科建设方面，麻醉科的临床如何才能跟上麻醉学科的发展步伐？学校和医院应各自该采取什么措施，才能更好地促进医院相关科室与学校的相应学科有效融合？

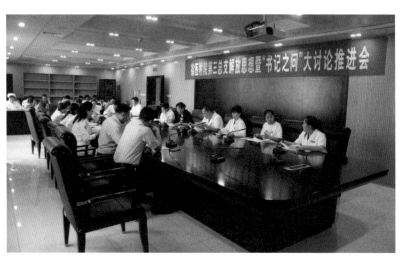

"书记之问"大讨论

六个具体而犀利的问题，直戳发展痛点，可视为学校对医院的温和批评，同时也是鞭策、要求，更是未来发展的目标。

从国家层面、区域层面到学校层面、自身层面，无论从哪个维度看，徐医附院都需要"破除传统观念、习惯做法、路径依赖"，推进强有力的变革。变革维艰，徐医附院需要一个个性鲜明、有魄力、有担当、敢干事、能干事的领导干部，在徐州医科大学党委看来，王人颢无疑是最为合适的人选。

徐州自古战火频仍，是兵家必争之地，从古至今，发生在徐州的战争，仅史料记载的就多达400多起。这养成了徐州人粗犷豪放、坚韧不拔、不甘平庸的性格。徐州是交通要道，五省通衢，各种文化和人文风貌在此汇集，这又养成了徐州人兼收并蓄、开放包容、开拓性强的秉性。作为土生土长的徐州人，王人颢身上有着鲜明的徐州人的性格特征。同事眼中的他个性鲜明，是一个有棱角的人、一个理想主义者，始终保持着一个医者所具有的强烈的同理心和敏感性。他具有极强的事业心和责任感，早在 2002 年，就在徐医附院参与推进肝脏移植手术。2005 年，在医疗纠纷异常突出、医患矛盾最为紧张的年份，他临危受命，担任医务处处长，在纷繁的医疗纠纷处理中，他历练出管理者必备的决断力、预见力和超强的沟通能力。日后援藏期间，他独当一面，把一家雪域高原医院（拉萨市人民医院）薄弱的管理提升到新的高度，并大胆创新了江苏省卫生援藏模式。

王人颢被任命为党委书记的另一个重要的时代背景是党中央全面加强党的建设。党的十九大把"党政军民学，东西南北中，党是领导一切的"这一重大政治原则写入党章，强化了党总揽全局、协调各方的领导核心作用。很快，这一重大原则在各行业部署和落地。

徐州医科大学显然敏锐地捕捉到了时代气息的变化。就在王人颢被任命为医院党委书记 10 天后的 6 月 25 日，中办印发了《关于加强公立医院党的建设工作的意见》，明确公立医院实行党委领导下的院长负责制，强调切实加强公立医院领导班子、干部队伍和人才队伍建设，着力提升公立医院基层党建工作水平，推动实施健康中国战略。

这是王人颢第二次担任党委书记。2012 年底，援藏归来的他被任命为徐医附院党委书记、副院长，分管党建、后勤、基建等工作。彼时，院长才是医院真正的掌舵者，虽然身为党委书记，但王人颢的工作更多体现在副院长的角色上。

2018 年再任党委书记，同样的职位，内涵却已发生巨大变化。根据政策要求，医院党委要发挥把方向、管大局、作决策、促改革、保落实的领导作用。凡属重大问题都要由党委集体讨论作出决定。

这样的定位，在客观上确立了党委书记在医院的核心领导地位。

时代之变、角色之变下，王人颢面对的挑战，是前所未有的。他即将带领的这家有着 120 余年发展历史的百年老院，在过去十多年经历了高速发展阶段，在规模上跻身特大型医院行列，服务辐射苏、鲁、豫、皖四省近 20 个地市、147 个县区、1.42 亿人口。2017 年其门急诊量超过 300 万人次，出院患者 21 万人次以上，在"中国顶级医院百强"榜单中位居第 65 位，在地市级医院百强榜中名列第 2 位。但高速发展也带来了发展"不平衡"和"不充分"的问题。

彼时徐医附院开放床位达到近 7000 张，远超核定的 4500 张。规模扩张带来一系列问题，内部机构冗杂、管理粗放、效率低下、医疗风险居高不下；病种结构不符合区域医疗中心定位，虹吸了大量本应在基层就诊的患者；收入含金量低，医保总额预付制下，医保资金管控亮了红灯。

王人颢认为对医院发展种种症结有着深刻了解和认识，但随着"打击"接二连三到来，他意识到，现实远比他想象的更为严峻、紧迫。

他上任后的第二天，国家卫生健康委脑卒中防治工程委员会王陇德院士一行对徐医附院相关工作进行调研。专家们对急诊室进行了暗访，详细查阅了相关病历。次日的现场评审会上，评审专家对卒中中心建设情况进行了言辞激烈的点评，提出了卒中病人检查等待时间过长、急诊溶栓记录不规范、病例书写存在明显缺陷等一系列需要改进的问题，医院分管院长和参加评审的部分负责人、科室主任垂头丧气，短暂的评审会在压抑的气氛中结束。

"王书记你得好好抓一抓了，你们出现的问题和医院的地位不相匹配。"一位专家毫不留情对王人颢提出。这是他上任以来遭遇的第一盆冷水，用他自己的话说，"从头到脚，浇了个透心凉"。

外部专家的"无情"批评与揭露深深刺痛了王人颢，上任不到一个月发生在东院的医患纠纷更是让他如坐针毡。

那日王人颢正在学校开常委会，突然接到开发区公安局长的电话："东院又出现披麻戴孝摆花圈了，多少年都不见了，怎么又发生这种事儿了？"原来，东院普外科收治了一名60多岁的老人，经检查肝脏占位，有囊肿，怀疑肝癌。手术后患者发生出血现象，被送往ICU，第二天再次开刀止血，然而无济于事，患者再次被送往ICU，最后抢救无效死亡。王人颢了解到详细情况后极为愤怒，治疗过程中医生多次违反医疗原则和十八项核心医疗制度，这样的事居然发生在徐医附院。他的心像被人狠狠扎了一刀，刺痛难忍。

同时，相关专家反映的问题亦让他心惊肉跳。

先是感染管理科科长茅一萍到他办公室吐苦水："没法弄了，院感现在要出大事儿！"口腔科门诊、内镜中心、门诊手术室、介入导管室、手术室、新生儿室、供应室等由于布局流程、软硬件管理等方面仍然存在较多安全隐患，一到检查，要么关门，要么只能造假；院感专职人员配备不足，不能完全满足实际工作需要；医务人员院感防控理念较薄弱，甚至漠视感控……

紧接着，药学部主任吕冬梅也来"诉苦"："抗生素使用频率及DDD值居高不下，居全国同类医院前列，管控压力很大！"

反映情况的人络绎不绝，王人颢意识到了问题的严重性，他毫不犹豫地决定让部门负责人梳理问题后上党委会亮丑，让领导班子深思。此时的王人颢心中正谋定了要进行一场大变革。知耻而后勇，知弱而图强。毛主席的那句话给了他方向和力量：穷则思变，要干，要革命！

二、解放思想大讨论

思想是总开关、总闸门，没有思想上的破冰，就难言行动上的突围。这是王人颢常常挂在嘴边的一句话。他深知，改革需要思想引领，也需要舆论推动，更需要凝聚共识。2018年，院党委下定决心改革后，做的第一件事就是在全院开展解放思想大讨论。

在全院大会上，他掷地有声："在改革开放的新征程上，我们要打开解放思想的'总开关'，对标找差创新实干，推动公立医院改革实现新突破，将徐医附院打造成为具有国际视野的现代化区域医学中心！"

以国际视野引领医院跨越式发展，全面推进医教研的协调发展和现代医院管理制度建设，不仅是医院发展的当务之急，更是公立医院改革的重中之重。作为省市医疗服务的对外窗口、淮海经济区医学中心建设的中流砥柱，徐医附院的战略路径将深刻影响一座城市、一个区域医疗事业发展的进程。

某种程度上而言，王人颢是幸运的。2018年改革开放40周年的特殊政治语境，为解放思想大讨论营造了绝佳的氛围。2018年6月，在全国"解放思想大讨论"高潮中，徐医附院党委制定了《中共徐州医科大学附属医院委员会关于开展解放思想大讨论活动的实施计划》，以建设更高水平区域医疗中心为重点，强化系统思维，注重实践导向、问题导向、成果导向，广泛开展大学习、大调研、大讨论活动，着力破除与新时代健康中国战略要求、卫生健康事业高质量发展不相适应的思想观念和思维定式。

全院五个总支、34个支部，各部门、各科室围绕"学习新思想，改革再出发，开放迈新步，发展高质量"的主题，结合学校党委提出的促进医院改革发展六个方面要求，开展了解放思想大讨论活动。

2018年6月20日，麻醉科手术室支部率先召开了以"以学科问题为导向，构建一流学科"为主题的解放思想大讨论活动。专家们开门见山对学科发展形势做了深刻剖析：随着分级诊疗体系的不断完善、社区医疗体系的建立与全科医师培养的加强，内科普通住院患者在大型综合性医院逐渐减少，随着科技进步，医学诊疗模式发生变革，内科外科化、外科微创化的趋势越来越明显，大型医疗机构将主要承担外科及介入治疗，对麻醉学科发展提出了更高要求。

讨论现场气氛热烈，专家们犀利地指出，麻醉学教育和人才培养是学校的一张名片，被誉为"中国麻醉学科的摇篮"，而临床麻醉水平与学校和医院发展不相匹配，近年来虽然有了一定的进步，但要成为国内一流学科还存在较大差距。针对现存问题，大家积极献言献策，提出应尽快开设麻醉科门诊、完善麻醉护理队伍建设、推进日间手术开展、加强多学科 ERAS 协作、尽早实现麻醉科向麻醉与围术期医学科转变。

6 月 22 日，输血科开展解放思想大讨论，相关负责人抛出阻碍科室发展的主要问题：信息管理不到位，主要原因是信息管理系统技术落后，不能满足临床输血要求，使输血安全存在隐患；科研课题缺乏，影响输血技术的进一步提升。

有专家指出，新形势下，输血科已不再仅仅承担传统意义上的配、发血工作，而是要适应临床用血的管理和各种质量控制。每个人都要在学习和实践中解决问题，而不能抱有"事不关己，高高挂起"的态度。

6 月 25 日，三总支药学部支部召开解放思想大讨论专题会，药学部党支部全体党员、科主任、高级职称人员以及班组长、科室骨干 40 余人参加了会议。讨论会上，关乎药学生存和发展的问题、建议被一一提出：处方点评的内涵质量不高，亟须提升；利用互联网技术，制作常见病多发病的手机软件，为病人提供高质量的药学服务；新药进院后举办新药相关知识培训会；加强临时用工人员的培训，关注药品输注存在的问题；大力开发合理用药监控系统，应用到处方点评、医嘱审核以及特殊药品管理中，促进药物使用安全合理有效……

6 月 25 日下午，一总支八支部开展解放思想大讨论，参会人员梳理了消化科发展遇到的问题与困境，并就整改工作等展开讨论。参会人员建议，基础建设方面，增加消化内镜治疗室面积达到3000 平方米，以便有足够的空间进行合理布局，完善各项配套设施，符合感控要求，以利于消化内镜培训基地的正常运转；门诊工作方面，增加消化科诊室，改善门诊环境，提高满意度，另外希望院方改善无纸化办公流程，就诊卡一刷到底，全院真正实现无纸化办公等；临床工作方面，通过加快周转、日间病房等手段减少加床，院方应通过奖励政策鼓励科室收治疑难危重及高风险内镜治疗的病人，以提高科室的技术水平及含金量；教学科研方面，领导层面出台政策及导向，营造教学氛围，提高教学质量，提升临床教学的积极性，带教资格不拘泥于医院职称限制，让有能力的教师代课；培训工作方面，医院及护理部提供平台，让年轻护士能够有更多的机会参加院内，特别是院外培训，开阔眼界；职工福利方面，撤除加床，改善住院环境，在病员减少的情况下不降低职工的福利待遇，奖金分配政策应向临床一线倾斜，强烈建议恢复双休日及带薪休假，院方出台具体细则保证带薪休假的落实，有利于调动职工的积极性，增加职工的凝聚力。

此外，各支部、各部门、各科室在解放思想大讨论中还提出了诸多有代表性的问题：

医疗组带来的弊端较多，科室管理弱化，科室内部业务学习、病例讨论等开展较少，科主任不能很好地带领大家集中力量提高科室的综合实力及知名度，对于科室年轻医生的培养不能系统性完成，不利于其成长。

MDT仅仅有形式上的架构，缺乏实质操作手段，重视程度不够，缺乏全院性的病例大讨论。

病人多，医护人员少，工作超负荷，医患、护患沟通不到位，工作不够细致。各临床、检查等一线科室因人员不足，导致职工工作时间长、工作量大，长期处于高度紧张、疲乏状态。

临床医生没有充分认识到临床教学工作的重要意义，存在工作主动性不高的问题，特别是工作任务重、要求高、时间紧的情况下，存在被动应付工作心理，满足于工作过得去，不求过得硬，教学现状和效果堪忧。

精细化管理是大势所趋，医院提出多年，但具体措施不多，效果不显著；管理机构过于庞杂，管理人员兼职化严重，管理水平有待提高；信息化短板越发明显，与医院发展不相称，明显不能满足医院精细化管理的要求。

临床路径、单病种管理工作存在不足，开展临床路径的病种偏少，入径率、完成率偏低，信息化管理手段缺失，距离重点专科及等级医院评审相关要求相差甚远。

住院环境差，病人多，加床多。平均住院日较长、收入结构中药耗占比较高，收入结构不合理，含金量低。

医院环境较差、公共设施亟须改善，病人做CT/MRI等检查时，路况差，转运车颠簸，下雨天造成检查推后，对患者不利，家属不满意，服务质量难以提升。

彼时，日后担任医务处处长的刘筱还是一名急诊科医生，在他十余年的临床一线工作中，这样的针对医院发展的深层次讨论活动极为少见，临床医生到底需要什么，没有人真正关心。现在，医院组织了针对不同层级医务人员的解放思想大讨论，包括应届博士生在内的青年医务人员都发出了自己的声音，这给他以极大的触动。

"解放思想大讨论对医院提振精气神是一次极大的鼓舞。"刘筱说，当时还是公立医院扩张的阶段，但临床医生表达的不是床位和物理空间的扩大，不是开展多少平庸的手术，而是如何开展有显示度的技术，如何在内涵建设上引领淮海经济区医疗发展。

大讨论打开了广开言路的闸门，积蓄已久的民意如潮水般流动出来，如此毫不留情地直面问题、自揭伤疤，触动了全院干部职工的思想和灵魂。

大讨论中，徐医附院始终强调解放思想不是脱离院情的异想天开，也不是闭门造车的主观想象，更不是毫无章法的莽撞蛮干，而是要实事求是，以实际问题为导向。此次解放思想大讨论最终梳理汇总形成130多条改革发展意见和建议，涉及从发展战略到医院管理的方方面面。

从这些意见和建议中，王人颢读出了医院发展存在的主要症结：医院很大程度上存在"惯性管理"，管理简单粗放，资源分散、职责不清、效益不高，信息化程度低，缺乏人文气息；随着规模不断扩张，干部职工在工作中疲于奔命，产生了严重的职业倦怠，淡忘了医者的初心使命，在追求经济效益中逐渐迷失了自我。

同时，他也清楚，解放思想的过程就是统一思想的过程，思想统一了，就能最大限度凝聚改革共识，形成改革合力。

7月11日至13日，徐州市卫生健康部门带领全市卫生系统考察团赴郑州、武汉考察，以期"为全市卫生战线如何谱好主旋律、用好主抓手开启创新思维之门"，上任不久的王人颢参与其中。

考察团一行边走边看，边学边议，实地考察了郑州市中心医院、郑州儿童医院、武汉市中心医院、武汉儿童医院，集体座谈总结交流，围绕区域医疗中心建设、医联体建设、人才培养、学科发展、五大中心建设等展开讨论学习，解放思想，对标找差。

考察团一路学习一路感慨，王人颢一路思考。武汉市出台一系列配套政策支持国家级区域性医疗卫生服务中心建设，市政府每年安排财政专项资金，为顶尖人才引进提供专项资助，为医疗中心建设提供强大的经费保障、人才保证和智力支持。河南省各级党委政府极为重视区域医疗中心建设，郑州市人民政府对所有新建扩建的医疗卫生项目实行"交钥匙"工程，并对重点专科建设重点人才实行奖励政策。

武汉、郑州的改革发展政策，及各家医院现代化的管理让王人颢赞叹不已。想到徐医附院的现状和发展模式，他在心底产生了隐忧，但更多是一种不破不立的信念以及决心。

对标先进、开阔眼界、寻找差距的旅程给他以极大刺激，一种时不我待、只争朝夕的紧迫感驱使着他。

7月18日，王人颢到北京拜访中国工程院院士、北京清华长庚医院院长董家鸿教授，希望其帮助徐医附院重启肝脏移植这一高显示度的技术。一早到达清华长庚医院后，才知道董院士要参加一个重要的座谈会，已经离开医院。在董院士的精心安排下，王人颢一行三人重点在肝脏移植手术、远程会诊中心、一站式住院服务中心、日间病房及地下商业街等交流学习。

同行的时任院办主任韩林清楚地记得，王人颢仿佛对清华长庚医院的一切都有着浓厚的兴趣。这家由清华大学与北京市共建共管的大型综合性公立医院，借鉴了台湾长庚纪念医院管理模式，构建现代医院管理体制和运营模式。他们仔细观摩了医院的文化墙和标识系统，对员工的胸牌都看了又看。王人颢不停地比画着手势，提醒韩林拍照。"从这些细节中可以看到，书记是一个善于学习的人，他山之石，可以攻玉，他把见到的、学到的都用到了医院管理中。"韩林说。

从清华长庚医院出发前往国家卫生健康委的路上，二人坐在车里，不约而同望着窗外飞驰而过的景象，若有所思。经历一夜大雨的首都，街道被冲刷得干干净净，天空一片蔚蓝。

汽车穿越路面积水，不时溅起雪白的水花。重回曾经学习深造的北京，王人颢思绪万千，他一路谈起了从医几十年的经历及走马上任后的思索。"韩林，你觉得我们的医院究竟该如何发展，我一直在思考，附院的发展必须有一个明确的战略思想，要拿个东西出来，指引大家，否则没有方向。"

可能是雨后空灵清澈的京城激发了灵感，王人颢顺口说出了回归初心、回归本质、文化筑院、抢抓医疗技术等关键词，在几十分钟的车程中，整个框架基本成型。一开始凝练出的是"4321"发展战略，从各项具体工作逐步上升到医院发展总体目标。

此后，在医院党委会上，医院管理层对初步框架进行了深入探讨。如大家对回归"本质"还是"本职"展开了一番讨论，最后决定用"本职"，对医务人员而言，"本职"中就包含着对其职业"本质"要求；还有专家考证起"筑"和"铸"的区别，认为前者是建造之意，后者有将金属熔化后浇入铸型中以形成预定的物件之意，后者内涵更为符合文化建设之意，于是用"文化铸院"；还如针对公立医院普遍采用的技术兴院、服务立院等提法，王人颢认为力度远远不够，无法体现医院强抓医疗技术、服务质量、管理水平的决心，强抓还不够，得用一个"狠"字，狠抓医疗技术、服务质量、管理水平。

王人颢经过思考、调研，反复打磨，一锤定音，确定了围绕一个中心、实施两大战略、狠抓三项工程、实现四个回归的"1234"高质量转型发展战略。

北京之行及发展战略的研讨、制定，让韩林认识到战略思维的重要性。作为党委办公室负责人，他考虑更多的是领导日常工作的协调和服务。医院未来发展走向，从未进入他的思维范畴，而王人颢站在医院掌舵者的高度，及时明确了新时代医院发展的方向、路径，让他感慨不已。

战略是组织为了实现长期的生存和发展，在综合分析外部环境和内部资源能力的基础上，做出的一系列带有全局性和长远性的谋划，是在有限资源能力条件下的重大决策与选择。战略建设过程实际上是构建共识的过程，而不是主要领导的一厢情愿。只有经过管理团队充分讨论，并达成共识，在各层级部门中充分传达，分解为目标、任务，并与各个执行部门的绩效管理融合，才能真正得到实施。

在党委会及各类会议的字斟句酌和反复讨论中，新的发展战略逐步被医院核心领导层和全院职工所认识、接受和理解，这为接下来的战略宣贯实施打下了基础。

最终，徐医附院形成了医院高质量转型发展的新战略——"1234"高质量转型发展战略，即围绕一个中心：打造具有国际视野的现代化区域医学中心；实施两大战略：人才学科战略、文化铸院战略；狠抓三项工程：医疗技术、服务质量、管理水平提升工程；实现四个回归：回归初心、回归本职、回归传统、回归梦想。

王人颢明白，改革不能闭门造车，更不能莽撞蛮干，要拓宽视野，以海纳百川的开放胸襟学习和借鉴其他机构的优秀改革成果，特别是在淮海经济区范围内的横向比较显得尤为重要和迫切。徐医附院开启了高质量转型发展的学考之旅，2018 年 11 月 21 日，王人颢带领院领导金培生、路军、燕宪亮、宋军以及部分职能部门负责人一行 17 人，赴临沂市人民医院参观考察。临沂市人民医院在信息化建设、DRGs 应用、临床路径管理等方面都有着成功的探索，给徐医附院管理团队以深深的启发。这也进一步坚定了医院走高质量转型发展之路的信念。

2019 年 1 月 19 日举行的党代会，是医院更名徐州医科大学附属医院后的首次党代会，也是中办《关于加强公立医院党的建设工作的意见》出台后江苏省内大型公立医院召开的第一次党代会，意义重大。 本次党代会把"1234"高质量转型发展战略写进报告，意味着其从此作为这所百年老院重要的指导思想，在医院发展中发挥长远指导作用。

上兵伐谋，战略先行。"1234"高质量转型发展战略明确了医院的发展方向、目标与实施路径，让日常经营管理和决策不再迷失方向，让执行层有行动的指南，着力做"正确的事"。

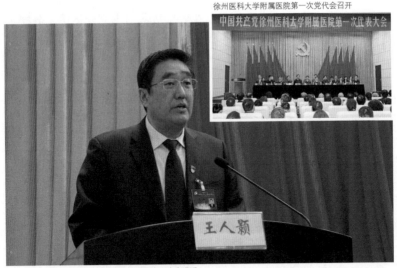

徐州医科大学附属医院第一次党代会召开

王人颢在徐州医科大学附属医院第一次党代会上发表讲话

三、砍掉一个"三甲医院"

战略既定，王人颢一刻也没有耽搁，转型迫在眉睫，必须立即行动。"我们要摒弃规模发展之路，走内涵式高质量转型发展之路。"这是他逢会必讲的观念。他常引用网络上的一句话——你现在不醒就不要醒了，以免醒来是痛苦——来鞭策员工。

彼时，徐医附院开放床位达到近7000张，远超核定床位，走廊、病房里加满了床。医务人员只有在春节时才能享受到难得的清净。春节那几日，住院患者从高峰时的近7000人骤降到2000人，走廊空阔明亮，病房内井井有条，让人舒心。

事实上，7000张床位，相比北京、上海等地的顶级医院，规模实在太大了。同时，相比大部分三级医院1.2～1.8的人床比（医院全体员工与床位数的比值，用来粗略分析医院人力资源是否充裕），徐医附院0.64的人床比也极不合理，这意味着医护工作量比一般医院高出数倍，也意味着医院暗藏着无法估计的医疗风险和安全隐患。

有一次，王人颢调研走访时问一位护士长："你们对病区加床有什么感受？"护士长说："早上一踏进医院大门，思想压力就很大，永远都有处理不完的事，医疗问题、患者的抱怨和投诉、医疗纠纷层出不穷，让人焦头烂额，我们从来没有在晚上7点之前下过班。"

呼吸与危重症医学科护士长许芳芳分享了类似的经历："呼吸科永远人满为患，那时探视管控相对松弛，每位患者可能有好几个家属，每天上午走廊中到处都是办理入院和出院的患者及家属。上午10点之前又是更换液体的高峰时段，病房和走廊乱成一锅粥，巨大的嘈杂声让人心烦意乱。所有护理人员从来没有准点下班过，晚上7点之前不可能离开病区。所有人基本没有休过公休假，大家心知肚明，如果自己休息了，排班就得打乱重来，姐妹们就得加更多的班，这假不可能休得安心。"

王人颢对查理·卓别林主演的喜剧电影《摩登时代》中的一个画面印象深刻。电影中，查理在一家企业的生产流水线工作，由于他的任务是扭紧六角螺帽，流水线机械化的工作，使他的眼睛唯一能看到的东西就是一个个转瞬即过的六角螺帽。结果，大街上一位裙子上带有六角形纽扣的女人就遭到查理"袭击"。

诊疗行为本不是车间流水线，医护人员本不是流水线上麻木的查理，患者更不是冰冷的六角螺帽，为何一切却如此相像？医学的本源和温度哪里去了？

王人颢寝食难安，他绝不允许自己管理下的徐医附院成为流水线作业的诊疗车间。他把这个问题放在更宏大的维度思考，在改革开放的新征程中，公立医院已由靠规模取胜、追求量的提升，向内涵式转型发展，这个转型的立足点在哪？他决心做减法，把床位降下来！而当时及未来一段时间，很多公立医院仍在不断扩充床位、建设分院。

这是一个极为大胆的决定。众所周知，床位是医院的核心资源，更是临床科室的核心利益，有了床位就有了患者，有了患者就有了生存发展的根基。现在，王人颢决定动他们的奶酪。

彼时床位就像科主任和医疗组长的"自留地"，有了这块"自留地"就有了患者，有患者就有收入保障。听说医院要调减床位，反对声、质疑声此起彼伏，临床一线充斥着抵触情绪。甚至有个别专家放言，减少床位就出去干，意思是带着病人到其他医院去。

王人颢对此有着充分的心理准备，触动利益比触动灵魂还难，改变惯性思维和旧有理念十分困难，不可能一蹴而就。他和领导班子深入一线参加早交班，召开不同层级座谈会，在大会小会上，苦口婆心地劝慰、开导，向每一位员工灌输"过去的模式不可持续""徐医附院必须要转型发展"的新思想。

别说临床，就是班子成员一开始也有疑虑："会不会太激进了？"离退休干部也提出了批评意见，认为他急功近利，逆潮流而行。

逆流而上，并不是夸张的说法。2018年，我国公立医院仍旧在规模化发展的强大惯性下前行。地处苏北的徐州市医疗资源丰富，根据《2018年徐州市国民经济和社会发展统计公报》，2018年徐州市各类卫生机构拥有病床5.86万张，每千人拥有医疗机构床位数 6.7 张（高于全国的 6.03 张），全市三级医院数量达 17 家，其中三甲医院就有 10 家。至 2022 年年底，全市有三级医院 24 家，三级甲等医院 13 家。

徐州市医疗机构间"内卷"严重，大型三甲医院间的竞争尤其激烈，床位大比拼此起彼伏，"病人抢夺"大战频频掀起。"各家医院都在抢占市场，怎么我们反其道而行之，缩减床位不就是成全竞争对手吗？""没有病人，医院怎么持续发展，怎么盖房子买设备？""医务人员的薪酬待遇如何保障？"

王人颢听到了太多这样的声音，但他自始至终都在思考。他深知，有太多人安于现状、不思进取，在既有利益格局中打转；有太多人害怕改革动真碰硬，宁愿集体利益受损也不愿意得罪人，怕影响一己之私；有太多人嘴上言必称"改革"，脑袋里却依然停留在"过去式"，宁可躺在熟悉的"舒适区"里裹足不前。

身为掌舵者，他必须以坚定的意志，时刻与改革恐惧症、倦怠症、抵触症作斗争，让改革落地生根，否则"1234"发展战略就是一座空中楼阁，"打造具有国际视野的现代化区域医学中心"就会沦为一句空话。

2018 年 8 月，改革第一枪打响了。减床率先从神经内科等加床较多的科室开始，医院制定了周密的运行方案和保障措施，充分运用信息化手段，出院一位加床病人即取消一张加床。两个月内，走廊上 1000 多张加床被陆续取消。神经内科、普外科、心内科、肾脏内科等病区多的科室，减床幅度最大。

呼吸与危重症医学科主任陈碧回忆，他所在的科室，南北两个病区在走廊加床是家常便饭，加上病房加床，最多的时候可以收治近 300 个病人。"收治的病人 80% 是普通肺炎等轻症疾病，在二级医院、社区医院就能解决。每天简单重复的劳动，让医护人员们疲惫不堪。而由于每个医生要管理大量病人，出现医疗质量和服务不到位的问题就在所难免，这也导致病人就医体验差，怨声载道。"

减床后，两个病区及呼吸重症监护室（RICU）共设床位 142 张，床位减少一半。

肾内科原来在走廊加了两排病床，最多的时候可以收治200个病人，住院条件极差，病人不满意，医护疲于奔命。实施减床政策后，科室床位减少一半，回归100张床位的常态。"一开始很多医生不理解，病人也不理解，但随着时间推移，大家慢慢认可了新政，因为一个最直观的变化是就是住院环境得到极大改善，医护人员有了更多属于自己的时间。"肾内科主任孙东说。

普外科是名副其实的大科，加床之后最多可以开放600张床位。普外科副主任张斌直言，科室跟菜市场似的，每天查房时在走廊只能侧着身走，病房水泄不通，医生无法进去。"患者很多，但相当一部分可以进行日间手术或日间治疗，一部分可以在门诊解决。科室三四级手术占比偏低。"

最终普外科砍掉了三分之一的加床，回到核定的400张床位。

神经内科八个病区和一个神经重症病房最多收过620个病人，50米的走廊摆了30多张加床，算上家属和医护人员，走廊和病房常常聚集着100多人，医生搞不清患者，患者搞不清医生。减床后，该科室床位降低近一半。

减床前后的变化，医护人员和患者有着真切的体验。过去，走廊和病房乱作一团，凸显一个"闹"字；减床后走廊和病房秩序井然、清清爽爽，凸显"静"和"净"。一闹一静之间，徐医附院回归到了医院应有的状态。

徐医附院减床转型发展的举动很快引起媒体关注。

人民网发表题为《砍掉千张病床，回归医患尊严！徐州医科大学附属医院打响转型发展"第一枪"》的文章，直言削减病床数量这一开创行业"自我革命"先河的"壮举"背后，是徐医附院人对公立医院由规模型向内涵式发展的深刻理解。缓解看病难的问题，削减加床只是看得见的"治标"，更关键的是实现分级诊疗、优化医疗资源配置这一看不见的"治本"流程。

知名医改专家魏子柠发文盛赞徐医附院改革，称在当今一些医

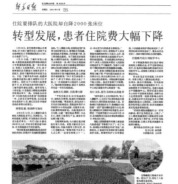

《新华日报》报道

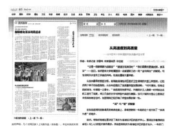

《光明日报》报道

人民网报道

院仍热衷于大搞规模建设、扩张床位、增加经济收入的时候，该院反其道而行之，主动消减床位1000张，由以治疗为中心向以健康为中心转变，为群众提供有品质、有温度的医疗服务，应该给其一个大大的赞！

《徐州日报》以《以国际视野和现代管理布局公立医院转型发展之路——蝶变中的徐医附院：百年名院的"健康梦"》为题，整版报道了徐医附院高质量转型发展的战略和举措。

《大三甲消减1000张床位，医疗新时代要来了？！》《重磅：徐医附院"自砍千张床位"打响发展转型第一枪！》《削减床位1000张！这家三甲医院打响了转型发展"第一枪"》《某顶级百强医院减床1000张！背后原因到底是什么？》《砍掉两千张床位！全国最大地市级医院主动"瘦身"》等颇具冲击力的报道更是在网络持续引发极大关注，外界称徐医附院改革为"刀尖向内的自我革命"。相关专家评论，大型三甲医院是医教研中心，应减少常见病、多发病的诊疗，把主要精力放在急危重症救治上。越早转型的医院，越会在区域医疗中心建设中占据有利位置。

砍掉走廊1000余张床位后，徐医附院又陆续减掉病房的加床，至 2018 年年底，历时半年，徐医附院共计减少 2000 张床位，实现全院零加床，使总床位回到省卫生健康委批复的 4150 张，医院人床比也从 0.64 上升至 1.08。

削减 2000 张床位，相当于砍掉了一个三甲医院的规模，这样的行为和力度，在全国公立医院发展历史上绝无仅有。放在公立医院规模发展视域内观察，更是不啻于一颗重磅炸弹。在媒体看来，这不仅是徐医附院自身转型发展的第一枪，更是新时期中国公立医院改革第一枪。

第一枪打得干脆，但背后必定危机四伏。改革向来牵一发而动全身，一经发动，便如危崖转石，非达于平地不止。7000 张床位的徐医附院像一艘急行在大海的航母，急刹车极有可能造成侧翻，后果不堪设想。在科主任座谈会上，时任泌尿外科主任陈家存一番剖析引起共鸣：汽车高速行驶时，如果遇到紧急情况，一定要用点刹的方式，让车速逐渐下降，避免翻车。

王人颢对此有着清醒的认识，他的改革姿态是坚决的，但采取的改革策略是平缓的。为此，他专门提出了"平稳转型、风险防范"的策略。改革中，徐医附院的"点刹"就是强调通过合理调节绩效杠杆，保证全院诊疗运行良好，同时倒逼效率的提升，加快床位的周转。

改革者面对的压力是巨大的，王人颢深知，历史上的改革者往往都会面对很多棘手难题。他表面上看起来镇定自若，信心百倍，但内心也有些忐忑不安。徐医附院副院长杨煜彼时还是医务处处长，有一个细节他至今记忆犹新。一个夜晚，将近 10 点，王人颢给他打来电话，详细询问减床的动态，并一再强调要时刻注意大家的思想动态，工作要讲究方式方法，不要操之过急。"因为涉及面比较广，书记担心医护人员不理解，会出现不稳定因素。"杨煜说。这从另一个侧面反映出王人颢对这项工作的总体把握，他时刻密切关注、思考着改革，做好准备应对可能发生的突发情况。

床位砍掉 30%，各个科室短期内的收入势必会下滑，医护人员内心难免会泛起波澜。王人颢的要求是，维持临床业务量稳定，调整病种结构，并在三年内完成临床、教学、科研等多维度的转型指标。医院把考核目标瞄准科主任，压力和紧迫感陡然上升，最初很多科主任觉得目标太高，完成不了。经过三轮的反复商讨，花费接近大半年的时间，医院和科主任确认了目标责任书的最终方案。

随着改革的平稳进行和成效的不断显现，徐医附院职工心态发生了明显变化。风湿免疫科主任医师刘春梅的一番表态，很具有代表性："我们科室减掉了三分之一的床位，起初我是不能理解的。随着时间的推移，我却越来越理解，越来越支持。的确，患者需要等待的时间可能有所增加，但患者的住院时间缩短了，更重要的是患者的住院环境大大改善了。我们也有了更多的精力去照顾好患者，基本不再需要加班了，也有更多时间去思考学术发展的问题了。在信息化时代，病人选择就医的方式是多维度的，只要医患双方都适应时代的变化，寻求更适合的就医方式，问题就解决了。"

四、适时推行双休

如果说减床让不少职工心存疑虑的话，那么王人颢推出的另一项举措，则彻底收获了"民意"，赢得全院上下一片赞誉和支持。

2018 年 8 月 18 日，星期六，第一个中国医师节前一天，徐医附院在淮海经济区率先实施医务人员双休制度。过去，每个周六上午，医生、护士包括后勤行政都要正常上班，实行双休后，医院保证急诊 24 小时开放，门诊正常开放，无门诊、无值班查房的医护人员可以休息。

兹事体大，事关医患双方的利益，但这并不是贸然做出的决定。时任院办主任韩林回忆，院办调研了全国各地的做法，受到很大启发。在全院调研中，几乎所有参与调研的职工都同意双休，且呼声

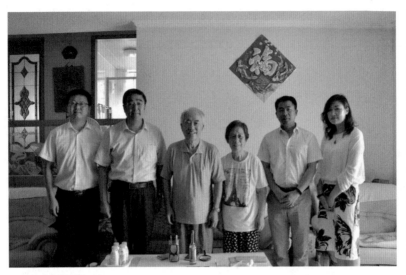

2018 年医师节前看望老同志

极为迫切。在市政协会议上、卫生主管部门会议上、医务人员的职业倦怠调查中，医院了解到过去无序的医疗竞争，给医务人员带来了强烈的职业倦怠感。

　　国外研究者收集并分析了包含 239246 名医生的 170 项观察性研究数据后得出结论，职业倦怠会造成医务人员发生对工作不满、后悔职业选择的可能性增加 3 ～ 4 倍，考虑离职的可能性是继续工作的 3 倍，还会导致医务人员工作效率显著降低。职业倦怠还与患者安全事故发生可能性的成倍增长、医生专业素养降低、患者满意度显著下降有关。

　　上述研究显示，从根本上讲，职业倦怠源于工作环境。工作量过大，特别是工作强度过大，会增加医生的疲劳感，耗尽医生的工作积极性和参与度。职业倦怠是医生应对因人员配备不足、支援欠缺和领导能力欠佳所致超高工作量，加之付出回报失衡和因缺乏适当照护标准所致精神伤害的必然结果。

　　研究者表示，医生的精神健康对医疗体系安全至关重要。医生职业倦怠现象的普遍性表明，由行业深层次的社会性和结构性问题所引起的工作制度缺陷是存在的。对于医生、患者和医疗卫生系统的安全来说，迫切需要采取紧急行动，这包括循证的、以系统为导向的干预措施，以便设计出有助于提高员工参与度和防止职业倦怠的工作环境。

中国医师协会 2015 年 3 月发布的《中国医师执业状况白皮书》显示，在 7000 多名被调查医生中，九成受访者表示，每天工作时间超过 8 小时；八成受访者表示，没有双休日的概念以及最近一年没有带薪休假。2018 年发布的《中国医师执业状况白皮书》显示，我国二、三级医院的医师在每周工作时间都超过 50 小时。三级医院的医师平均每周工作 51.05 小时，大大超过了每周 40 小时的标准工作时间。调研显示，仅有不到四分之一的医师能够休完法定年假，医师的休息权没有得到保护。

"周末本应该是家人团聚或学习充电的大好时光，不能因为无序的医疗竞争，诱导过度的医疗需求，要让人民群众和医务人员回归到社会人的状态。"王人颢说这话时语气颇为坚决，他绝不允许转型发展中的徐医附院还在重复过去的老路，他要让医护人员从疲于奔命的模式里跳出来，让医院这部时刻运转的机器慢下来。

为实行双休，王人颢专程到时任分管副市长李燕和时任市卫生健康委主任吴宪办公室汇报、请示。这一决策得到了市政府和卫生健康委领导的支持，他们允许徐医附院率先探路，但提出了一个要求：不能影响老百姓正常就医。对此，王人颢回应，双休后医院保证急诊 24 小时开放，普通专家门诊及门诊正常开放，满足社会的基本需求。

王人颢后来回忆，当时他也的确有过迟疑，他担心有人告状，指责医院实行双休不顾老百姓就医需求，引起社会层面的误解。为此，医院开展了全院问卷调查，双休的提议得到员工一致拥护。最后，双休的决定得到党委会批准后才正式实施。

在省市各级政府、卫生系统主管部门的大力支持下，同时通过与兄弟医院充分沟通、精心安排，在保障群众就医不受影响的情况下，徐医附院率先在徐州市医疗系统开始了双休，并将医院节假日安排与国家节假日的安排同步。

周末双休看似理所当然，但背后是复杂的机制、观念和现实问题。根据《国务院关于修改〈国务院关于职工工作时间的规定〉的决定》第七条，"国家机关、事业单位实行统一的工作时间，星期六和星期日为周休息日"，以及国务院办公厅每年度部分节假日安排的文件精神，各地加快推动落实双休日制度，但一直以来大多数医院还是五天半工作制。

某地级市卫生健康主管部门在回应当地医务人员关于能否周末双休的留言时表示，"主要原因是全市医疗资源存量与患者就医需求不对等，医院为满足患者日益增长的就医需求，客观上存在调整占用周六上午半天时间为患者提供诊疗服务的现实问题"。

上述表态无疑很大程度上代表了双休无法在医疗行业落地的现实与无奈。实际上，现实中改革失败的案例并不鲜见。2016年6月，四川某知名三甲医院宣布逐步取消周末及节假日门诊，然而改革仅仅持续不足四个月，就迫于多方压力而终止。"改革是为了让患者就医更方便，如果患者看病不方便了，那岂不是与改革初衷背道而驰""这是医院'懒政'的表现，为医生'走穴'提供了便利"……诸如此类的舆论压力，让医院不堪重负。

事实上，在徐医附院积极推进周末双休的同时，却有更多公立医疗机构推出了门诊服务延时、延长等花样百出的举措，"晨光医疗""午间医疗""夜间门诊""黄昏门诊""周六日无差别门诊"等服务纷纷上马。以武汉为例，自2018年10月1日起，武汉市某医院率先推出"无假日医院"，该院所有临床、医技科室每天正常开放，所有医生包括普通医生和主任级专家，每周都按7个工作日排班。武汉另一家大型三级医院全面推行"周末无差别"就医模式首日，门诊总量达到1.4万人次，与往常周六单日门诊量相比，增幅接近30%。

"周末无差别"就医模式一方面是医疗机构满足患者需求的现实对策，另一方面更是其盘活医疗资源、缓解运行压力的重要手段。

也就是说，这是从患者需求和医院发展角度出发的产物，忽略了医疗服务的核心主体——医务人员。

徐医附院充分考虑到了各方诉求。实行双休并不是医院周末关门，所有医务人员休息，而是通过有序、科学、合理排班，保证急诊 24 小时开放，专家门诊正常开放，满足社会的基本需求。医务人员结束了"5+2""白加黑"的过劳状态，有了更多精力和时间，可以更加耐心、细心地为患者服务。

王人颢对周末双休的意义有着深刻的思考和认识。在他看来，此举是医务人员回归尊严、回归价值的重要标志。全院大会上，他旗帜鲜明地指出，作为公立医院的医务工作者，天职除了救死扶伤之外，还要守护健康，不仅要关注疾病，更要关注健康。医务人员首先要自身健康，做健康生活方式的践行者、引领者，健康中国的促进者，承担起社会责任，有义务引导和帮助身边人树立健康文明的生活方式，身体力行促进"尊医重卫"社会氛围的形成。

徐医附院全院职工盼来了双休日，盼来了正常节假日，以前春节只能休息三天，从此医院与社会同步，他们深深感受到了这场改革带来的身心巨变。

普外科副主任张斌说，周末双休对医生护士是一个很大的解放。以往病人太多，医生在临床疲于应付，再加上周六半天班，医护人员休息和学习充电的时间很短，无法静下心来开展临床研究或者技术研究，也没有时间学习指南规范和新技术新项目。实行双休后，周一至周五仍处于满负荷工作状态，但周末可以自由学习，也有时间陪陪家人，大家的幸福感得到了极大提升。

"我觉得这是医院给我们的最好礼物了！"麻醉科主任医师赵林林毫不掩饰喜悦之情，"你会有更多的时间去发展自己的学术，以及回归家庭、陪伴家人，这是最好的事情。"他还说，之前周末虽然上半天班，但中午没有休息，有时候还要加班，所有人都很疲惫，手术量也没有增加多少。实行双休后，整个人瞬间就变得轻松多了，有精力去平衡临床、教学和科研等工作。

还有职工在医院改革之声栏目的投稿中写道：

"想想以前，双休要一年碰到重大节假日才有。还记得有一年国庆节，先放两天假，再上一天班，然后再放两天，假期就已经结束，而且，绝不会在周一放假。放假成了我们的奢侈品。现在终于和国家的休假时间同步了，我们有了放松心情的时间，有了陪伴爱人和孩子的时间。"

"以前工作繁忙，没有多少时间陪伴家人，也没有更多时间静下来学习，一个工作的机器又如何成为医学体恤者呢？医院实行双休制，节奏虽然'慢'了下来，但工作日上班充满了精气神。"

徐医附院顺利实施双休后，徐州市内观望良久的兄弟医院也放下心来，相继推出了双休制。让王人颢印象深刻的是，徐医附院的减床和双休改革引起了苏北人民医院党委书记徐道亮的关注，该院派出十余人的团队到徐医附院调研学习后，很快就实行了双休，得到员工一致拥护。

双休是徐医附院送给全院职工的首个中国医师节礼物，这个礼物来得恰逢其时。

最初，院办主任韩林等人建议 8 月初就推行双休。王人颢很早就捕捉到相关信息，8 月 19 日全国上下都将举行第一个医师节庆祝活动，届时宣布双休将更有意义。事后，韩林被王人颢敏锐的预判和对细节的把握所深深折服。他说："彼时国家刚刚设立医师节，大家对这个节日还没有概念。王书记已经意识到这个节日的重要意义了。"

自 2011 年起，中国医师协会将每年 6 月 26 日定为医师协会医师节，以鼓励执业医师树立自尊自爱、奋发向上的精神，维护医师队伍的良好形象，营造尊医、重医的社会氛围，构建和谐的医患关系。

2016 年 8 月 19 日召开的全国卫生与健康大会深刻指出，广大医务人员是医药卫生体制改革的主力军，要从提升薪酬待遇、发展空间、执业环境、社会地位等方面入手，调动广大医务人员的积极性、主动性、创造性。2017 年 11 月，国务院通过了原国家卫生计生委关于"设立中国医师节"的申请，同意自 2018 年起，将每年的 8 月 19 日设立为"中国医师节"。这是继教师节、记者节、护士节之后，经国务院批准的第四个行业性专属节日。

从"6·26"到"8·19"，从卫生计生委到卫生健康委，王人颢对这些变化进行了系统缜密的思考。在他看来，新时代国家医疗卫生总战略和策略发生了重大调整，需要进一步凸显卫生工作者职业精神，如何对全国卫生与健康大会上习近平总书记提出的"敬佑生命、救死扶伤、甘于奉献、大爱无疆"职业精神，进行创造性转化、创新性发展并使之落地，是摆在医院管理者面前的时代课题。

第一个中国医师节对所有医务人员都有不一样的意义。这个特殊的日子激荡着王人颢的心绪。8 月 19 日一早上，百感交集的他反复问自己一个问题，医务人员所做的一切究竟是为了什么？行医 30 多年来，这个问题萦绕在他的脑海中。今天，答案在他心中无比清晰，他要向徐医附院的每一位员工及社会各界传达他的所思所想。

医师节当天上午，王人颢首次通过个人社交平台发出做新时代"六有"医务工作者的感慨，即做"有知识、有能力，有温度、有情怀，有尊严、有价值"的新时代医务工作者，既有治病救人的能力，又有全心全意为百姓提供医疗服务的温情。

这就是后来成为徐医附院党委对"敬佑生命、救死扶伤、甘于奉献、大爱无疆"十六字精神的本土化注解，亦是对"人民至上、生命至上"价值理念的具体落实。

新时代"六有"徐医附院人、"1234"发展战略中的"四个回归"（回归初心、回归本职、回归传统、回归梦想）及后来提出的"两个全心全意""六个起来""六种能力提升"等共同构成了新时代徐医附院的精神谱系和核心价值观。

在王人颢看来，新的价值体系在于回答公立医院改革发展的动机和目的这一个根本性问题。这个问题回答不好，改革将无从谈起。

"公立医院发展面临的种种问题，很大程度上在于改革发展的目的、动机、方向出现了偏差。我们要回答走廊加床的动机和目的是什么，要回答每一个处方、每一项检查的动机和目的是什么，我们最终要回答我是谁、我从哪里来、我要到哪去的问题。"王人颢的一番剖析振聋发聩。

处方笔下、手术刀下、听诊器下、无影灯下，无不彰显着医务人员的价值取向和人文情怀。这是王人颢基于30多年从医生涯对医者这一职业作出的深邃思考和深刻回答，亦是对新时代徐医附院甚至公立医院前途命运作出的深邃思考和深刻回答。

过去多年，眼看着医院和行业发生种种怪相，眼看着有些人和事偏离了本来的航向，他不禁思索，这一切究竟是怎么了？

他知道，医院要发展，丢掉的梦想，被遗忘的初心，统统要回归。

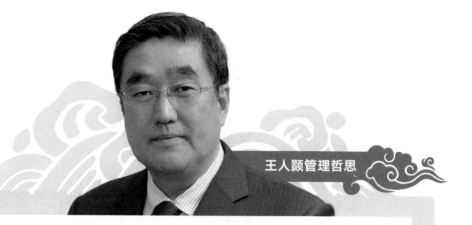

王人颢管理哲思

- ⭕ 围绕新时代医院发展定位和方向，凝练并实施"1234"高质量转型发展战略，即围绕一个中心，实施两大战略，狠抓三项工程，实现四个回归。具体而言就是以"打造具有国际视野的现代化区域医学中心"为目标，通过实施人才学科与文化铸院"两大战略"，狠抓医疗技术、服务质量、管理水平"三项提升工程"，实现"回归初心、回归本职、回归传统、回归梦想"。

- ⭕ 提出"四个回归"，号召医务人员"回归初心、回归本职、回归传统、回归梦想"。

- ⭕ 全面倡导做新时代"六有"徐医附院人：做"有知识、有能力，有温度、有情怀，有尊严、有价值"的新时代医务工作者。

- ⭕ 处方笔下、手术刀下、听诊器下、无影灯下，无不彰显着医务人员的价值取向和人文情怀。

- ⭕ 公立医院发展面临的种种问题，很大程度上在于改革发展的目的、动机、方向出现了偏差。我们要回答一味追求规模和病人数量、一味加床的真正动机和目的是什么，我们最终要回答"我是谁、我从哪里来、我要到哪里去"的问题。

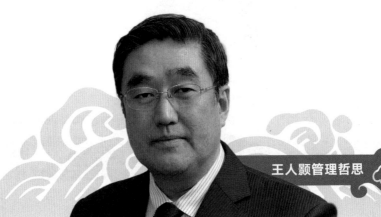

○ 道路错了，认知偏差了，跑得越快偏离正确方向越远，回归正确的道路，即使走得慢，也是在进步。

○ 我们所做的工作（变革），是为自己？是为小团体？还是为社会？明辨是非曲直并做出抉择，这就是觉醒。

○ 这个时代你不醒，你就不要醒了，以免醒来是痛苦。

○ 平稳转型，风险防范，要贯穿改革始终。

CHAPTER

2

第二章

回归初心
与本源

我的钥匙啊，你躺在哪里？
我想风雨腐蚀了你，你已经锈迹斑斑了；
不，我不那样认为，我要顽强地寻找，
希望能把你重新找到。

——梁小斌《中国，我的钥匙丢了》

一、反思医患关系

医学的发展之路艰难而漫长，一部医学发展史，几乎与整个人类的历史一样古老，其发展历程中，始终伴随着对人的关怀。诞生于古希腊时期的《希波克拉底誓言》，历经两千余年而不衰，至今仍闪烁着医学人文精神最初的光辉，被医学界奉为圭臬；古老中国有"不为良相，便为良医"的古训，更有"学不贯今古，识不通天人，才不近仙，心不近佛者，宁耕田织布取衣食耳，断不可作医以误世"的说法，显示了当时社会对从医者在道德与才能两方面缺一不可的严苛要求，这与今天所谈论的"德术兼备"是一脉相承的。

西方医学之父古希腊名医希波克拉底曾有名言，"医生有三大法宝：语言、药物、手术刀"。在神医的眼中，"语言"对于行医者来说可是第一大利器。而斗转星移，千年之后，医学在拥有了更多的"武器装备"之后，那些能给予病人温暖和信任的"语言药物"正在消退，医务人员的职业成就感似乎和他们最初所追崇的"誓言"渐行渐远。

回溯这种变化，可以清晰地看到时代的印记。

改革开放前，徐医附院同绝大多数医疗机构一样，发展受到很多限制，人才队伍建设一度停滞，卫生装备条件和服务能力都明显不足。

1978 年，具有历史转折意义的中共十一届三中全会在北京召开，全会做出了将党的工作重点转移到经济建设上来的决定。"运用经济手段管理卫生事业"成为医疗卫生行业发展的指导思想。

王人颢进入医院的 80 年代末，正是计划经济与市场经济交互转变的阶段，如何生存与发展是医院面临的重大课题。当时的徐医附院基础设施简陋、房屋破旧紧缺、设备陈旧落后，处境极为艰难，

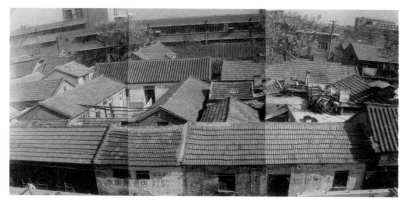

八十年代徐医附院院容院貌

门诊病人在露天排队挂号，急诊病人在临时用房和简易棚中就诊输液。医院布局混乱、标志不明，一条小街穿院而过，将医院分成两个部分。

尽管条件极差，但在王人颢印象中，那个年代医患关系和谐，医疗秩序井然。年轻人都怀揣梦想与理想，做实验没有试剂，就自己去买。写论文都是真材实料，大家一遍遍去图书馆查资料、翻原文。

进入 20 世纪 90 年代，徐医附院开始想方设法提升硬件和基础设施水平。

1991 年，医院自筹和职工集资 1700 万元，新建了一幢 17 层的病房大楼，并于 1994 年投入使用。拔地而起的新病房楼，在当时是省内卫生系统的最高建筑，这改变了医院的社会形象，改善了诊疗条件，缓解了"看病难、住院难"的现状，医院开放床位达到 620 张。

1994 年，徐医附院通过评审，成为全国首批三级甲等医院，也成为当时苏北地

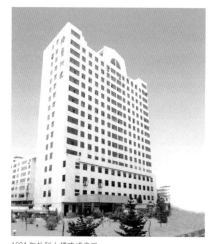

1994 年外科大楼建成启用

区唯一一所卫生部评定的三级甲等医院。

新大楼的崛起和获评首批三甲医院是一个标志性事件，徐医附院从此走上了自力更生、艰苦创业的快速发展之路。

医院发展日新月异，身为外科医生的王人颢在一线工作中也明显感受到了医患关系的微妙变化。市场经济为医疗机构运转增添了活力，为医学发展插上了翅膀，新技术、新设备、新方法、新理念在临床广泛应用，诊断、治疗、护理方式发生巨大变化，医生越来越多地借助仪器、设备进行疾病诊断和治疗，而慢慢淡化了医患之间的沟通和交流，忽视了社会、心理、人文因素对疾病的影响。

与此同时，随着传统农村医疗体系的停滞和分级诊疗模式的破碎，患者不断涌向城市寻医问药，医疗资源尤其是优质医疗资源不足的缺陷日益暴露。城镇职工医保和新农合体系的建立，进一步释放了民众就医需求，供需之间的失衡加剧了医患矛盾。

据中国消费者协会的统计资料，消费者对医疗纠纷的投诉，1994 年为 6286 件，1996 年上升到 8637 件，2000 年为 17696 起，2001 年达到 22189 起。

2005 年，王人颢临危受命担任徐医附院医务处处长，那是一个医患关系最复杂、最紧张的阶段。

那一年，中央电视台《新闻调查》报道了哈医大二院"天价医药费"事件，引起举国关注。2005 年 7 月 1 日，时任卫生部部长高强在一次形势报告会上说："公立医疗机构运行机制出现了市场化的倾向，公益性质淡化。"7 月 28 日，《中国青年报》披露了国务院发展研究中心《中国医疗卫生体制改革》课题组研究报告的一项结论性内容：医疗卫生体制出现商业化、市场化的倾向是完全错误的。"从总体上讲，改革是不成功的。"

"医改不成功"的结论像一颗重磅炸弹，在医药卫生界引起极大震动。但王人颢并没有太过留意外界舆论，他身在一线，把大半精力都用在了处理医患纠纷上。他把每一个案例都掰开了揉碎了，在处理纠纷的过程中，看尽了人生百态，也尝尽了酸甜苦楚。

医务处工作压力巨大，大家唯恐避之不及，刚开始仅王人颢和另一名同事全职在岗。上任一个星期，王人颢头上就出现了非常显眼的斑秃。他一边做好心态调整，一边积极招募临床同事充实医务处力量。那段时间，因为处理纠纷，王人颢常常带着同事四处奔走，从市医学会到中华医学会，从基层法院到市法院，作为医院代表，他们要向各方汇报情况。这练就了他遇事不惊、处事不乱、戒急用忍的风格。

那几年，他领导下的医务处一改过去年终考核排名靠后的状况，一跃成为职能部门中名列前茅者。他和临床科室主任相处融洽，医疗纠纷处理得当，受到一片赞誉。

但王人颢并不骄傲，也无太大成就感。每一次纠纷都是对他心灵的猛烈撞击。

好几次，有人跪下抱着他的腿，要讨一个说法；有一次，有人手捧骨灰盒，有人拿着棍子，对他虎视眈眈；不止一次，有人在医院门口设灵堂、摆花圈、撒纸钱、拉横幅；不止一次，他看到医闹前脚获得赔偿款，后脚就在医院门口点钞票、分钱。

这些现象不是徐医附院独有，而是那个年代公立医院普遍面临的状况。原卫生部统计显示，2006 年全国医疗暴力事件为 10248 件，到 2010 年这一数字猛增至 17243 件，增幅高达 68%。发生医患纠纷后，60% 的受访医院出现过患者死后家属在医院内拉横幅、摆花圈、设灵堂等情况，70% 以上的受访医院出现过患者辱骂、威胁、殴打医务人员的事件。

医患纠纷成为各家医院常态，但王人颢认为不能对此习以为常，他产生了强烈的反思意识。医者是一个神圣的职业，何以沦为打打杀杀的对象？医院本是扶危济困、救死扶伤之场所，何以一次次卷入利益纠葛的漩涡？

工作中，他内心常常是矛盾的。医闹已经成为一种职业，背后存在着明显的利益链，他们认准了医院的钱是公家的钱，无所不用其极。王人颢作为医院代理人，处理问题时一方面要尽可能满足患者合理的补偿要求，另一方面也要维护医院的利益。更为关键的是，他发现不少问题的确源于医院自身的疏漏。这时候他愈发矛盾，"深刻感受到，一家公立医院，自身技术不过硬，质量管理不到位，面对患者是没有底气的"。

他意识到，临床出现很多问题，并不是技术本身有多大难度，而是临床医生基本功不扎实，理念不到位，服务不到位，与患者的沟通不到位。

他刚刚从医的八九十年代，老一辈医生会对年轻医生进行严格的手把手带教，将一些复杂的操作技术分成简单容易的操作程序，由浅入深、由易到难，使年轻医生充分掌握基本操作，然后慢慢放手，但开始一定是放手不放眼，然后是放眼不放心，心里始终紧绷着一根弦，生怕出问题。为了帮助年轻医生提升专业技能和知识，科内常常组织围绕疑难病例、典型病种、先进技术、质量安全等进行的讨论学习，梳理日常工作中的亮点、易被忽视的问题和难题等，为专业生涯打下良好的基础。

放手放眼放心的过程，就是一名医学生成长为一名合格医生的过程，这个过程一般需要持续 10 年时间。而王人颢看到的现实是，

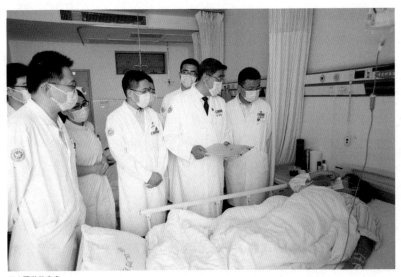

王人颢带教查房

短短十几年之间，很多优良传统已经丢掉了，那根紧绷着的弦断了。手术并发症层出不穷，科室讨论不直面问题，而是互相推诿、互相隐瞒。

从事外科工作多年，王人颢看惯了生生死死，但他从不把生死看作理所当然。他深知，一个好医生可以通过精湛的技术让病人重生，也可能会因为一个失误，让病人丧失生命。医生本应当时刻如临深渊、如履薄冰。

"古今中外任何历史阶段都没有如此对立、分裂的医患关系，必须从社会层面、医疗行业及医务人员自身出发，寻找问题的根源。"谈到那段过往，王人颢仍然言辞坚定。

对医生这一职业的特质，北京协和医学院卫生健康管理政策学院执行院长刘远立曾有过通俗而深刻的表述：

其一，生命攸关不能马虎。普通的商品不满意、不开心可以随时选择退货，而一台手术一旦做了就无法再"退货"。社会对医生的专业素养要求极高，一点马虎都不行。

其二，供方主导不能欺诈。普通的商品可以根据自己的爱好，根据自己的支付能力，随意选择买还是不买。医疗行业存在严重的信息不对称，患者不知道要什么、要多少，不知道医生有没有履行责任。对于肿瘤，医生打开腹腔、胸腔、颅腔，再多切一刀就能把肿瘤清除干净，但顾及可能的风险及患者和家属事后的反应，这一刀没切，没切就可能使肿瘤复发转移。这种情况谁知道？只有医生自己知道。这对医生的职业操守提出了极高的要求。

其三，需方有难不得拒绝。任何一个服务行业其实都是买卖双方自由的双向选择，比如出去旅游，你没有钱，任何一个旅馆可以拒绝。但几乎所有国家都有法律规定，遇到紧急情况，任何医院不得拒收病人，拒收就犯法。

这说明医疗行业和普通行业是极为不同的，具有崇高的不可推卸的社会责任。

此后，王人颢离开医务工作最前线，先后任徐州医学院附属第三医院副院长、拉萨市人民医院院长（援藏），但他始终保持着对现实的深刻反思。

医学科学飞速进步，治疗方式日趋微创化和多样化，但高效、无痛、安全并没有使医患关系更加和谐，反而愈发紧张，背后的原因是什么？

当代究竟需要什么样的临床医生？

怎样去培养合格的临床医生？

反思进而上升到更加深层次的医学教育，当代医学教育究竟缺失了什么？

作为一名临床医生和一名外科学教师，王人颢的思考并不是空中楼阁，而是根植于一线工作，思考结果也并不局限于理论，而是通过实践加以验证和升华。

他意识到，医患关系紧张，与医学教育中的人文知识缺乏、人文理念淡漠、人文关怀不足、医患沟通缺乏、法律观念淡薄等不无关系。

基于这样的认识，在外科学教学中，他非常重视有针对性地讲解相关外科学的发展史。他会讲到巴斯德创立的细菌学理论、李斯特等创立的无菌技术、弗莱明等发现抗菌药物、莫顿等解决手术麻醉问题、兰德斯坦纳等阐明血型和安全输血理论，告诉学生没有这些先贤的开拓，外科手术面临的感染、疼痛、输血等障碍就无法攻克，现代外科发展就不会有如此成就。

通过对疾病历史的回顾，能给医学生一个清晰的脉络，使其全面了解外科疾病的发生发展、诊断治疗的历史与现状。这对其对掌握外科学理论知识、增进学习兴趣、提高教学效果、培养学生分析问题和解决问题的能力、培养辩证思维和创新意识等都具有十分重要的作用。

同时，他还注重把临床上应用广泛的医患沟通技能、典型病例、手术并发症甚至医疗纠纷的案例进行深度剖析和讲授，让学生在学习外科基本理论、基本知识、基本技能的同时，更直接、更深刻、更感性地接受人文知识的洗礼。这不正是课程思政的实践吗？

他在 2013 年所写《外科学教学应注重历史传承和人文精神的培育》一文中说：

现代外科学发展进步，新理论、新技术、新方法的应用，无一不是一代又一代外科巨匠不断总结前人经验教训，勤于思考，不断创新得来的。仅就微创观念和微创外科技术而言，传统外科的基本原则和基本理念，诸如切开、分离、止血、结扎、缝合、引流等技术原则和无菌、无瘤、微创等基本理念在外科任何发展阶段都必须得到遵循。传统开腹手术可能是有创甚至巨创，但手术者遵循外科基本原则，精益求精的技术，完全可以做到微创。腔镜手术可以做到微创，但手术者处理不当，也可能造成有创甚至巨创。

他认为医学教育中职业价值观和人文精神的培育极为重要，外科学教学应重视人文精神的培育：

我国医学教育重医学知识的教育，而对与人文精神相关的哲学、心理、法律、伦理、宗教、艺术等方面的教育缺乏。很多医务工作者没有接受过系统的人文课程教育，面对医疗卫生体制改革和医学教育改革的要求，面对越来越复杂的医疗环境和医患关系，临床医生必须补上人文教育这一课。

承担临床教学的教师首先应自觉学习人文知识，提高自身人文素养，并且应具有用现代生物—心理—社会医学模式的角度处理临床问题的思维方式和技能。另外，教师是学生人文素质培育的主导。教师传道、授业、解惑的过程也是教师的理想、信念、情操、教养等人格力量展现的过程。要通过教师的示范影响，来促进学生人文素质的提高。

因此，他积极探索本科生临床教育教学规律，把医德教育融入教学全过程。他时时刻刻都在向学生灌输这样的理念：医学不仅仅是自然科学，更是人文科学，医疗工作的对象不仅仅是"病"，更是完整的"人"，医务工作者必须要善良，有同理心，是人道主义者。

王人颢主讲的《外科学》课程，以文化人，润物无声，深受学生好评。2021年，作为课程负责人的《外科学》课程获评省级一流课程，2023年入选国家级一流本科课程。30多年来，他多次主持学校教育教学改革项目并获得教学成果奖，2016被授予"徐州市十佳师德模范"荣誉称号。

无论是作为医生、管理者还是教师，王人颢获得的荣誉不计其数，但他最为在意的或许是"2022年江苏教师年度人物"提名奖，在他看来，这是对他医学教育理念的认可，也是对他身体力行推动教育教学和医院改革的认可。

他说："自古至今，在众多行业中，能与'德'字配位的，耳熟能详的便是'医德'和'师德'，而我有幸能够既做'老师'又做'医生'，这是我此生最大的荣耀。"

二、迈向特大型医院

时代的变化不可避免地影响着行业的前行轨迹。

2009年，期待已久的新医改方案揭开神秘面纱，为全面推动医药卫生体制改革，搭建起了"四梁八柱"框架，提出了五项重点改革任务。此后十年间，执行了60多年的"以药补医"政策被破除，分级诊疗制度和体系建设持续深入，民众医疗服务需求大幅释放，公立医院普遍实现高速发展。

2018年徐医附院领导班子换届时，徐医附院已经充分享受到了规模发展带来的红利，过去的十余年间，医院抓住了难得的三次发展机遇，基础设施建设不断完善；医院排名不断进位，特大型医院基本形成，社会影响力日益扩大；效益指标和工作量指标是徐医附院历史上增速最快的时期；科技工作跨越式发展；学科建设和人才工作结出了累累硕果……

事实上，在过去特定的历史发展环境下，徐医附院的发展逻辑和轨迹，很大程度上正是当时全国公立医院发展的缩影，但作为淮海经济区的核心医疗机构，又有着区域"特色"，而发展的基础无疑是规模扩张。

2012 年 7 月医院新病房综合大楼建成竣工并顺利投入使用，该大楼地上 23 层，地下 3 层，裙楼 5 层，占地 5200 平方米，总建筑面积约 11.2 万平方米，医院的整体床位扩增一倍，开放床位数快速增长至 4000 张以上。虽然新病房大楼改善了病人住院条件和医务人员的工作环境，医院形象也得到极大提升，但是在规模扩张的效应下，新大楼走廊里也很快被加床填满……

另一个标志性事件是徐医附院东院的建设和启用。王人颢援藏归来后任医院党委书记，主抓东院建设。东院建设是徐医附院发展史上的里程碑事件，一应大小事务他都亲力亲为，相关设计反复斟酌完善、反复打磨，力求出精品，付出了巨大的心血和智慧。2017年 4 月，历时 5 年建设的徐医附院东院投入运营。东院的建成，意味着医院实现对徐州东部地区医疗市场的布局，标志着其"一体两翼"框架基本形成，奠定了医院今后较长时间内的发展格局。

东院一期开放 1000 张床位后，2017 年徐医附院核定床位达到 4150 张，算上加床后，实际开放床位达到

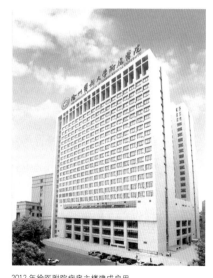

2012 年徐医附院病房主楼建成启用

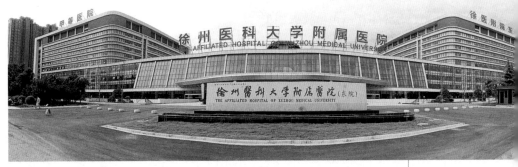

徐医附院东院

近 7000 张，这个规模在全国名列前茅，意味着徐医附院正式进入全国特大型医院行列。

"十二五"时期，徐医附院还投入 1200 万元完成急救中心脑科医院病房楼的装修改造工程，形成神经内科和外科以及神经介入、神经康复强强联合的态势；投入资金 500 万元完成儿科医院病房楼的装修改造，促进儿科、儿外科和产科的协调发展；完成肿瘤中心病房楼、老妇儿楼和体检中心楼的装修改造工程；拆除原传染科楼，新建三层钢结构的感染性疾病科楼。

"十二五" 期间，徐医附院购置医疗设备 11237 台（件），总计 3.88 亿元，其中购置万元以上医疗设备 2292 台（件），总计 3.63 亿元；百万元以上医疗设备 59 台（件），总计 1.82 亿元。医院同时购置了多台平板 DSA、多层螺旋 CT、高场强磁共振、ECT、直线加速器、回旋加速器、高档彩超等一大批数字化大型诊疗设备。2014 年投入使用的省内第一台 PET/CT，更是标志性事件。

随着基础设施的完善和医院整体布局的改变，医院整体面貌焕然一新，为患者带来了更便利、更优质的就医环境。而一众高精尖硬件设施的投入使用则为学科发展、医疗技术、科学研究等奠定了基础。这一切都使医院在苏北地区的引领地位和技术优势进一步巩固和提升。

"十二五"期间，徐医附院实际开放床位指数级增长，至2016年床位由2010年的1960张增至5500张，高峰时住院病人近6300人；在职职工人数由1857人增至4013人，增长116.1%；年门诊量由129.67万人次增至276.47万人次，增长113.21%；年出院人数由6.08万人次增至19.59万人次，增长222.20%；手术例数由2.10万人次增至6.02万人次，同比增长186.67%；年业务总收入由11.09亿元增至40.28亿元，增长263.21%；医院占地面积由4.25万平方米增至14.25万平方米，增长235.29%；医院总建筑面积由9万平方米增至38万平方米，增长322.22%。

　　医院发展驶上快车道的同时，医患关系却并未得到根本改善。

　　现任徐医附院院长的金培生，2011年还在担任医务处处长，他赶上了医院规模扩张最快的时期。彼时医院收治的病人数在800～1200人之间，到他2014年卸任医务处处长时，收治的病人数已经到了3500人。"那几年非常非常非常难干。"多年后，已成为医院院长的金培生一连用三个"非常"表达他当时的状态。

　　他回忆，彼时医保尚未实行总额控制，基金监管制度不完善，只要是报销范围的费用，年底都会给予结付。这激励医院收治更多病人。一个有5名医生的科室，最初收治30个病人，后来收治到了70个，有时候，医生都搞不清楚哪个病人该出院了。

　　那时医务处有四五个成员，每个人轮流值班，值班者接待、处理当天所有的医疗纠纷。纠纷处理实行承包制，每个人手里都积累了大量的纠纷，有些纠纷旷日持久，办公室门口每天都有人拿着小马扎等着。金培生和同事每天都处于高度紧张状态，"只要电话铃响起，就会有莫名的紧张感"。一旦发生有人烧纸、堵门、拉横幅等情况，他们需要立即赶往现场。

　　包括金培生在内的历任医务处处长头上都出现了硕大的斑秃，他们是王人颢的继任者，巨大的压力也得到了"继承"。

　　"那时医务处所有人都成了救火队员。对于医疗质量怎么抓、临床技术怎么提升、不合理流程怎么完善、急诊拥堵问题怎么解决，根本没有精力去做。"金培生后来想到了解决方案，把沟通办从医务处相对独立出去，由两人专职负责医患沟通，如此一来，医务处其他人员就可以从繁杂的医患纠纷处理中抽身，完成医务处本职工作。后来，医务处又增加两人，金培生对人员进行分工，有人负责质量，有人负责技术，有人负责日常运营，医务处的底子日渐牢固。

2016年5月，徐医附院发生了可能是建院以来最重大的舆情。《新安晚报》一篇题为《我的右肾去哪儿了》的报道称"宿州男子在徐州手术后右肾失踪"，将徐医附院置于舆论漩涡。一时间，各种质疑声、谩骂声山呼海啸般袭来。央视朝闻天下、新闻联播、焦点访谈，及中国新闻周刊等央媒和全国各大新闻媒体纷纷报道。

一年前，安徽宿州一男子发生交通事故，在当地ICU治疗了七八天后，病情加重被连夜送到100公里外的徐医附院进一步救治，经过手术后该男子康复出院，其后在其他医院复查时，CT检查显示"右肾未见确切显示""右肾缺如"，他怀疑徐医附院医生把自己的肾"拿掉了"，并将之诉诸《新安晚报》。

报道刊发后的当日上午，医院领导班子召集医务处、宣传处、医患关系沟通办公室、胸心外科、泌尿外科、医学影像科等部门负责人进行了紧急会商。会议决定：要彻底、公开地进行调查处理，如实、迅速对社会进行发布。绝不护短，也绝不容忍被造谣污蔑。

当日下午，徐医附院通过医院网站、微博发布公开声明，以患者术后第一天和第五天的CT图片为证，显示其右肾存在，澄清事件真相。后经国家级权威专家组成的专家组意见和综合第三方检查结果，证实该男子术后右肾存在，呈现为外伤性移位、变形、萎缩。徐州市政府相关部门也很快公布了最终调查结果。安徽省有关部门对新安晚报社当事编辑、记者等人作出了严厉处罚。

时任徐医附院党委书记的王人颢全程参与处理了这一危机。在他看来，面对这个给整个行业带来巨大创伤的事件，各方不遗余力还原事实真相，给徐医附院以公道的证明，推动医患纠纷、医患矛盾的处置进入理性化和依法依规的新时代。从某种程度上而言，这个注定载入史册的事件，成为中国医患关系发展的新拐点。

总体而言，那个阶段医院走的是规模扩张型的路子，过度关注于增量，却忽视了内涵建设。"十二五"期间，徐医附院相继与安徽、山东、河南等周边省份7个市（县）的农合或医保签订协议，实现了即时结报，来院就诊的外埠病人占就诊病人总数的近40%。同时，医院与17家二级医院、147家一级医院签订医疗技术指导协议，成为其技术指导医院。

向外拓展、向下延伸，徐医附院用五年时间确立了发展的"基本盘"。

徐医附院特大型医院炼成之路，既与特定历史时期公立医院的发展环境、发展路径密不可分，又离不开徐州特殊的区位优势支撑和医疗市场的竞争。

从宏观上看，自2009年新医改以来，公立医院经历了规模化发展的黄金期。根据国家卫生健康委发布的《2020年我国卫生健康事业发展统计公报》，2020年年末，全国医疗卫生机构床位数910.1万张，比2010年年末的478.7万张增长了90.1%，每千人口医疗卫生机构床位数由2010年3.56张增长到2020年的6.46张。根据相关分析，10年间，医疗机构床位数增加主要在大医院。2010年，800张及以上床位医院718个。2020年，800张及以上床位医院2085个。

国家层面曾多次发文严控公立医院规模。2014年，原国家卫生计生委发布《关于控制公立医院规模过快扩张的紧急通知》，要求严格控制公立医院床位审批，严禁公立医院举债建设。《看医界》曾发布《2017年中国大医院床位规模100强榜》，徐州两家医院位列前十，徐医附院位列第五。

事实上，从2004年开始，国家卫生部门和地方政府就已多次出台措施严控公立医院规模，然而医院仍旧越建越大，这一趋势在新医改后更加明显。客观上讲，一方面，大型公立医院往往地处人口密集的大城市，随着业务量的不断增加，迫切需要规模扩张实现业务的扩容布局。另一方面，随着城市化进程加快，各地新区发展迅速，政府通过优惠政策吸引配套优质医疗资源成为必然，这也为公立医院拓展提供了良机。

从城市区位看，徐州地处黄淮海平原中部，东临黄海、西靠中原、南襟江淮、北接齐鲁，是新亚欧大陆桥中国段和淮海经济区中心城市，陇海铁路、京沪铁路两大干线在此交汇，素有"五省通衢"之称。截至 2021 年，徐州下辖 5 个市辖区、3 个县，代管 2 个县级市，常住人口 902.85 万人。

作为区域核心城市，徐州辐射的人口远远超过其常住人口。徐州周边汇集了本省的连云港、宿迁，山东省枣庄、济宁，安徽省宿州、淮北及河南省商丘等多个地级市，这些地级市远离所属省份省会城市或经济中心城市，以徐州为中心，形成城市圈。这个覆盖 1.42 亿人口的巨大城市圈，为徐州医疗行业发展奠定了坚实的基础。

新医改以来，徐州市医疗资源快速增长。根据《徐州市国民经济与社会发展统计公报》，2010 年徐州各类卫生机构床位 3.05 万张，其中医院、卫生床位 2.78 万张，执业医师、助理执业医师 1.18 万人，注册护士 1.20 万人。根据《徐州市卫生健康事业发展公报》，2021 年全市医疗机构实有床位 6.12 万张，其中医院实有床位 4.30 万张，在岗执业（助理）医师 2.91 万人，在岗注册护士 3.45 万人。十年间，无论是床位数，还是医务人员数量都实现了翻倍增长。

徐州市医疗机构门诊人数 40% 来自省外，"到徐州看病"已成为周边城市群众的首选。截至 2020 年年底，徐州卫生资源总量居全省第三位，列南京、苏州之后，位列淮海经济区 20 个地级城市首位。至 2022 年，全市拥有的三级医院达 24 家，其中三级甲等医院 12 家，居全省第二位，与苏州并列全国地级城市之首。

虽有"五省通衢"之称，但深居苏北内陆，亦限制了徐州医疗机构的发展思维和眼界。与苏南地区医疗机构更加包容、多元的发展文化相比，徐州地区医疗机构往往满足于在封闭的区域内自我发展。

在规模快速扩张的 10 年中，徐医附院与同城另一家规模相当的兄弟医院陷入激烈的竞争当中。医院专门设立外联部，以拓展医疗市场为主，通过下乡义诊和健康知识进社区等活动，吸引患者。

彼时，外联部是全院最为忙碌的职能部门之一，其重要任务之一是组织专家到徐州周边地区开展义诊活动，一方面是与区域医疗机构建立更紧密的联系，方便双方合作及转诊患者；另一方面是在区域打响医院品牌，吸引更多患者到徐医附院就医。

外联部工作人员每周带领专家们往返于江苏的连云港、宿迁，山东的枣庄、济宁、菏泽、临沂、日照、泰安，河南的商丘、开封、周口，安徽的宿州、淮北、阜阳、蚌埠、亳州等地，开展义诊活动，短短几年内，足迹遍布整合淮海经济区。

"几乎每个月都有义诊活动，每次都邀请 8～10 名专家，涵盖骨科、消化、呼吸、心血管、神经等重点科室。专家们一早出发，早上 8 点之前抵达目的，从早上 5 点起就开始排队的患者已经等在那里。"外联部副主任张电安回忆，到各地义诊是苦中作乐。彼时，专家们往返都坐一辆破旧的面包车，没有空调，夏天都汗流浃背。有一次出去义诊，天刚下完雨，路上铺着稻草，面包车侧滑到了路边，专家们都下去把车子抬到路上，继续前行。春天漫天杨絮飞舞，似三月飘雪，车窗打开杨絮飘进来，迷眼又呛鼻，关上窗户又热得受不了，"每个人都很辛苦，也曾反思过，这样的工作方式总有哪里好像不对，但又说不上来"。

开展义诊前，医院会首先和当地县医院或乡镇卫生院取得联系，然后由当地政府向村卫生室发出通知，徐医附院专家将在某日到某医院举行义诊，义诊当天人山人海，患者在家门口享受到了三级医院专家的服务。

专家们辛苦，医院补贴很少，但都乐在其中，因为可以为科室吸引更多患者。彼时，徐州高铁站早已开通，从淮海经济区内其他城市到徐州都极为方便。张电安把自己和专家们的信息及电话印成名片，放在周边的每个卫生室，方便医生和患者联系。

下基层义诊，不但患者高兴，当地医疗机构也很欢迎，一是可以帮助其创收，二是徐医附院也为其提供进修、学习的机会。如徐州医科大学研究生院和徐医附院就专门为安徽省灵璧县设立了一个在职研究生班，为其定向培养人才。

"酒香也怕什么巷子深，专家下去可以真正让周边老百姓了解我们医院的技术水平和服务能力。"张电安记得，一位外埠患者专门租了一辆车为消化科一位主任送来感谢信和锦旗，因为通过此前的义诊，那位主任治好了他十几年的胃病。

联系张电安到徐医附院看病的人越来越多。他意识到，患者越来越不信任当地的县级医院和乡镇医院了，交通很方便，路途不远，有问题他们就到徐医附院挂号，有时只是为了验证基层医疗机构的诊断是否正确。

患者越来越多，医院遇到了另一个问题，那就是异地就医的报销难题。彼时，苏鲁豫皖新农合并未联网，外埠患者到徐医附院就医前期全部自费，出院以后回当地报销，没有正规转诊手续，还要少报 5 ~ 10 个百分点，这就造成了农村患者就医的极大困难。

为此，通过不断努力，徐医附院陆续和患者来源较多的市县农保办签下合作协议，患者就医先由徐医附院垫资，实现直接报销，而后再由徐医附院与各地农保部门进行结算，把先期垫付的资金收回。某种意义上而言，徐州可能是较早探索异地就医直接结算的地区，这极大地方便了患者就医。淮海经济区民众逐渐把徐医附院作为看病就医的首选。

医保异地结算实际上是把风险转嫁到了徐医附院头上，问题确实出现了。随着就医需求的不断释放、医疗费用的上升及监管不够完善，各地医保基金普遍面临较大压力，季度或年底结算时，医保拿不出钱来。从 2013 年至 2018 年的 5 年间，徐医附院已经有巨额的资金没有得到结算，严重影响了医院的正常运营和可持续发展。

义诊之外，徐州市各医院为了争夺病源，还打起了"广告战"。各家医院在高铁站拉上了广告条幅，你在东，我在西。在周边县区，徐州医疗机构的巨幅广告牌、大屏幕、软膜灯箱随处可见。与此同时，各医院在淮海西路汽车站准备了免费的接送车辆，争抢患者。医院在汽车南站派出的接送车辆甚至引起出租车司机的不满，送外地来的患者到各大医院一向是他们的生意，现在有人抢了他们的饭碗。他们拦下医院的车辆，据理力争。这些都是医院外联部时常见到的事。

从基层虹吸而来的病人填满了徐医附院的病床，这不仅使徐医附院患上了"大机构病"，更是在客观上严重影响了周边区域的医疗秩序，使基层医疗机构发展举步维艰。张电安称，起初基层医疗机构对医院义诊是欢迎的，日后渐渐产生不满情绪，收紧了向上转诊。尽管如此，作为淮海经济区医疗高地的徐州，对患者的吸引力仍是有增无减。

在特定的历史时期，这种乱象并非徐州特有，官方甚至公开批评医院通过医联体等手段跑马圈地、虹吸病人。医院抢病人的事件在全国各地屡见不鲜，贵州某工地发生一起事故，多辆急救车赶往现场，为了抢病人，几家医院的急救车你追我赶，超速行驶，险象环生，有的病人及家属想去某医院，却被急救车接到了另一家医院，造成了不必要的纠纷……大医院间不良的竞争对当地的医疗卫生业态造成影响，也给患者就医造成很大干扰。

王人颢对这种现象深恶痛绝，这是公立医院本该有的面目吗？这样做的目的和动机究竟是什么？他常常如此发问。

2018年掌舵徐医附院后，他誓要改变恶性竞争下乱象丛生的局面。他首先做的一件事就是转变外联部职能，成立对外合作与发展处，将工作重心转移至通过院际合作交流促进医院发展上。张电安个人也面临转型，此后他历任病房管理科副科长、膳食中心主任，在不同岗位都做出了不小成绩，这是后话。

三、觉醒才有希望

在徐医附院120余年的漫长历史中，2018年新一届领导班子上任前的十年，无疑是发展速度最快、规模扩展最快的十年。虽然医院发展规模壮大了，但是没有实现真正意义上的强起来，规模扩张的同时不可避免地产生了许多问题，在客观上为医院接下来的改革发展留下了空间。正是有了过去的做大，才有日后的做强。

如前文所述，2018年对医疗行业而言，是拐点式的一年。这一年，中共中央办公厅印发《关于加强公立医院党的建设工作的意见》，党委领导下的院长负责制开始推行；随着国家医保局的成立，医保制度改革尤其是支付方式改革迅速提上日程；接下来的2019年国家推出被称为"国考"的三级公立医院绩效考核；此后，公立医院高质量发展迅速成为核心发展议题。

一系列具有变革意义的制度和政策的实施，以前所未有的力度重塑公立医院的发展模式和管理模式。按照官方的说法就是实现"三个转变、三个提高"，即公立医院发展方式从规模扩张转向提质增效，提高质量；运行模式从粗放管理转向精细化管理，提高效率；资源配置从注重物质要素转向更加注重人才技术要素，提高医务人员待遇。

换言之，公立医院从追求量的时代走向了追求质的时代。而徐医附院2018年砍床2000余张，正是变革发轫之初，公立医院自发推动的最具代表性的事件。它之所以被媒体称为"打响大型公立医院转型发展第一枪"，是因为彼时一系列变革政策尚未出台，公立医院仍在规模发展的惯性下高速前行。

王人颢无疑是最早对变革有敏锐洞察且真正付诸行动的大型公立医院管理者之一。访谈中，无论是管理干部还是基层员工，无不用"前瞻、研判、能力强、思路清晰、方法得力"等字眼评价王人颢。

2018年王人颢上任后即呼吁大家"觉醒"起来。他的一句名言人尽皆知："这个时代不醒，你就不要醒了，以免醒来是痛苦。"

减床如一声"惊雷"，惊动了在高速发展中埋头苦干的徐医附院人，但在王人颢看来，这还不足以让大家觉醒。觉醒就是认清本源和形势后清醒自觉地活在当下，有目标、有方向、有意义。觉醒需要文化层面的引领。因此在减床的同时，王人颢就在"1234"高质量转型发展中明确提出"四个回归"：回归初心、回归本职、回归传统、回归梦想，并在首个医师节郑重提出做新时代"六有"医务工作者的倡议，即"有知识、有能力，有温度、有情怀，有尊严、有价值"。

"四个回归"和"六有"是王人颢多年反思医患关系、反思医学教育、反思医院发展模式的成果，是对"我是谁、我从哪里来、我要到哪里去"这一灵魂拷问的有力回答。

新班子上任后提出一系列价值理念，并非一时兴起，也并非几句简单的口号，从王人颢几年来逢会必讲、逢事必讲的姿态中，就可以一窥医院重塑价值观与发展医院文化的态度和决心。

2019 年的一次省级座谈会上，他直言，大型公立医院是继续保持规模化增长，维持效益优先的经营理念；还是回归初心，经历自我革命的阵痛，走向内涵式发展模式？这是摆在面前的现实难题。

2019 年的医院中层干部培训会上，他说："我们必须要以问题为导向，认真检视自己，吾日三省吾身，清醒地看到自己的问题与不足。""希望大家能够知行合一、主动担当、知重负重，发扬钉钉子的精神，积极把学到的理论转化为推动医院各项事业发展的工作思路、工作举措和具体方案。"

2020 年的中层干部述职会议上，他说："我们在医院工作的意义除了获得薪资之外，最贵重的红利就是个人价值的提升。我们既然选择了这份职业，就要一辈子守住自己的初心本色和神圣使命，努力做一名好医生、好老师、好的管理者。"

2020 年在"庆祝七一" 大会上，他说，既然选择了医务工作者这份职业，就要一辈子守住自己的初心本色。

2022 年他向徐州政协提交的《关于大力弘扬医疗卫生职业精神，提升医疗服务能力的提案》中写道：

医者需要靠情怀支撑，医学是有温度的科学，医学的温度不仅体现在其科学性，还应体现在医学和人文的结合，针对病情要讲科学，针对患者要讲人文。只有树立正确的价值观念，医院、科室和个人才能有正确的发展之路，才能形成推动高质量转型发展的合力。

该提案被评为市政协优秀提案。

徐医附院价值理念的普及并非简单的自上而下的灌注。

2018 年 8 月，紧随解放思想大讨论，医院发布《徐医附院开展医疗卫生行业新时代职业精神大讨论活动实施方案》，全院范围内开展职业精神大讨论，倡导价值回归、文化自省。

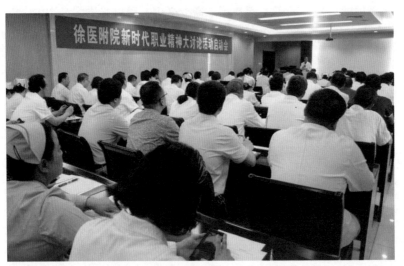

2018 年 9 月徐医附院发起新时代医疗卫生职业精神大讨论

这次大讨论中，广大职工围绕医院"1234"高质量转型发展战略，立足岗位实际和对职业精神的理解，从提升医疗核心技术、构建和谐医患关系、加强科室文化建设、深化廉洁行医等方面展开热烈讨论。

如在一总支五支部（儿科）的讨论中，支部书记关凤军表示，青年医生更要严格要求自己，提高学历，提高诊疗水平，临床工作中每一句话、每项操作、每个诊断都应当有理有据。他呼吁年轻医生要打好基础，回归传统的基础诊察，不可盲目过度依赖检查化验。他提醒大家要铭记历史，身为儿科人要知晓儿科发展的过程，要有传承精神，勿忘历史，才能无愧将来。在构建和谐医患关系中，医务人员要提高服务质量，善待病人，对自己接诊过的病人有负责的态度。

在五总支二支部（放疗科）举行的讨论活动中，唐天友医师表示，医院近期实施了缩减床位、双休工作制、绩效改革等一系列改革举措，既减轻了临床的工作压力和负荷，又给了职工充分休息的时间。在这种医疗执业环境下，医护人员应该把精力放在高质量发展、收治疑难危重患者身上，将更多的时间投入学术研究和新技术引进上。张娴护士长发言：希望能够在治疗期间，给患者提供丰富的延续护理服务。充分利用病员活动室空间，制定活动计划，每周定期给患者安排有益身心的活动，比如带领患者练"八段锦"、开播病房影院、集中健教会等活动。

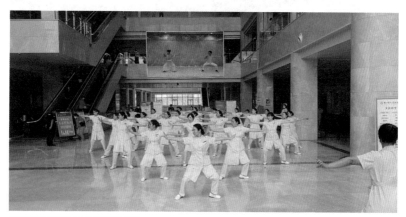

肿瘤科和放疗科护士向患者演示八段锦

职业精神大讨论向全院释放了一个强烈的信号：改革进入攻坚阶段，徐医附院也处于发展转型关键期，要深刻认识理解改革对每位医务人员的新要求与新希望，建立一支有信仰、有追求、有公信力、有高尚情操、有顶级技术和服务水平的医疗团队已是当务之急。

此后，各总支陆续举办了贯彻落实"1234"高质量转型发展战略学习讨论会、离退休老同志座谈会、病员工休座谈会、青年职工座谈会等系列活动。

2019年3月22日下午，100余位来自临床、医技科室和职能部门的青年职工与党委书记王人颢面对面，一诉衷肠。从如何发挥医院区域医学中心的作用、推进青年人才培养，到加强学科建设、提升青年科研能力，从提高管理效率到激发青年职工动力活力，青年职工谈实践、谈困惑、谈不足、谈建议，畅所欲言。在不少人的职业生涯中，如此没有包袱、酣畅淋漓地与医院核心领导层表达心底的梦想、期许、迷惘，还是头一次。此后，王人颢每年都会带着领导班子和职能部门负责人与青年职工进行面对面座谈，倾听青年员工的心声。

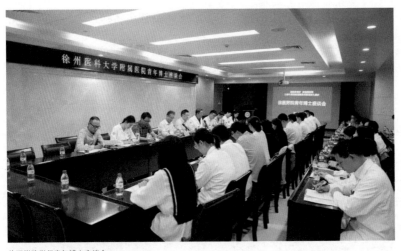

徐医附院举行青年博士座谈会

在各支部召开的座谈会上，青年职工毫无顾忌地表达着心底的想法。有人建议，医院应提供共享轮椅，方便患者院内使用；为患者配备文娱设施，如电视、无线网、室内外活动项目等。有人提出，多增加科室间年轻人交流沟通的机会和平台，开放更多渠道的学习路径，增加外出学习交流的机会。有人认为，医院应就职工请假制度、文娱休闲、子女就学、本院职工就医和车辆管理、年长护士工作安排等职工待遇方面的问题给予合理安排。体检中心医生提出，体检中心医师职称晋升困难，留住人才至关重要。

在离退休老同志座谈会上，老同志们就党的建设、改善医疗质量、提升医疗技术、人才队伍建设、学（专）科发展、基础设施建设、医院制度落实等方面提出了意见和建议。

在病员座谈会上，患者及家属代表提出了异地农保报销、病人食堂配置、医保用药、医生查房时间不固定、高峰期电梯乘坐困难等问题，相关职能部门负责人进行现场解答，做到"事事有回音，件件有着落"。

2019年1月，徐医附院召开了第一次党代会，明确了医院转型发展的战略和实施路径，初步达成了诸多共识。会后，王人颢号召领导班子成员不能只顾往前赶路，要学会慢下脚步，聆听基层的声音。很快，全院上下形成了为改革建言献策、畅所欲言的好氛围。仅三个多月，就收集到了几百篇建言文章，成为医院转型发展的"超级智囊"。

不少建言引起全院职工的共鸣，消化科护士聂双这样写道：

当前，我院在转型发展中遇到了一些暂时性的困难，但"危"与"机"并存，只要我们团结一心，定能转"危"为"机"，打造医院高质量发展的新机遇。

当前的困难，是一个冷静下来重新审视自己的好机会，让我们一起低头寻找隐藏在过去光环下的隐忧隐疾；当前的困难，是一个凝心聚力转变思路的好平台，让我们一起抬头思考耽搁在过去安逸生活下的变革之道。

昨天一定不是最美好的一天，明天才是。阳光总在风雨后，提速总在换挡时。当前，在医院改革发展的关键时刻，院党委正带领全院职工披荆斩棘冲锋在前，我们作为医院的一分子，个人命运也与医院发展息息相关，这不是院党委几个人的战斗，而是全员参战群策群力的战役。在这关键时刻，需要的是办法、建议，不需要的是埋怨、牢骚；需要的是搞创新、抓落实，不需要的是开倒车、使横劲。

徐医附院是我家，离开了这个家，大家什么也不是。面对改革，你以怎样的方式来工作，是积极主动、追求卓越、锐意创新，还是消极被动、得过且过、投机取巧，全取决于你自己的选择，你的选择决定了徐医附院的未来。当然，你也因此决定了自己的未来。

这篇饱含深情又充满力量的短文被徐医附院员工广泛转发，引起了王人颢的关注，他回复道：

时代潮流，浩浩荡荡，纵有迂回或湍流，终难阻一江春水。站在淮海经济区中心城市的医疗制高点，汲取着122年附院人接续传承的文化养分，拥有着4000多名干部职工聚合的强大力量，我们绝没有借口瞻前顾后，也没有时间逡巡徘徊，更没有理由须臾懈怠。沉舟侧畔千帆过，病树前头万木春。我坚信在全院干部职工的共同努力下，我们一定能够胜利度过阵痛期，在不久的将来，我们徐医附院会迎来涅槃重生后的更加辉煌。

从2018年6月至2019年上半年，从解放思想大讨论到为转型发展建言，上至院领导，下至基层员工，持续近一年的系列活动，在规模、力度、时间跨度上，不仅徐医附院一百多年历史中绝无仅有，纵使整个行业中恐怕也并不多见。

史无前例的头脑风暴冲刷了多年形成的旧思想、旧制度，荡涤着正本溯源的时代新风，使高质量发展理念和医院核心价值观深入到每一位员工的心中。凝聚起发展共识的徐医附院画出了一个巨大的同心圆，这无疑为改革发展提供了无限空间。

不仅如此，广开言路还从根本上扭转了医院高速发展阶段形成的"心浮气躁、急功近利"的文化，营造出一种慢下来发展的氛围。王人颢希望徐医附院这艘巨轮放慢节奏，以更加豁达和从容的方式前行，从而积淀出员工"根植于内心的修养、无需提醒的自觉、以约束为前提的自由、为别人着想的善良"。

这是当代著名作家梁晓声对"文化"的阐释，是王人颢极为认可和信奉的四句话。在他看来，植根于内心的修养，一是体现在知识素养上，二是体现在人文素养上，要通过后天的学习与修为提升修养，从而达到内化于心、外化于行、知行合一的境界；无需他人提醒的自觉，即自己有所认识而主动去做；以约束为前提的自由，是纪律意识和规矩意识的核心要义，是指尊重管理，对制度心存敬畏，在此基础上实现的自由；为他人着想的善良，即是要善待别人，心中充满善良，才能温暖身边的人。

从"规模扩张"到"提质增效"，从"外强体魄"到"内塑灵魂"，改革与转型需要医院内在文化的支撑。徐医附院力图通过价值观重塑与文化自省并行，凝练文化共识，打造符合自身实际、积极健康向上的文化体系，切实提高医院文化软实力和人文建设内涵。

改革过程中，王人颢始终紧绷"一根弦"，那就是树立正确的价值取向。彼时，江苏兄弟医院多例医疗腐败案件浮出水面，院长、科室主任相继被查。而据相关媒体不完全统计，2018年至2021年，至少有150名医院院长、党委书记等医院高层管理人员因贪腐问题落马。王人颢感慨，行业中不少人的价值观出了问题。

在他看来，价值观是文化的灵魂，有什么样的价值取向，就可能有什么样的发展状态。价值观渗透于医务人员的工作方式、言行举止，也影响着医院发展的特性和政策导向。这个价值导向是对医者何以为医的拷问，是对处方笔下、手术刀下、听诊器下、无影灯下医务人员责任担当和人文情怀的回答。

一些新变化正在徐医附院无声无息地生根发芽。医院竖起了国旗，朝阳下举行的升旗仪式激发了职工的爱国主义情怀；为从医30年、护龄30年的医护技人员颁发荣誉奖杯和证书，奖杯设计由王人颢亲自把关；定期召开职代会、各类座谈会等听取职工心声；不断优化工作学习环境，着力解决停车、就餐等职工普遍关注的问题；关心职工身心健康，启动员工心理援助计划（EAP）；组建各类文体社团，开展"附院春晚""亲子运动会"等丰富多彩的文体活动，丰富职工的业余文化生活；积极培育和塑造医学人文精神，开设人文素养讲座；关心老同志和家庭困难职工的生活，及时落实各项政策和待遇……

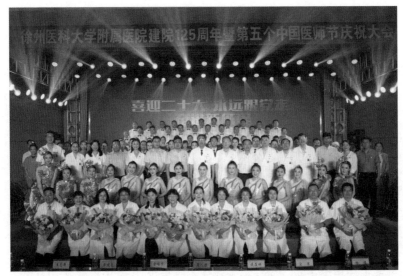

徐医附院举办医师节庆祝大会

一系列看似朴实无华的举措，是医院实实在在落实两个全心全意理念的体现，这些举措在点点滴滴中培育和塑造着医务人员的价值取向和医院的人文精神。

前文提到的张电安在外联部转型后，于2018年10月转任病房管理科副科长。他性格开朗，头脑灵活，可以做到干一行爱一行。在新的岗位上，他的一项重要任务是室外景观绿化和标识标牌完善优化。他是一个追求完美的人，常常为了一个标识标牌的设计而加班。新的领导班子上任后提出了新的发展战略和文化，他试图把最新的提法和理念融入医院标识标牌中，每一个模板没有三五十遍修改做不出来。

文化墙是医院文化建设中的重要内容，是医院文化最直观、最直接的表现形式。文化墙的高质量设计可以进一步增加医院的文化氛围和文化内涵，不仅美化医疗环境，还可以让公众更多地了解医院，对医院文化建设起到积极作用，有助于提高医院的声誉和知名度。张电安接到文化墙设计任务后，在三个多月时间内向王人颢报告了不下40个版本，可是"王书记很挑剔，一直不满意"。

一次，张电安从东院坐地铁回来，被"徐医附院站"标识墙简单大方的设计所吸引。由此受到启发，他报告了新的设计方案，王人颢欣然同意，当即拍板。很快，分管副院长牵头，联合招标、采购、审计、病房管理科等相关部门组建采购团队，采购天然大理石，并从南方邀请专业标牌制作团队，在半个月内完成了文化墙的建设。

书写有社会主义核心价值观、新时代医疗卫生职业精神、"1234"高质量转型发展战略、徐医附院价值理念等内容的文化墙，是医院新文化建设和新价值理念的标识，体现的是毛主席"一切为了人民健康"、习近平总书记"人民至上、生命至上"的理念，表达的是徐医附院的办院宗旨和前进方向。

文化墙像一道亮丽的风景线，不仅让医院病房主楼服务大厅顿生人文气息，更是让整个医院的内涵气质发生巨变。

此后，每当患者、员工、参访者驻足在充满艺术感和美感的文化墙面前，他们都能直观准确地了解到这家医院的核心发展理念和独特的精神风貌。2021年的医保飞行检查中，国家医保局基金监管司相关负责人看到徐医附院文化墙后竖起了大拇指，他被"有知识、有能力、有温度、有情怀、有尊严、有价值"的"六有"价值理念打动，称"医保部门开展工作也应秉持这样的理念"。

继2018年医师节提出"六有"价值理念后，2019年中国医师节庆祝大会上，王人颢又郑重提出了"六个起来"。

一要锤炼品德修养，让医德品行正起来。大学附属医院的医师既是医生，又是老师，在医疗服务的同时肩负着传道授业的光荣使命，肩负着"健康中国"和"教育强国"的双重重任。必须要树立正确的价值观，坚定理想信念，把"守护人民健康"和"立德树人"的使命牢牢记在心上。

二要坚持学习为先，让专业素质和能力强起来。医生是一个需要终身学习的职业。医学观念不断发展，知识不断更替，技术不断创新，医生不能偏安一隅、孤芳自赏，要有"独上高楼，望尽天涯路"的高远格局和"衣带渐宽终不悔"的执着。要甘于寂寞、潜心研究，不断提升自己的素质和能力，成就更好的自己。

三要传承宝贵经验，把优良传统扬起来。医者仁心、大爱无疆、传道授业、济世情怀值得每一位医师悉心传承、发扬光大。不管医院发展到哪一步，优良传统不能丢，诸如"十八项核心制度""教学查房、师徒传承"等优良传统，仍值得借鉴、传承、发扬，需要老中青三代人，一代一代传下去。

四要不忘行医初心，让医疗服务暖起来。医学亦是"人学"，更需要温度与情怀。越往前走，越要牢记医学的初心，不能因为走得太快、太远而忘记了为什么而出发。

五要坚守医者正道，让规矩纪律意识挺起来。医院改革已进入关键阶段，风险无处不在，面对复杂的内外部环境，要时刻绷紧规矩意识这根弦，全力落实行风建设"九不准"，知敬畏、存戒惧、守底线。

六要保持健康体魄，让身体素质好起来。医务工作者，除了救死扶伤，还要守护健康，不仅要关注疾病，更要关注健康。医务人员首先就要自身健康，做健康生活方式的践行者、引领者，健康中国的促进者，承担起社会责任，引导和帮助身边人树立健康文明的生活方式，身体力行促进"尊医重卫"社会氛围的形成。

医德品行正起来、专业素质和能力强起来、优良传统扬起来、医疗服务暖起来、规矩纪律意识挺起来、身体素质好起来，"六个起来"振聋发聩，经官方微信全文刊登后，引起了中国医师协会等专业协会和社会各界的热议，给予了很高的评价。

高度凝练的六句话蕴含着丰富的内涵，背后是王人颢和领导班子对新时期医务人员价值取向和职业精神的深邃思考和深刻洞悉。王人颢是完美主义者，"六个起来"的逻辑顺序、遣词造句经过多轮打磨，发布前几分钟，他还在和团队商讨修改。

曾任北京大学党委常务副书记、医学部党委书记的刘玉村来医院指导交流时，对徐医附院价值理念给予高度评价，他形象地说："正强扬暖强挺好！"

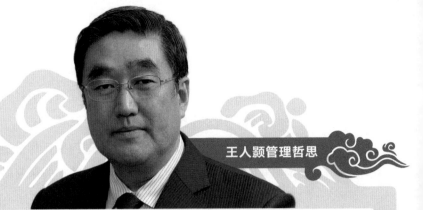

- 在2019年中国医师节庆祝大会上，提出"六个起来"：一要锤炼品德修养，让医德品行正起来；二要坚持学习为先，让专业素质和能力强起来；三要传承宝贵经验，把优良传统扬起来；四要不忘行医初心，让医疗服务暖起来；五要坚守医者正道，让规矩纪律意识挺起来；六要保持健康体魄，让身体素质好起来。

- 医者是一个神圣的职业，何以沦为打打杀杀的对象？医院本是扶危济困、救死扶伤之场所，何以一次次卷入利益纠葛的漩涡？

- 医者需要靠情怀支撑，医学是有温度的科学，医学的温度不仅体现在其科学性，还应体现在医学和人文的结合，针对病情要讲科学，针对患者要讲人文。只有树立正确的价值观念，医院、科室和个人才能有正确的发展之路，才能形成推动高质量转型发展的合力。

- 古今中外任何历史阶段都没有如此对立、分裂的医患关系，必须从社会层面、医疗行业及医务人员自身出发，寻找问题的根源。

- 医学科学飞速进步，治疗方式日趋微创化和多样化，但高效、无痛、安全并没有使医患关系更加和谐，反而愈发紧张，背后的原因是什么？当代究竟需要什么样的临床医生？怎样去培养合格的临床医生？当代医学教育究竟缺失了什么？

- 自古至今，在众多行业中，能与"德"字配位的，耳熟能详的便是"医德"和"师德"，而我有幸能够既做老师又做医生，这是我此生最大的荣耀。

- 医学的本质是关爱，医院转型发展的推动力量是医院全员的反思与觉醒。

3

第三章

为管理开
"处方"

管理是一种实践，其本质不在于"知"而在
于"行"；其验证不在于逻辑，而在于成果；
其唯一权威就是成就。

——德鲁克

一、现代化治理"立柱架梁"

2018 年，公立医院改革发展的另一个重要标志，是国家提出加强公立医院党的建设。

党的十九大把"党政军民学，东西南北中，党是领导一切的"这一重大政治原则写入党章，强化了党总揽全局、协调各方的领导核心作用。很快，这一重大原则在各行业部署和落地。

徐州医科大学显然敏锐地捕捉到了时代的变化。2018 年 6 月 14 日王人颢上任时，他的职务是党委书记、代理院长。就职发言中，王人颢表示，要坚持党对医院工作的全面领导，落实管党治党主体责任，充分发挥党委的政治核心和基层党组织战斗堡垒作用。10 天以后的 6 月 25 日，中共中央办公厅《关于加强公立医院党的建设工作的意见》出台，明确公立医院实行党委领导下的院长负责制，王人颢成为江苏省首位新政下上任的大型公立医院党委书记。

公立医院从院长负责制转变为党委领导下的院长负责制，意味着公立医院党组织的职能由发挥"战斗堡垒"的"政治作用"转变为对重大问题进行讨论并作出决定的"领导作用"，"把方向、管大局、做决策、促改革、保落实"成为公立医院党委工作的重要内容。

公立医院院长负责制由来已久。1982 年，原卫生部颁布的《全国医院工作条例》规定，医院实行党委领导下的院长负责制。三年后，国务院批转了原卫生部《关于卫生改革若干政策问题的报告》，要求各级卫生机构要积极创造条件实行院、所、站长负责制，以扩大全民所有制卫生机构的自主权。1997 年，《中共中央、国务院关于卫生改革与发展的决定》提出，卫生机构实行院（所、站）长负责制，要进一步扩大卫生机构的经营管理自主权。"中字头"文件正式确立了院长负责制。

实事求是地讲，院长负责制消除了在体制上长期存在的党政不分、职责不清的弊端，强化了以院长为首的行政管理和指挥系统，有利于其统筹推进医院发展工作。但院长负责制也在客观上造成了医院重业务、轻党建的现象，党建工作对医院战斗力、凝聚力、核心竞争力的提升作用有限。

徐医附院党组织最早建于1948年，解放前夕，中国共产党在原教会医院发展党员并成立党小组，直属徐州市委组织部领导；1951年，徐州市人民政府接管基督医院，更名为"徐州市立第二医院"，党组织直属市卫生局支部领导；1960年，医院更名为"徐州医学院附属医院"，2016年，医院更名为"徐州医科大学附属医院"，党组织直属徐州医科大学党委领导。

随着党组织的不断发展，1963年，医院成立中共徐医附院党总支，下设门诊、内科、外科、机关四个支部；1982年，成立中共徐医附院党委，下设八个支部；1990年，院党委为加强党的基层组织建设，设立以内科、外科、门诊、机关为划分的四个党总支，下设若干党支部。截至2023年下半年，医院党委下设8个党总支，72个党支部。

2018年，当大多数医院还在观望时，徐医附院便在省内率先推行了党委领导下的院长负责制。

在党委组织架构上，徐医附院设置了专职党委常务副书记，协助党委书记开展医院党建工作。2018年10月，长期在徐州医科大学从事思想政治工作的季芳调任徐医附院党委常务副书记。

对季芳来说，这次转身是一个不小的挑战。她的感触是，学校培养的是党的事业接班人，对抓党的建设和思想政治教育工作极为重视，而医院是特别重业务的机构，2018年之前，公立医院党建和业务两张皮的情况十分明显，基层党组织覆盖率有待提升，规范化制度的落实有待加强。

改革之前，徐医附院床位高峰时达到近7000张，医护人员处在连轴转的状态，根本没有精力参与党建工作。"很多科主任是党员，却让副主任或护士长担任支部书记，科主任甚至都不是支部委员。"季芳说。

不仅如此，医院还存在几个"超大"支部，每个党支部涵盖了好几个科室，党员多达一二百名，最多的党支部有超过200名党员。人员过多致使"三会一课"、组织生活效率低下，相关制度浮于表面。

2018年10月，徐医附院召开换届后的首次党务工作会议，分析了医院党务工作面临的形势和挑，并就完善党建工作制度、解放思想大讨论、党员发展、支部培训、支部建设、意识形态工作、医院文化建设、总支委员会的选举和补选工作、学校党委对附院巡察的整改、离退办工作等进行了具体部署。

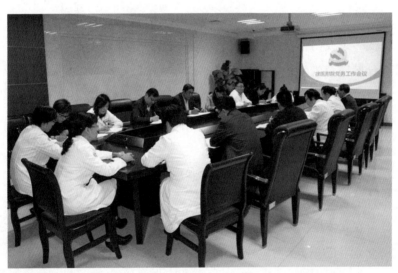

2018年10月，徐医附院召开换届后的首次党务工作会议

这场在当时波澜不惊的会议，实际上拉开了徐医附院以党建引领医院高质量发展的大幕。自此，医院各级党组织日渐深入地介入、影响医院发展的方方面面，这在之前是难以想象的。此次会议上，王人颢要求党群部门和各级党总支从讲政治的高度深刻把握医院的发展战略和目标定位，创新学习渠道，提升文化内涵，强化医德医

风，探索落实高质量转型发展战略的新思路、新方法、新机制，让医院回归初心使命，让医者价值观得到重塑。

季芳上任后把工作重心放在了支部建设上。在她看来，党的一切工作都要靠支部，必须要打好组织基础，凝聚起组织的力量。原来眼科、口腔科、皮肤科等组成一个联合支部，现在医院打破了联合模式，要求所有学科都要成立支部。自此，5个总支34个支部的党建组织扩展为9个总支69个支部，实现"支部建在科室"的全覆盖。

与此同时，科主任为党员的，一律任支部书记，确保党的工作和科室行政工作充分融合。党委布置的改革措施，首先下达到支部书记，由支部书记带领党员落实，党员再带动周边群众，进而形成全院一盘棋。彼时徐医附院有职工4500人，在职在岗的党员约1700人。党员和普通职工的比例超过1 : 3。

"如果一个党员能团结带领好三个职工，组织的凝聚力就能发挥，党员的带动作用亦能很好地发挥。"季芳说。

全面加强党的建设是一项系统工作，一系列工作在徐医附院迅速展开：召开党代会及各总支、支部换届等"选班子"会议，完成党务部门更名、支部优化调整等"搭台子"行动，让"支部真正建在科室上"。实施党委班子落基层、支部书记"双带"化、先进分子"双培"化等"建队伍"举措，在职职工支部"双带"覆盖率快速上升。推出"三重一大"党委决定、晋职晋升支部把关等"定调子"实招，让广大干部职工"有问题找组织，有困难靠组织"形成一种新常态。

很快，徐医附院通过"选班子""搭台子""建队伍""定调子"等举措，让党的领导在医院内落到实处。

医院以党总支为单位，广泛深入开展"不忘初心，牢记使命"主题教育、党的群众路线教育实践活动、解放思想大讨论、新时代职业精神大讨论、青年职工座谈会等，定期开展"三会一课"，将每个月的最后一个周三定为职工集中学习日，坚持党建和业务相结合，以党建工作指引业务工作不断提升。

通过探索新途径、新载体，靶向发力、细"治"入微，徐医附院不断畅通基层治理"毛细血管"，激活"神经末梢"，将党建引领转化为医院治理的动能。

与此同时，徐医附院也在积极筹谋医院更名后的首次党代会。非常时期，徐医附院需要通过一次承前启后、继往开来、共谋发展的大会，动员全院职工进一步统一思想认识、凝聚奋进合力，提振精神、鼓足干劲，力求将发展战略迅速有力地落实到工作中去。

2019 年 1 月 19 日，中共徐州医科大学附属医院第一次代表大会召开，这是医院事业跨入高质量转型发展新阶段召开的一次具有重要意义的大会。王人颢对这次党代会寄予厚望，他希望医院以此为新的起点，进一步解放思想、登高望远，以更宽广的眼界和更大的格局来勾画发展蓝图。

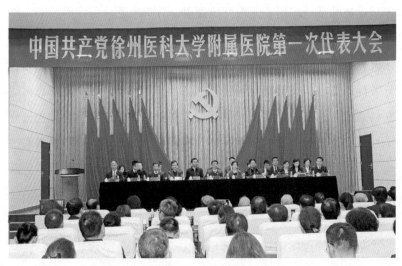

2019 年 1 月 19 日，中共徐州医科大学附属医院第一次代表大会召开

在题为《全面解放思想深化改革创新为建设具有国际视野的现代化区域医学中心而努力奋斗》的党委工作报告中，王人颢重申医院发展存在的问题与不足：党的建设存在弱化虚化，党风廉政建设

和行风建设任重道远；医疗技术、服务质量、管理水平与国内外一流医院相比仍存在较大差距；在全国具有较高影响力的学（专）科带头人匮乏，现有省级临床重点专科水平亟待提升；国家级重点专科和优青、杰青等国字号青年人才尚未实现零的突破；人民群众的就医体验和干部职工的幸福指数仍有待提升；医院信息化建设严重滞后，医保支付和医院医保管理形势十分严峻，超医保预付总额的资金数额巨大，已成为制约医院高质量转型发展的突出问题。

"标兵渐远，追兵趋近，战略的拐点就在面前。"王人颢旗帜鲜明地提出"建设具有国际视野的现代化区域医学中心"的发展目标，并对狠抓医疗质量、提高医疗技术、深化医教协同、强化人才支撑、推进学（专）科建设、推动学术振兴、实施精细化管理、开拓国际化视野等主要任务作了部署。

这次党代会的召开，标志着徐医附院的建设和发展进入了一个崭新的阶段。从"1234"高质量转型发展战略的提出，到发展目标和任务的明确，徐医附院有了清晰的前行路线图。各项工作有序开展，但王人颢也深切地感受到了改革的不易与艰辛。在新老政策交替的过程中，很多职工受传统思想观念的影响，思想观念转变慢，改革意识淡薄；新政策在实施中，相关配套措施包括人财物等跟进速度慢；作为大学附属医院，很多政策推进存在体制壁垒；党建工作内容和形式缺乏创新，党建人才建设乏力，考核机制弱化等。

实际上，改革途中的种种难题，过去存在，现在存在，未来也会存在，但这并不能阻碍一个改革者的坚定步伐。

王人颢明白，宏大战略的落地最终需要医院的基础管理发力。

管理大师彼得·德鲁克曾说："医院是最复杂的社会组织。"医院既包含诊疗、康复、预防等医学服务，又包含环境、食宿等生活服务，还包括关怀、抚慰等社会服务和伦理服务。其面临的政策要求、执业环境之复杂，需要遵守的国家规范和制度之繁多，是其他机构和组织所难以比拟的。

通过一系列基本管理手段和方法，使医院发展战略和运营管理按照确定的方向或轨迹前行，对工作过程进行有效的计划、组织、指挥和协调，合理分工协作，合理利用资源，以较小的代价创造理想价值，是公立医院管理的根本目标。然而这并非易事。

我国医院管理者长期以来基本上遵循"医生—科主任—院长"的"医而优则仕"的培养选拔路线，这意味着医院院长和科室主任首先是一位医学专家，然后才是管理者。这样的路径决定了管理者的做事方法和思维方式带有明显的临床医学烙印，普遍存在"重临床、轻管理"的倾向。

在原来计划经济体制下，医院不用考虑成本和市场等因素，以"专家型"的思维方式管理医院，有利于临床和管理工作的结合。但在竞争日益激烈的市场化环境和运营方式下，医疗质量、运营成本和管理效能等成为医院管理的重中之重，依靠传统经验式的思维方式和工作方法管理医院，已远远不能适应现代化医院管理要求。

国家层面显然意识到了这个问题。原卫生部自2005年起便开展了"以病人为中心，以提高医疗服务质量为主题"医院管理年活动。2009年新医改全面启动后，医院管理年活动围绕保证医疗安全、提高医疗质量、控制医药费用、提高服务效率、改善服务体验等进行。近年来，更是通过建立健全现代医院管理制度、三级公立医院绩效考核等，促进医院管理水平提升。

"公立医院存在的种种问题，很大程度上由是医院基础管理弱化造成的。"这是王人颢在不同场合反复说到的一句话，这句话说出口，每每都会引起各级医院管理者的高度共鸣，博得阵阵掌声。

基于这样的认识，徐医附院在"1234"高质量转型发展战略中强调的狠抓三项工程，其中一项就是管理水平提升。抓管理水平，非一个"狠"不能体现医院的决心和力度。在王人颢看来，过去公立医院管理多是粗放式的，是管理者个人经验和意志的体现，管理不科学、不规范、不全面是主要问题，换个领导就换套打法的方式，致使医院没有明确的发展战略，医院管理制度缺乏连续性。为此，徐医附院通过全员广泛参与、充分讨论、凝聚共识，制定了《徐州医科大学附属医院章程》，规定了医院性质、办院宗旨、功能定位和发展方向，将"1234"高质量转型发展战略写入其中，同时明晰了医院的管理架构及责任体系，让医院一切活动有章可循、有章可依。

章程是指导医院建立完善各项规章制度的基础，是医院规范管理的起点。徐医附院将"按制度管人，按流程管事"作为医院落实现代医院管理理念、护航高质量转型发展的重要方法论。医院党委确立了"管大放小定主题"的管理模式。2019年起，每年确定两个年度发展主题，有针对性地攻克改革发展中的难题。2019年医院将年度发展主题定为"制度建设年"和"信息化建设年"；2020年为"制度建设深化年"和"能力建设提升年"；2021年为"学科建设年"和"管理能力提升年"；2022年为"抓落实年"和"实事求是年"；2023年为"人才队伍建设年"和"协同协作攻坚年"。

2019年，医院增设入院服务中心、临床研究院等相关部门，成立现代医院管理研究中心，制定《徐医附院章程》，重点进行流程再造，定期更新、修订医院各项管理制度，年内新订及修订《徐医附院干部选拔任用工作实施办法》《党委会议事规则》等各类文件共计237份。

这一年，医院治理体系和治理能力逐步完善，运行效率大大提升，各项运行指标持续改善，医疗质量和安全水平显著提高，医院管理更加规范化、精细化、科学化。在解放思想大讨论活动中，共收集到来自全院上下提出的问题清单24类以及整改建议1000余条，并全部整改完成。

党委领导下的院长负责制牢牢把握医院正确发展方向，医院章程明确了医院性质、办院宗旨、功能定位，制度建设和信息化建设增强了医院内涵发展生机活力，至此，徐医附院完成了高质量转型发展夯基垒台、立柱架梁的任务，而与此同时，基于提升基础管理的各项改革举措已经深入到了医院的毛细血管。

二、质量是核心

从"大爷出院诊断书惊现子宫肌瘤"到"病程记录与护理记录不一致，医院承担40%的赔偿责任"，从"违反手术分级管理制度，越级手术承担过错责任"到"违反诊疗原则对脑出血患者行溶栓治疗"，医疗机构违反相关制度的典型案例时常见诸媒体，触目惊心。

一项调查显示，医生对患者告知不充分、医生对突发事件的处置经验不足、病历记录有缺陷、医生对病情评估不充分、违反诊疗常规等是医院发生医疗纠纷案例的主要原因。

多年临床一线工作经历和医务部门等行政工作经历，使王人颢对医疗纠纷发生的原因有着深刻认识。因违反十八项医疗质量安全核心制度而出现问题、发生纠纷，让他深恶痛绝。有人曾向他抱怨："住院时一周看不到科主任，科主任去哪了，为什么一周不查房？"在他看来，医院价值观的重塑的目标正是从精神层面激发医务人员的内生动力。医护人员精神世界的绿水青山，就是医院学科和文化建设的金山银山。

医疗质量是医院的生命线，医疗质量管理是医院管理的核心，是医院赖以生存和发展的基础。抓基础管理，首要的便是医疗质量管理。

不可否认的是，过去公立医院的发展目标多以增长为主，在此导向下，管理者缺乏对医疗管理和质量控制的重视。医院质控体系不够健全，质量质控管理委员会、质控科、业务部门、科室质控小组等缺乏有效、明确的职能，相关管理制度没有进行及时修订和完善，工作机制落实不到位。与此同时，医院缺乏环节质量、基础质量、末端质量的考核评价细则，考核评价无法与检查督导、持续改进等有效衔接，难以发挥指挥棒作用。而陈旧、粗放的管理手段、方法、理念，及信息化建设的滞后，也使诊疗质量、工作效率、管理质量等指标的分析无法深入，影响相关措施的制定和实施。归根结底，还是医院的基础管理出现了弱化。

徐医附院思想解放大讨论中，提升医疗质量内涵是医务人员热议的话题，上述问题被不同程度地提出。大家纷纷建言：成立独立的院质量管理（控制）办公室，配备专人负责医疗质量管控工作，严格落实奖惩措施；强化院科两级质量控制体系，特别是把科室层面的医疗质量管理落到实处，切实改变科室质控小组活动缺失或流于形式的现象；加大医疗质量控制信息化建设投入，进一步完善信息化质控网络体系；强化"三合理"监管工作，在院纪委的推动下认真执行"三色预警"制度，对违规用药的医务人员进行诫勉谈话及暂停处方权、待岗等处罚措施；对违规药品配送商给予诫勉谈话、减量采购、停止采购等措施。

二次沟通制度

电视剧《心术》中有这样一个片段：在一个会议室，医生打开摄像机，以极为严肃的姿态，向家属们告知了患者的病情及不做手术对身体的危害。之后他讲诉了手术过程中有可能发生的一切不良后果，包括手术中出现意外可能直接导致患者死亡。家属们非常紧张，听了医生的讲述后十分纠结，无法在手术通知书上签字，医生提出让他们考虑一天，次日做出最后决定。

临床治疗中，患者有权知道疾病名称、病情、治疗方案、预后情形，及手术原因、手术成功率或可能发生的并发症及危险。医生则有义务对这些信息进行充分说明。上述电视剧片段提供了教科书级的范本，但现实中，医院对该制度的执行并不到位。

根据相关调研，医疗纠纷成因中，医生对患者告知不充分是占比最高的因素。徐医附院医患沟通办主任荣良忠等人发表的文章称，

2012 年徐医附院接到患者投诉中"医生未充分告知病情或未充分告知手术风险及并发症等"占到纠纷总数 36%。

实际上，早在 2010 年，徐医附院便开始着手解决医患沟通不能到位的问题。这一年，介入放射科出身的顾玉明任医院副院长。他上任后分析了整个住院流程，发现住院过程中，从入院沟通、术前沟通、术中沟通、术后沟通都对避免医患纠纷起着至关重要的作用，于是提出"关口前移"减少纠纷的关键环节：疑难、危重、高危病例"二次沟通"。

2010 年 6 月，徐医附院开始实施"二次沟通"制度，在临床医生和患者、家属的常态沟通之外，鼓励重大、高危手术的患者家属术前到医患沟通办公室进行沟通。自 2010 年起，"二次沟通"例数不断攀升，仅 2019 年就达到 1249 例。新一届领导班子上任后，进一步加强了这一制度的建设和落实。

2019 年 8 月，徐医附院发布《关于进一步加强疑难、危重、高危病例"二次沟通"工作的通知》，从定义、适用患者范围、实施流程、考核评价等方面，对"二次沟通"作了更加清晰的定义。根据文件，"二次沟通"是指医务人员在对患者的诊治情况已经进行医患沟通的基础上，对疑难、危重、实施重大手术或有可能产生医疗纠纷隐患的患者，在医患沟通办公室组织主持下，由医患沟通办公室工作人员、医务人员、患方人员三方共同在医患沟通办公室特定场所，针对患者病情、治疗方案、相关风险、预后等相关问题，进行再次医患沟通。

"二次沟通"适用的患者范围包括病情出现重大变化、主要治疗方案改变的患者；病情危重、有重大合并症、病情进展快预后差、患者及家属心理期望值高，治疗效果可能不理想的患者；治疗费用高昂，治疗效果不确切的患者；重大、高危、致残或涉及法律风险等手术患者；手术指证明确，但患方人员之间意见不一致，或由于认知障碍不能理解告知内容和明确表达意愿的患者；实施医院尚未开展的医疗新技术患者；实施非计划再次手术的患者（急诊除外）；

其他有医疗安全隐患的患者。

前述荣良忠等人发表的文章介绍了这样一个案例。2020年4月底，67岁的患者胡某某因"头晕1年，加重1周"到徐医附院就诊，门诊以"脑动脉供血不足、脑动脉狭窄"收住入院。入院诊断为脑动脉供血不足、脑动脉狭窄、高血压三级、2型糖尿病、冠状动脉粥样硬化性心脏病、左肺占位性病变，临床拟行治疗方案为心胸外科与神经外科外科联合行"冠脉搭桥＋右颈动脉内膜剥脱术"。鉴于患者病情疑难复杂，拟实施的联合手术风险巨大，临床医生申请对该患者行疑难、危重、高危病例"二次沟通"。

2020年5月11日，患者妻子、儿子与心胸外科医生、医患沟通办公室主任一起，在医患沟通办公室进行了疑难、危重、高危病例"二次沟通"。临床医生对该患者的病情、拟行手术方案，以及手中、术后可能存在的风险及防范与救治措施进行详细告知。患者家属就不清楚、不明白的问题与医生、医患沟通办公室工作人员进行了沟通，后患者家属商议后认为已充分知晓手术风险，同意手术。

三日后，手术顺利完成，术后两天顺利拔除心包纵膈引流。但在十余天后，患者情况急转直下，抢救无效，临床死亡。患者死亡后，家属虽陷入巨大的悲痛之中，但仍向医务人员表达了理解和感谢。患者家属表示，经过术前的充分沟通，他们理解该患者的病情危重、复杂，"冠脉搭桥＋右颈动脉内膜剥脱术"联合手术风险高、难度大，医务人员已经尽工作职责和审慎注意义务，对患者最终死亡表示理解和接受。

该案例表明，疑难、危重、高危病例"二次沟通"是患方参与医疗安全活动的重要形式，充分、有效的医患沟通对防范医疗纠纷风险、降低纠纷发生率、构建和谐医患关系有积极作用。事实胜于雄辩，徐医附院进行"二次沟通"的患者无一例就手术或治疗问题进行投诉，此项制度的开展有效防范了医患纠纷的发生。

"二次沟通"中，医患沟通办发挥着极为重要的作用。临床科室欲申请"二次沟通"，须提前一天向医患沟通办电话联系，预约"二次沟通"时间。"二次沟通"前，临床科室须完成相关病历资料，医患沟通办工作人员对病历内容完整性进行审核并与医务人员交流，拟定医患沟通重点和沟通策略。而后医患沟通办负责在约定时间组织、主持"二次沟通"并做好文字记录、录音、录像和患方人员签字等工作。妥善保存资料，必要时安排安保人员，确保医患沟通秩序和安全。医患沟通办工作人员在主持"二次沟通"过程中询问患方人员是否了解患者的诊断和病情、拟实施的手术和治疗目的、意义及相关风险，对重点风险给予再次特别强调，并当面询问患方人员对拟实施手术或治疗的选择意见及是否愿意承担相关风险，由患方将选择的意见签署在"二次沟通登"记表中并签名确认。医患沟通办对"二次沟通"执行情况进行记录和考核，并纳入院医疗安全管理考核评价体系。

2018年以来，在"1234"高质量转型发展战略指引下，医院的硬实力和软实力同步发展，医务人员医疗行为的动机与以往相比发生了显著变化，效果也大为不同，"二次沟通"数量和质量显著提高，为医院平稳转型提供了强大助力。2018年以来，医患沟通办加强对高风险科室和高风险病例医疗风险提前干预工作，"二次沟通"每年均突破千例。在医疗工作量增加的情况下，医院医疗安全情况明显好转，每万名住院患者投诉率逐年下降，2019年降为5.8人次，而五年前的2014年，该数据为8.2人次。

病历质量

医患沟通办搭起医患"连心桥"，而2018年10月，另一个全新的职能部门——独立于医务处的医疗质量控制办公室（质控办）的成立，则将在另一个维度发挥不可替代的作用。

过去，医疗机构设置的质控部门多隶属医务处，职能不清晰、目标不明确。随着构建全流程、全过程、全方位"大质控"体系日益成为医院质量管理的核心理念，部分医疗机构探索成立独立的质控办，建立全面、协调、可持续的质量管理体系，提高工作质量标准及管控能力。如不少医院将质控办设置为医院质量与安全控制委员会办事机构，对医疗质量与安全进行全程监控。也有医院整合质量控制、住院病案管理、卫生信息统计等职能，独立成科，聚焦质量控制与病案统计工作。

过往专项检查及医疗纠纷中，多次爆出病历质量问题，徐医附院早有设立独立质控部门的想法，但囿于种种原因未能实施。新一届领导班子上任后，迅速将想法变成了现实。全新的质控办被赋予医疗质量尤其是病历质量管理的职能，病案统计科负责人刘颖担任质控办首任主任就是鲜明信号。

党代会报告明确，要充分发挥医疗质量控制办公室的作用，强化病历数据质量监控，建立以 DRG 为核心的医疗质量评价考核体系，提升临床路径、单病种管理水平。这实际上是对质控办做了定位。

病历作为记录医疗行为的主要载体，是医疗机构医疗质量安全管理水平、技术能力、规章制度落实情况的具体体现，是医疗质量管理数据信息的主要来源，是各临床专业开展质控工作的基础。徐医附院质控办成立后，以病历质量管理为突破口，加强医疗质量内涵建设，通过完善四级病历质量监控体系，明确各级病历质控组织质控职责，推进电子病历自动质控广度和深度，坚持信息化手段对病历质量进行全程监控、评价及反馈。

2019 年 3 月，医院连发《徐州医科大学附属医院住院病历质量评价、考核管理制度（试行）》《徐州医科大学附属医院住院电子病历归档、退档管理规定（试行）的通知》两个

徐医附院发布病历管理相关文件

文件，前者明确了病历质量四级质控体系、病历三级检诊、病历质量考核指标、病历质量评审标准、病历质量处罚管理规定；后者则对规范住院电子病历归档，提高病案归档率，做出明确规定。

临床科室一级质控是保证病历质量关键环节，质控办加强与各临床科室联系，深入到有具体培训需求的科室，面对面进行病历质量管理相关问题的培训与交流。与临床科室的沟通，向临床医生反馈病历缺陷和错误，敦促临床医生持续改进病历质量，病案统计科也发挥着极为关键的作用。

刘颖自 2004 年起便在病案统计部门工作，一直以来，病案统计科日常工作主要为病案管理和病案信息管理，其中病案管理主要是纸质病案回收、整理、归档入库、复印和借阅，病案信息管理指病案首页数据质量管理、分类编码、终末质控和医疗数据统计上报。这样的工作性质，致使病案统计科员工工作动力不足，缺乏积极主动学习意识，亦缺乏外出进修培训学习交流的机会。病案统计科也给医院留下根深蒂固的印象：工作简单、基础，是一个较闲适的"养老"地。

刘颖的困惑是公立医院普遍存在的困惑，如临床医生对首页重要性认识不到位，首页填写质量差，缺乏明确考核机制；部门之间缺乏有效的合作；信息化支持力度不够；病案管理人员的专业水平和素养不高。据媒体报道，2018 年安徽省某三甲医院曾对出院病案结果进行抽检，结果发现，病案首页缺陷率高达 84.50%，缺陷项目分布在主要诊断或其他诊断编码、主要手术或操作编码、入院病情有无等。

新时期，随着医保支付方式改革、三级公立医院绩效考核的快速推进，过去粗放的管理模式再也难以为继。如三级公立医院绩效考核 26 个国家监测指标中，有 7 个指标直接来源于病案首页。刘颖很早就意识到，大环境的变化势必会将病案质量管理工作推上时代前沿。但她也知道，抓好这项工作需要医院管理层尤其是一把手的认可与重视。

王人颢上任后大刀阔斧的改革让刘颖意识到机会来了。"王书记非常重视病历质量管理工作，在很多场合给予病案质控工作很大支持。"刘颖极为感动，要知道，以往病案科编码员与临床科主任沟通是不对等的，后者常常是极为轻视的态度，什么话都听不进去。如今，病案统计科实现"逆袭"，在医院的地位发生了巨大的变化，新来的职员到临床都被称呼为"老师"，越来越多的科主任邀请这些"老师"到科室做培训。

近年来，在院领导大力支持下，病案统计科先后引入病案示踪系统、病案服务管理系统、首页质控系统、终末质控系统、病案无纸化和数字化、微病案服务等，充分利用信息化手段加强病案质控和管理。过去，病案首页填写存在诸多问题，项目填写不规范、漏填、错填等普遍存在，信息化支撑下，医院对病历书写进行实时环节管理，实现对病案首页填写、病案编码、病案归档等全部环节的有效质控，病案首页合格率连续三年在全省名列前茅。

新一届党委积极为病案统计科发展出谋划策，支持科室引培并举，培养2名科内硕士研究生；并多次安排人员前往北京、南京、济南等地参加培训学习交流。目前科室40岁以下员工占64%，本科及以上学历员工占76%。统计、分类编码、质控等重点岗位上员工均为专业背景的本科或硕士学历。

科室变革也为年轻人提供了舞台。吴文健2013年8月来到徐医附院统计科从事病案管理工作，从"学徒"做起，逐渐成长为行业内认可的病案管理者。自2019年以来，他先后多次借调省卫生健康委参与标准修订等工作，并参与全省组团式援助新疆克州人民医院病案管理工作。目前他已走上管理岗位，成为病案统计科副科长。谈及近年来科室的发展，这位病案管理"老兵"感触颇深：专业性强、要求高、学科涉及面广，也可理解为"磨砺老同志、锻炼新同事"。

经过几年的磨炼，徐医附院构建了以电子病历系统为架构的病案首页质控模式，取得很好的效果；病案首页质量纳入院内绩效考核体系；病案科、质控办、财务处、医务处、信息处等组成多部门 MDT，共同管控病案首页质量；病案管理人员经过专业培训学习，专业水平和素养得到极大提高，也得到同行的认可；临床科室管理者乃至住院医生都能充分意识到病案首页的重要性并高度重视其质量。

随着电子病历系统建设日益完善，另一个重要问题也随即摆在质控办面前。过去医院临床路径、单病种管理工作存在不足，临床路径病种偏少，入径率、完成率偏低，信息化管理手段缺失，离重点专科及等级医院评审相关要求相去甚远。现在，基于电子病历建立起的临床路径信息系统，实现临床主要业务系统之间互联互通，支持临床路径的实时查询与数据统计，满足单病种付费及 DRG 管理需求。医院在先期风湿免疫科和内分泌科开展临床路径试运行基础上，逐步开展了临床路径及特定单病种质量规范化管理。

感控质量

如果不是新冠肺炎疫情，医院感控工作可能不会如此受到管理者关注，尽管院感属于一票否决项，一旦发生院感事件，院长将面临被免职等处罚。但在不少管理者看来，院感是低概率事件，不太可能在自己任期内发生；另一方面，院感是纯成本中心，不但不能"创收"，工作成效也不易量化和直观呈现，很难引起管理者重视。

2020 年新冠肺炎疫情暴发后，医院感染管理受到严峻考验，从政府层面到医疗机构，院感工作被置于前所未有的重要位置。相比疫情倒逼，徐医附院院感工作则颇有未雨绸缪的意味。

前文曾述，王人颢上任不满一周，感染管理科科长茅一萍就把院感防控工作的严峻形势一股脑摆了出来。王人颢受到极大震动，现实已经超出了想象。他积极了解情况，只要是院感科提出的必要需求，都会无条件支持。

长期以来，感染管理科作为一个行政科室，在医院的地位都极为尴尬，按国家要求每1000张病床至少要配置4名感染控制人员，但很多医院远远达不到这个标准，不少千张床位的县级医院院感部门通常仅有1～2名专职人员。行政科室的一大特点是轮岗，对院感这一具备高度专业性的科室而言，轮岗无疑有很大的弊端。院感人员前期需要大量的学习和培训，不少人员经三、四年历练，刚掌握了院感知识和技能就要退休或轮岗到其他岗位。

解放思想大讨论中，徐医附院感染管理问题被密集地提了出来：按照国家要求，医院至少要配备20名院感专职人员，彼时医院在岗专职人员仅9人；医院感染相关环境卫生学及微生物检测是院感监测的重要工作之一，但医院无专业检验人员，工作质量无法得到保证；感染管理委员会、多重耐药菌联席会议等不能按时召开并提出有效的顶层设计方案；科室主任并没较好发挥科室医院感染管理小组作用，科主任对医院感染管理重视度不够，甚至漠视感控；医务人员感染防控理念较薄弱，医院感染各项工作由感染专职人员完成，导致临床对医院感染重视度不够；医疗废物管理是重点难点工作之一，医疗废物偷盗现象较难禁止，带来巨大安全隐患。

2019年接连发生的南方医科大学顺德医院新生儿感染事件、盐城东台市人民医院血液透析病人丙肝感染事件，使茅一萍这位院感老兵心中始终紧绷着一根弦。无知者无畏，在很多人眼中院感是小概率事件，但茅一萍始终战战兢兢、如履薄冰，她深知她所在的医院感染管理并非铁板一块。因为总担心会出事，有一段时间，她甚至无法在晚上安稳睡觉。她做培训的课件有一张图，上面有一辆车，停在悬崖边上。

她不停地去找院领导。她要打造一支阵容厚实、人员稳定的专职化感控队伍，而这必须得到院领导的重视和支持。她一边积极反映情况，一边尽可能为科室争取更多人员。在与王人颢的多次沟通中，茅一萍的思维模式也发生了变化。

2019年的一天，茅一萍在王人颢面前坐下来，抛出了诉求——增加感染管理科人员配置。

"给你配多少人合适？"王人颢开门见山。

"按照国家要求，250 张使用病床配备 1 名感染专职人员。"茅一萍丝毫不含糊。

"按 250 ∶1 配足了，你是不是就能保证院感不出事？"王人颢反问。茅一萍一时语塞，无言以对。她心里打鼓，院感防控谁也不敢打包票。

王人颢紧接着说："小茅，你回去看一看《地道战》，你要转变观念，不是把人配足了，就能把工作做好。院感一定要全民皆兵，要大家都有这个意识才能把这项工作做好。"

这番话给茅一萍以极大的震撼。她回家看完《地道战》，明白了一个道理，开展院感工作要以少胜多，更多依靠群众的力量。她的理念转变了，此后这些理念将贯穿于徐医附院院感管理的具体工作中。

尽管王人颢提出"院感防控，全民皆兵"的理念，但在他的支持下，医院还是快速为感染管理科配齐了人员。对地市级三级公立医院而言，院感科缺人是共性问题，但是至 2022 年，徐医附院院感科专职人员已由 2018 年的不足 10 人上升到 20 人，在医院职能部门中属于名副其实的大科。不仅是人员配置，徐医附院对院感防控的重视还体现在制度建设、经费支持、人员培训等方面。

2019 年 6 月，徐医附院发布《关于切实强化徐医附院感染防控领域重大风险防范工作的通知》，从树立对感染防控工作重要性的认识、落实感染防控制度要求、切实做深做实部门科室感染风险评估排查工作、严格执行感染暴发报告及处置制度、全面提升感染防控能力水平、落实各项奖惩制度等维度，对加强医院感染防控领域风险防范能力做出制度安排。

数日后，医院召开"感染防控领域风险防范化解专题工作"会议，党政领导班子成员，临床、医技科室正（副）主任、医疗组长，护士长，医护感控信息员，职能部门正（副）主任及其他医务人员共计 500 余人参会。在这次重要的会议上，王人颢就下一步感染防控工作做了部署。他通过列举"黑天鹅""灰犀牛"案例告知大家有效开展感染防控工作，必须要既防"黑天鹅"这样的小概率事件，也要防"灰犀牛"这样的大概率事件，强调对各类风险苗头既不能掉以轻心，也不能置若罔闻。

"我们医院这两样事件都有可能发生，而'灰犀牛'比'黑天鹅'更可怕，更值得关注，要使徐医附院转型发展经得起风浪，必须要依靠全院全员的共同参与。"王人颢掷地有声。

在医院内部，ICU、传染病诊治、药剂科（抗生素）、检验科（微生物）、手术室、内镜室、口腔科、导管室、换药室、抽血窗口甚至膳食科、基建科、洗衣房、医疗废物处置等都是需要重点关注院感的科室或部门，这些工作显然不是院感科几位人员可以完成的，而是需要全员参与。茅一萍把工作重心放在了提高全员防控意识上。

她深知，随着就诊患者复杂度和难度不断加大，医疗技术多样性不断提升，感染防控难度不断增加，因此做好感染防控，不仅需要感控专职人员的全力投入，也需要全体医护人员的参与，更是临床每一位医护人员依法依规执业的基本要求。医护人员只有懂得感染，并将正确的感染防控措施落实到各项诊疗护理行为中，才能真正保证患者及自身的安全。

事实上，在2019年6月"感染防控领域风险防范化解专题工作"会议举行之前，感染管理科就完成了对全院临床科室及门诊、医技等部门的医院感染防控及传染病管理相关知识培训工作，全院（本部和东院）117个临床科室以及门诊、医技等部门共计2389人次参加此次培训。

为使这场全院全员全覆盖的培训发挥最大效果，感染管理科前期精心策划，确定培训计划、制作并修改完善标准幻灯、集体备课、科内试讲，然后分四组推进并完成。培训践行"全心全意为临床服务"的理念，以科室为单位，根据不同科室的时间和地点安排有序开展。培训对象覆盖全体医务人员以及实习、进修、规培、后勤（包括外包服务）等所有在院工作人员；培训内容涵盖感染防控法律法规、知识和技能，以及针对不同岗位特点设定的内容，既有手卫生、清洁消毒、隔离防护等基础工作，医疗侵入性操作（三管一切口）防控等内容，也有院感聚集处置及多重耐药菌管理等流程讲解。

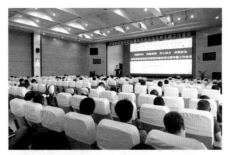

感染防控领域风险防范化解工作推进会

培训中，感染管理科根据各科室专业特点及存在问题的不同，结合各科以往监测数据，问题导向，有侧重地加强现场互动交流，力求齐心协力与临床同行。

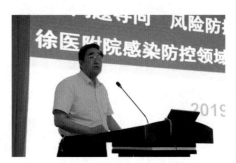

王人颢在感染防控领域风险防范化解工作推进会上讲话

从 2019 年起，感染管理科就参与临床科室早交班，加强与后者沟通。院周会上，茅一萍向全体中层干部、护士长宣布，早 7 点至晚 10 点，她和科室成员随时候命。临床科室白天忙，没有时间，就把培训时间放在晚上，再晚也会随叫随到。117 个临床科室的培训，茅一萍每场必到。她有一个要求，到科室培训，科主任必须参加，"科主任不在其他人员不会重视"。

培训是闭环，培训结束一定有考核。医院将参加年度培训及考核结果，纳入医师定期考核，护士执业注册，药学、医技及其他人员档案管理，与职称晋升、绩效分配、评先评优挂钩。职称晋升或执业注册人员必须在该周期内完成年度培训时数及考核合格后，方能获得培训合格证，有进入下一轮聘任职称和注册的资格。

此次全覆盖培训营造了较好的学习和宣传院感文化氛围，进一步强化了医务人员医院感染防控意识。对感染管理科专职人员而言，亦是自我成长的过程，通过查阅资料、分析数据，不仅夯实了专业知识和素养，也对医院各科室的感控情况有了更清晰的认识和定位。

院感防控事无巨细，2019年推进这一系列工作时，徐医附院并不会预知几个月后暴发的新冠肺炎疫情，当面对这起"黑天鹅"事件给医院感控工作带来的巨大挑战时，徐医附院防微杜渐开展的这项工作，毫无疑问为医院打响"战疫"增添了几分从容与稳重。2020年徐州"零号病人"在徐医附院确诊后，与之密接的26位医务人员无一被感染，这就是对医院抓感控工作的褒奖。这既是偶然，也蕴含着必然。

不仅如此，在更广的范围内，为推动全院风险防范化解各项工作落到实处，2019年4月，徐医附院成立重大风险排查评估和防范化解工作领导小组，王人颢任组长，领导班子成员及相关职能部门负责人悉数参与。领导小组制定了医院重大风险点及责任分解表，感染管理、血液相关安全管理、病原微生物实验室生物安全管理、医学相关信息数据管理、医疗纠纷处置、医院债务、编外人员管理、意识形态领域风险、安全生产等任务具体到分管领导和职能部门。

基础管理需要制度保障。从2018年6月推行转型以来，徐医附院密集出台了一系列制度，成立了一系列委员会和部门，以期重构医院管理生态。

如成立人体器官捐献和移植工作委员会、医保管理委员会、肿瘤化疗专业学术委员会、绩效改革领导小组、三级公立医院绩效考核领导小组；成立临床技能培训中心、应急办、医务社会工作部；印发日间手术管理制度及流程、无形资产管理办法、医保绩效考核办法、新技术专项经费使用管理办法、医用耗材及试剂管理办法、

徐州医科大学附属医院文件

徐医附院〔2019〕43号

关于成立重大风险排查评估和防范化解工作领导小组的通知

各部门、科室，西院：

为深入学习贯彻习近平总书记1月21日在省部级主要领导干部坚持底线思维着力防范化解重大风险专题研讨班上的重要讲话，按照省卫健委《关于切实做好卫生健康领域重大风险排查评估和防范化解工作的通知》（苏卫综合〔2019〕3号）要求，全面、科学部署落实重大风险排查评估和防范化解工作，经研究，决定成立重大风险排查评估和防范化解工作领导小组，并结合风险防范任务分解表，推动全院风险防范化解各项工作落到实处。领导小组成员如下：

组　长：王人颢
副组长：季　芳　金培生

-1-

徐医附院发布重大风险管理相关文件

医疗纠纷预防与处理办法、医疗安全（不良）事件报告管理办法、医疗纠纷突发事件应急处置预案、专业技术人员外出进修管理规定、日间化疗管理制度、术前讨论制度、临床危急值管理制度、临床检验实验室质量安全管理办法等。

三、信息化建设新纪元

"没有信息化，医院就没有现代化。"这是王人颢上任后提出的一大发展理念。2019年以来，国家层面陆续启动了三级公立医院绩效考核、智慧医院建设、DRGs付费等一系列改革，医院信息化建设面临前所未有的挑战。徐医附院信息化建设滞后，亟须补齐短板。

我国医院信息化建设始于20世纪80年代。1983年起，大型医疗机构通过建立财务管理、收费管理系统，将传统的业务管理模式计算机化，实现计算机技术在医疗卫生系统的应用。至20世纪90年代末，医院信息化建设开始构建面向人、财、物的管理系统。

1994年，徐医附院信息科成立，标志着信息化建设迈上正轨。1996年，医院第一个HIS系统启用，建成病区护士站、住院处、病区药房、药库、病案管理等系统。1998年，医院建立门诊收费系统和门诊药房管理系统。

进入21世纪，我国医院信息化的发展从管理信息系统过渡到临床信息系统和电子病历的应用。2008年，徐医附院全院PACS系统上线使用，实现医学影像的归档与传输。2009年，医院HIS系统实现大跨越，全面完成内科和外科大楼近30个病区110多个医生工作站系统建设。

2012年以来，在以移动互联网、大数据、云计算等为代表的新一代信息技术的支撑下，医疗机构开始向智慧型、数字化医院转型。徐医附院陆续上线预约挂号、检验报告集中打印、OA网上办公、抗生素分级管理、临床危急值管理等系统。至2017年，医院已建成各类信息系统70余个。

江苏省医疗机构整体信息化水平走在前列，尽管如此，面临的挑战仍然不小。江苏省医院协会医院信息管理专业委员会主持编撰的《2019年江苏省医院信息化调研报告》介绍，全省医疗机构集成平台建设情况普遍较差，全院数据中心、数据集成交换平台和BI达到全院建设全院使用的医院比例均不超过30%；多数医院的医生工作站还无法查阅患者的麻醉记录单、ICU病历、治疗病历、院感报告和麻醉访视（评估）；半数以上的医院尚未使用电子签名，总体覆盖率较低；DRGs虽然得到普遍关注（超过60%），但真正深入应用的只是极个别医院，推行难、监管难、信息标准不统一、信息化水平不足都是主要阻碍。

这些问题在徐医附院同样存在。同大多数医疗机构一样，徐医附院也面临信息系统间功能不关联、信息不共享，实际工作中还要借助人工操作才能完成信息沟通的困境。

分管信息化建设的时任副院长徐凯对问题进行了梳理。在他看来，标准化工作滞后，无论是业务流程还是报表格式等缺乏统一的规范与标准，使数据联通和信息共享成为问题；随着工作需要，医院开发或引进了一系列HIS系统，但往往只追求简单便捷，重复投资、重复建设，难以形成整体的构架与体系；部分科室存在本位思想，缺乏信息共享观念，致使孤岛问题难以解决；此外，投入不足也是信息化建设的一大障碍。

针对这些问题，2019年，以"信息化建设年"为契机，徐医附院开启了信息化建设的新纪元。

实际上，一年前，王人颢上任不久，就组织召开了主题为"医院再上新征程，信息化建设要先行"的信息化发展规划研讨会。邀请相关专家从HRP建设、HIS升级换代策略以及平台与数据中心建设等方面进行论证和剖析。

2019 年，信息处副处长郑海源被委以重任，全面负责信息处这一个关键的部门。这一年，医院进一步邀请省内外专家和信息化公司开展了系列专题调研，深度构思谋划，提前做好规划。新的发展规划中，HIS 系统和集成平台建设被置于核心位置，前者是一座房子的主梁，后者是地基，构成整个系统的基本框架。

徐医附院已有 HIS 系统更新于 2003 年，其后十几年间医院服务量大幅增长，业务复杂度也远超当初，HIS 系统的构架、数据承载力、功能可延展性，都已经达到极限，更新换代势在必行。2019 年，医院做出更换 HIS 系统的决定。

从需求调研、选型论证、招标采购到数据准备、硬件配套等，HIS 系统迭代是一个漫长的过程。业界有一句话，"没有足够勇气，没有做好掉一层皮的准备，不要去动 HIS"。HIS 系统更换，一段艰苦、充满挑战的历程开始了。

HIS 系统是医院核心业务系统和主干平台，广义上包含了挂号、收费、门诊、住院、医生站、护士站、EMR、LIS、RIS、PACS、耗材管理等信息系统，牵一发而动全身，其升级和改造需要全院上下的通力协作。

自 2019 年起，在医院党委的大力领导和支持下，徐医附院围绕 HIS 系统展开了广泛的调研和需求讨论，在此基础上，医务、护理、财务、医保、药学、检验、装备、人力、绩效等部门全程参与、综合协调，形成全新的 HIS 总体架构。"主要领导定下方向和目标后，各部门根据自己的业务，推动具体工作。"郑海源认为，领导支持，目标明确，各部门齐心协力，是信息化建设的关键。

事实上，以 HIS 系统建设为核心，徐医附院开启了一场大医卫信息化架构（电子病历 -HIS- 集成平台 - 数据中心）的变革。

如前文所述，至 2017 年徐医附院已建成各类信息系统 70 余个，大量的"数据孤岛""信息烟囱"下，数据标准质量低、数据共享困难、数据利用度低、业务协同难等问题十分突出。对于已建好并运行的信息系统，推倒重建并不划算，通过集成平台使各业务系统实现整合，继承已有的数据资源和服务，实现内部互联互通，就成为必然选择。

基于此，2019 年，徐医附院把 HIS 系统、集成平台、数据中心三大工程作为重要抓手，推动信息化建设向更高层次迈进。前期，医院对现有系统的数据情况、关联关系、接口情况和数据访问关系等进行了系统梳理。而后对工作流、物流、信息流、组织流及财务流进行全面规划，重构信息化建设框架。集成管理信息系统、检验信息系统、临床信息系统、放射及影像管理系统、健康体检管理系统、行政办公系统、财务管理及全成本核算系统、医保接口系统等，建立全面的数据库，实现不同业务系统之间的统一集成、资源整合、高效运转，是一项庞大复杂的工程。

2019—2020 年，郑海源领导的信息处，每个人身上都有独立的项目，项目多，做好协调是关键。从每个月的部门协调会、专题会，到信息处每周例会，郑海源一年中参加了 200 多场会议。公司驻场人员、信息处人员、职能部门人员、临床科室人员等坐在一起，提出需求，分析推进过程中遇到的问题，解决问题。

2019 以来，徐医附院以胸痛中心、卒中中心、创伤中心三大中心建设要求为基础，建立信息化绿色通道，精确记录关键节点时间。以卒中中心为例，医院规范卒中救治流程，建立多科室协同脑卒中绿色通道，用信息化手段整合急诊科、影像科、检验科、神经内科、神经外科，组成卒中急性期溶栓、血管内治疗及外科手术专业小组的卒中绿道流程，明确各科室职责，信息实时共享。

信息化支撑下，徐医附院探索实行微信平台智慧应用、分时段预约诊疗、云诊室、远程会诊、健康管理等多种"互联网＋医疗"模式。如微信公众号实现"轻松预约、网上支付、查询报告、方便就诊"的智慧医疗应用；患者通道实现智能导诊分诊、预约挂号、诊间缴费、化验结果查询、移动支付、满意度调查、电子流调表等功能，极大地提升了患者就医体验。疫情期间，医院通过互联网医院开展发热门诊义务咨询、互联网专科门诊复诊等，为患者提供健康咨询、慢性病复诊、用药建议、心理疏导、康复指导等服务和药物配送服务。

手术室是现代医院的"心脏"，其服务能力、管理水平和运营效率等是影响整个医院高质量发展的重要因素，然而首台手术的准点开台率却是大多数医院普遍存在的难点和痛点。徐医附院以提升首台手术准点开台率为切入点，打造智慧手术室。医院规范管理各类手术和医护人员准入条件；实时监测手术室使用效率，及时动态调整手术排台，缩短患者手术等待时间。此外，还对手术室运营指标监测结果进行分析，持续改善，打造精益手术室。

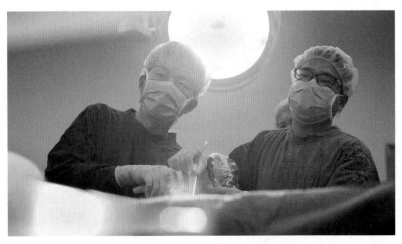

徐医附院打造精益手术室

过去员工请假要拿一张纸质请假条，填好基本信息后找主任、处长、分管院长签字，若相关负责人出差，整个流程就会卡壳，请假可能会耗时三四天。项目签字亦然。医院建立全新的 OA 系统后，原来的难题都迎刃而解。涵盖行政、人事、财务、绩效、考核等多个环节的外出登记、外勤管理、考勤统计、排班管理、公文管理等功能，短期内迅速提升了办公效率。

全新的重症监护室（ICU）信息系统减少了医护人员纸质文书

的书写，通过将临床上常用的操作、观察、评估、监测的标准化流程嵌入到系统中，实现对所有临床工作的规范化管理。而通过将相关质量指标、感染监控、血糖管理、危重评分等众多临床指标纳入其中，实现临床质量管理的早预警和智能管理。

此外，内窥镜管理系统、合理用药管理系统、PACS 系统、LIS 系统、医保管理系统、HRP 系统等都得到升级。

2021 年 8 月，历经两年多的调研筹备，在各项全院级临床信息系统升级和替换工作完成后，徐医附院新 HIS 系统全面上线。在启动仪式现场，王人颢提出新的要求，HIS 系统是整个医院信息化建设的基础，也是等级医院评审和公立医院绩效考核的重要考核指标，对医院管理和医疗质量提升至关重要，一定要乘势而上，尽快推进"HIS 系统—电子病历系统—集成平台—数据中心"的智慧医院系统互联互通整合，让信息化建设迈入量的提高和质的飞跃，助推医院高质量转型发展。

也就是说，向更高阶的智慧医院迈进才是徐医附院的最终目标。然而要实现智慧医疗、智慧管理和智慧服务，集成平台的支撑必不可少。实际上，在进行集成平台规划时，徐医附院就瞄准的就是智慧医院建设整体战略。通过建立以"电子病历"为核心的医院信息集成平台及数据中心，解决院内业务系统之间数据接口交互标准化问题，实现院内业务互联互通，为临床、管理、质控、科研等获取数据的途径更便捷；同时对现有数据进行有机整合，对历史数据清洗转换，最终实现按角色分类的智能分析平台，为医院的运营、管理、绩效、临床等各方面提供重大帮助，进一步提高整个医院的工作效率及医疗质量。

2019 年至 2022 年，徐医附院围绕电子病历、互联互通、智慧服务及绩效考核等相关工作，累计投入近 1.5 亿元资金，同一时期最多有 30 多个项目共同推进上线并不断优化完善，包括：全院集成平台数据中心、HIS 系统、LIS 系统、影像平台、PACS 升级、内镜中心、手术行为管理、ICU 信息系统、合理用药、健康管理、门急诊三大中心、HRP 系统、耗材 SPD 系统等。短时间内的集中推进，徐医附院补齐了信息化建设短板，信息化对临床、管理、患者的支撑作用日益明显，对医院品牌效益和核心竞争力的加持与日俱增。

四、布局"大医保"时代

2018 年上任后，王人颢对医院运营情况作了系统调研和深度了解，其中最让他震惊和感到压力的是医保数据。尽管已有心理准备，但接过财务部门上报的数据，连年的亏损还是让他心里一惊。

"每年都有巨额医保资金无法兑现，就像居家过日子，没有了存款。"说到此处，王人颢起了起身子，回忆起当时的心情，"有种大厦将倾的感觉。"

甫一上任，王人颢就深切地感受到一个"当家人"的不易，然而这样的局面并不是一朝一夕形成的。

2011 年，人社部发文提出，结合医保基金收支预算管理加强总额控制，探索总额预付。自 2012 年起，总额控制下的总额预付制在各地陆续推行。简而言之，总额预付是以上一医保年度基金收入为基数，考虑一定增长率，按照"以收定支"的原则，确定本年度医保基金支付总规模，在医保年度之初，将医保资金总额按照一定的规则在所有定点医疗机构间进行分配，确定后者的年度医保支付预算总额。

也就是说，各定点医疗机构有一个年度医保总额，按照有关规定，医院应根据限额使用医保资金。如果医院使用额低于事先确定的额度，结余部分按事先约定比例归医院；如果超支，超支部分按照事先约定比例由医保和医疗机构分担。由于医疗机构上一年度的实际医保支付额很大程度上决定其下年度得到的医保预算总额，各定点医疗机构有将实际医保费用发生额做到预定额度之上的动机，这样做一是当年度可以得到更多医保资金，二是为下一年度争取更多医保预付额度做好铺垫。

实行总额预付的几年正是徐医附院快速扩张的阶段。随着床位规模不断扩大，医院收入也进入高速增长阶段，增速远超医保年度限额增速。如前文所述，2016 年徐医附院年业务总收入达到 40.28 亿元，而 2010 年时，仅为 11.09 亿元。视角扩大到全市范围，2020 年徐州市常住人口 908.4 万人，仅次于苏州的 1274.8 万人、南京的 931.5 万人，徐州卫生资源总量同样居全省第三位，但由于经济社会发展水平、人口结构等与苏南地区有明显差异，徐州市医保筹资水平与人口基数、卫生总量并不匹配。

2020 年徐州市职工医保基金总收入 81.09 亿元，总支出 70.63 亿元。相比之下，2020 年苏州职工医保基金总收入为 267.76 亿元，总支出 232.02 亿元；2020 年无锡市（常住人口 746.21 万人）职工医保基金总收入为 106.45 亿元，总支出 94.92 亿元。

医保筹资水平与医院发展的巨大张力下，医院收入越高，超医保额度的金额就越多，医保基金的结付率就越低，医院不堪重负。

徐州市职工和居民医保每年 100 多亿元的支出规模中，落到徐医附院的总盘子只有区区几亿元。而根据政策，定点医疗机构实际统筹费用高于总控指标的，超总控指标 5% 以内的部分，按 70% 结算；超总控指标 5% ～ 10% 的部分，按 50% 结算；超总控指标 10% ～ 20%（含 20%）的部分，按 30% 结算；超总控指标 20% 以上的部分，不予结算。据徐医附院医保办主任张洪成介绍，2019 年前的几年间，医院每年有数亿元的资金无法得到医保支付。2018 年医院市区职工医保预付总额 1.6 亿元，市区居民医保预付总额 4000 万元，而 2018 年市区职工、居民医保因超预付总额，不予结付资金超 4 亿元。2019 年度市区职工、居民医保预付总额计划在 2018 年基础上降低 5%，医院市区职工医保预付总额 1.52 亿元，市区居民医保预付总额 3800 万元。徐州各大医院盲目扩张、虹吸病人，医保基金不堪重负，而庞大的坏账反过来给医院戴上了沉重的枷锁，使其陷入外强中干的发展境地。住院费用高、违规现象突出、医保拒付额度大，王人颢早年就意识到，这种模式不可持续。2018 年国家医保局成立后，提出要守护老百姓的"救命钱"，时代风向变了，大医保时代来了，他更是笃定了这种想法。

2018 年任党委书记和代理院长后，王人颢面临带领医院继续走过去老路还是走新时代道路的抉择。实际上，这是一个不需要选择的选择。在他看来，徐医附院别无选择，必须刀尖向内，"革自己的命"。

2018 年徐医附院以减床为切入点的改革，动因有很多，在操盘手王人颢眼中，医院与医保的关系是极为重要的一项。他认为，处理医院与医保的关系，实际上是处理眼前利益和长远利益、局部利益与整体利益、个人利益和集体利益。而处理好这些关系，最重要的是敢于亮剑。

向"亏损"宣战

2018 年思想解放大讨论中，"全力推进临床路径""制定各科室主要疾病诊疗规范""进一步提高医保结付率"等被频频提起，在此后的高质量转型发展浪潮中，医保相关的院内制度、规范被一一建立和完善。

2018 年 12 月，徐医附院医保管理委员会成立，这是医院医保管理制度化、规范化的重要标志。由王人颢任组长、领导班子成员和相关职能部门负责人悉数参与的委员会，除制订医院医保管理制度并组织实施外，重点是制定医保管理计划及宏观调控目标并树立全员成本管理意识，并以临床诊疗规范及卫生经济学证据为抓手定期对医保质量和医保数据进行分析、评估、总结、反馈，提出改进措施，落实奖惩规定。委员会成立后，制定了适合医院的医保管理目标和绩效考核办法，确立医保扶持政策，引导优先收治急危重症病人，鼓励开展四级手术等，保证国内、省内领先技术项目各专科能够正常开展，让更多的疑难杂症在徐州本地能够解决。

2019 年 1 月，徐医附院医保专家委员会成立，其职责是对国家、省、市等不同层面医保政策进行研究，为医院医保管理出谋划策、提供建议；对医保管理部门所要求的被查内容进行内部核查和监管；每月召开医保月度例会，分析医保形势及月度、季度运行情况，并提出进一步措施和意见。委员会自成立至 2021 年上半年，共检查病历 9000 余份，查出违规项目包括乙类限制性药品的不合理使用、辅助用药的不合理使用、单病种临床路径高效执行、重复检查检验项目等。

2019 年 7 月，《徐医附院医保绩效考核办法（试行）》出台，这份重要的文件对医保总额预付、单病种管理、政策执行奖惩等提出明确要求。

医保总额预付方面，除对科室费用控制提出具体要求外，还重点提出急危重患者及 ICU、CCU、PICU、NICU 病人收治不受医保政策调控影响，各医疗组不得以医保控费为由拒收急危重患者，医务处、医保办、质

徐医附院成立医保管理委员会

徐医附院成立医保专家委员会

徐医附院出台医保绩效考核办法

控办等部门每月组织专家进行病历点评，对不合理收费行为进行处罚。此外，江苏省新技术、新项目及院扶持技术不计入医保控制目标，鼓励开展新技术。

单病种考核方面，文件对非手术科室、手术科室、麻醉科单病种医疗费用提出具体要求，总体思路是严格执行医保规定的临床路径，合理控制医疗费用。

奖惩方面，经检查，年内医保无违规行为，政策执行规范，年终一次性奖励医疗组（医疗团队）20000元。对于各级医保经办机构查实后对医院的处罚，查处的违规金额按比例对责任科室（医疗组）进行扣罚。医院医保专家检查结果、发现违规行为，以相似的处罚办法与医疗组兑现。

从一系列制度文件中可以看到，徐医附院在医保管理中始终坚持"以病人为中心"的宗旨，为保障住院病人的权益，严格执行医保的各项规章制度。其一大特色是，严格执行医保制度及各项规定的同时，注重扶持新技术、新项目，引导医务人员不断提高诊治疑难重症的能力。

约束与激励紧密结合，避免"一刀切"对临床工作带来动荡，这是徐医附院在改革中始终坚持的思路，也是王人颢"平稳转型"思想的具体体现。

也是在2019年，徐医附院推出医保办为临床一线服务制度，医保办组成医保对口宣传小组，宣传、服务包干到组，并主动下到临床科室服务。2019年至2021年上半年，科室工作人员深入临床讲解医保政策400多场次。通过50余场次院周会、院内网络、官方微信等多种方式公布最新动态及医保重大事项；邀请市医保局及省内医保管理专家开展医保管理讲座、辅导和答疑9次；邀请医保政策执行好的临床科室在全院大会进行经验分享，树立样板。

此外，医院还建立医保运行定期评价制度，规范医保数据统计，及早进行数据分析，发现医保管理中存在问题，采取措施为规范医疗行为提供一手数据资料，并将分析结果及时反馈科室，为医保基金管理安上安全阀门。

针对突出、难点问题，医院出台《乙类限制性药品管理办法》《辅助药品管理办法》等，根据管理办法设置计算机系统提醒、控制及审批功能，加强院科两级管理，引导医务人员规范诊疗，发挥科主任用药管理的责任。

为提升患者就医体验，医院于 2019 年 9 月将医保办窗口、财务处窗口合并，实现医保、住院一站式服务，同时完善信息系统自助服务功能，患者通过自助机即可实现自费转医保，最大限度方便医保患者，并为医院节约用房近 100 平方米。

2019 年 7 月 16 日上午，行政晨交班会议室气氛紧张，医院各 ICU 主任及副高级别以上的医生们多少有些坐立不安。不一会，院领导王人颢和班子成员及医保委员会专家组成员、医保办等职能部门负责人悉数到场，在对面坐下，ICU 病历检查结果汇报和病历质量进行全方位点评分析会马上开始。

就在几天前，在院党委统一部署下，医保办、医务处、质控办、药学部、财务处、改革办、护理部等多部门对医院出院病历进行了全方位检查，对 ICU 等部分科室的用药、治疗、检查、收费进行了重点检查。今天的会议是对这次检查的总结、点评。

会议开始后，医保办主任张洪成首先对 ICU 病历检查情况进行了总结汇报，他并不回避问题，将 ICU 病历检查中发现的问题一一指出。随后副院长徐凯、金培生、宋军、王志萍分别从医疗管理、耗材管理、重症医学科建设与发展等方面进行了发言，提出了明确要求。随后各 ICU 科室主任、年轻医生代表谈了自己的看法并就问题整改进行表态发言。

领导班子坐镇现场，职能部门抛出犀利问题，临床科室负责人给出的整改方案显然也会是有力度的。王人颢乐于倾听年轻人的所思所想，他们不拘泥于条条框框，身上有一股冲劲，他们的变革意识和思路每每得到王人颢的赞许。在此次会议中，王人颢再次强调，医保工作是医院推行改革的重点、亮点内容，要进一步加强管理，各科室主任应严格把关规范诊疗和病历质量，不能有丝毫懈怠和侥幸心理。

推行改革以来，徐医附院在国内创新性开展医保住院ICU病历点评，这次点评是其中一次，但却是医院医保管理的一个缩影：医院领导高度重视，全院统一思想，多部门联动，充分认识医保工作的重要性，始终坚持把医保工作作为重要任务，与其他业务工作齐抓共管。

强力改革下，徐医附院形成严格落实卫生行政部门和医保管理部门管理标准的高压态势和改革环境，利刃出鞘，一些人员受到待岗、政纪、党纪等处分。医院不断强化首诊负责制和因病施治的原则，推进合理检查、合理治疗、合理用药、合理收费，医务人员严格掌握参保病人的入院、出院指征，禁止放宽入院条件把应在门诊治疗的患者收治入院或不及时为符合出院条件的病人办理出院手续，并禁止以不正当理由推诿符合入院条件的病人办理住院。

实行相应措施后，医院各类医保患者2019年平均住院日下降为8.2天，与2018年相比下降1.5天。2019年医院各类医保次均费用出现不同程度下降，市区职工下降2996.42元，下降18.20%，市区居民医保下降2497.12元，下降20.45%。2019年徐医附院职工医保单病种开展人次占比34.65%，与上一年度相比提升11%，2019年居民医保单病种开展人次占比43.03%，与上一年相比增加14.5%，同时单病种因超病种限额产生医院垫付显著下降。

2019年医院每百人次门诊经诊断需要住院治疗的比率与去年同期相比降低2.60%；2019年各类医保患者药品占比下降6.00%，辅助药品下降25.00%，耗材占比下降2.00%，合理治疗、合理用药规范性大幅度提高。

在此背景下，2019年医院在市区职工、居民医保结算中第一次获得奖励，并高达8000万元。同时2019年医院单病种产生净结余3375.13万元。2019年医保统筹资金实际回收金额与往年相比并没有因控费而降低，相反，实际回收统筹基金与往年相比增加超过 1 亿元。根据医保局公布的数据，2019 年医院医保综合结付率市区职工 102.63%(2018 年为 76.00%)，居民医保 99.6%(2018 年为 75.00%)，居全市最高水平，与往年相比大幅提高。

破局 DRG

药品及耗材成本明显降低，医保收入的含金量大幅提升，徐医附院在医保领域的改革立竿见影。但医院并未满足于眼前的成就，而是顺应时代要求，积极参与区域医保支付方式变革。

徐州非国家级 DRG 试点城市，也非省级 DRG 试点城市，但这项工作的开展却并不晚。鉴于 DRG 管理工具和支付方式双重属性的重要意义，2018 年年底，徐医附院与新成立的徐州市医保局对接，先行推进 DRG 试点工作。

无论对管理者还是一线医务人员而言，DRG 都是一个相对陌生的概念，变革初期，转变临床和管理部门的理念及认识尤为重要。彼时，徐州市医保局尚未出台关于 DRG 支付改革的文件。医院主动作为，先后邀请 DRG 管理方面专家莅临授课和现场指导，医保办全体工作人员深入临床前端，现场进行 DRG 政策的宣传和答疑解惑。

支付改革中，医院医保管理部门的作用极为重要，对内要负责医保管理，监督医院医保业务和医疗服务行为，对医保政策进行宣传和落实；对外要做好医保管理部门和医院各部门之间的沟通，使得双方增进理解和互信，密切协作促进医疗发展。

打铁还需自身硬，张洪成首先把自己带领的医保队伍打造成专家。为此，医保办专门建立了业务学习制度，每周五是固定的业务学习时间，从医保政策、DRG 发展和演进脉络，到临床制度和流程，都是他们要学习的内容。

医保办一边通过学习提升自身能力，一边推进各项政策在医院的宣传、培训。张洪成将部门 10 个成员分成若干小组，每月制定差异化的宣传、培训任务，以分组包干形式，进行医保政策、DRG标准、规范化管理目标的临床培训。新入职员工、新提拔管理干部、发现问题科室的责任人、新政策涉及的工作人员等都是宣教和培训的重点。

"不管是对医保基金、医院，还是病人，DRG都是一件有利的事情，为什么不去做呢？"张洪成说干就干，他要以医院实际行动推动徐州市DRG落地实施。他积极申报江苏省医院协会医院管理创新研究课题，成功申报课题《改进医院支付方式，提高医院精细化管理水平》；参与徐州市医疗保险研究会科研课题社会招标，《徐州医保支付方式改革中DRG的应用研究》《血友病"精准扶贫"政策研究》两个课题中标，这些研究项目得了徐州市医保局和相关医疗机构的支持，为徐州市DRG支付方式变革奠定了基础。

不仅如此，徐医附院大力推进临床路径管理也为实施DRG打下基础。临床路径是针对某一疾病、依据循证医学建立的一套标准化的诊疗流程，目的是实现诊疗行为的标准化与同质化，与DRG实现"同一病组、同一质量、同一价格"的目标高度趋同。然而由于种种原因，国内临床路径的使用程度并不高。支付制度改革大背景下，徐医附院建立临床路径联络员制度，以新临床路径系统上线为契机，推动科室路径版本制定、医嘱配置及管理督导工作，帮助医院实现规范诊疗行为、控制医疗费用的目标。

2020年，徐州市医保局发布《徐州市基本医疗保险住院费用DRG-PPS点数付费工作方案》，对全市推进DRG付费提出明确的时间表和路线图，徐医附院被确定为DRG付费改革试点医院。

成为试点后，医院领导班子定下基调，DRG不仅仅是医保支付和费用控制手段，更是撬动医院精细化管理杠杆。

为此，医院成立了以院党委书记和院长为组长，分管医保工作的副院长为副组长，各职能部门主任和临床科主任为成员的DRG工作领导小组和DRG工作小组，并设立3个DRG工作组，分别为病案统计科牵头的质量控制与标准维护组、医疗保险管理办公室牵头的分析评价组、运营管理部牵头的绩效考核组。至此，医院形成了覆盖党政、医务、医保、信息、病案质控和运营管理的全方位工作组，各小组统筹分工、协同管理，以管理MDT形式提升管理水平，促进DRG高效运行。

2020年的国庆节对徐医附院病案统计科来说是一个特殊的节日。就在几天前的9月25日，医保模拟测算第一次首页数据上传，医院1—8月份病案首页数据DRG入组率为

徐医附院成立 DRG 工作领导小组

94%，这个数据不能令人满意，短期内提高入组率成为当务之急。

在医院统一部署下，病案统计科作为主要科室就医保DRG付费可能带来的一系列问题展开讨论和思考。科室主任刘颖带着病案统计科的同事们开始着手探索可行的解决方案。为了完成任务，这个国庆节他们要放弃假日在医院度过了。时间紧，任务重，一系列开拓性的工作没有现成方案可以参照，科室全体人员身体力行，密切联系医保局、信息处、医保办、各级平台信息系统工程师，边学习边摸索。

针对医保DRG付费政策，病案统计科梳理出医院病案首页和医保DRG入组存在的问题；针对每一个难题，提出一个甚至多个对策，反复推敲，反复印证；利用信息化手段，敲定病案首页数据和医保DRG分组匹配的解决方案；人工对照工具书，对编码逐个核对，确保所有的病案首页数据都能入组。

整个"十一"假期期间，徐医附院病案统计科全科人员全员加班，一项项工作紧锣密鼓地开展，首页数据信息的匹配、医保字典库的映射对照、病案首页管理系统以及电子病历系统的改造、病案首页管理系统质控审核条件设置、主诊断和主要手术操作逐条核对……

难题一个个被攻克。

10月9日，假期结束第一天，第二次首页数据上传后，医院1-8月份病首页数据DRG入组率达到100%。一个阶段性的胜利，宣告徐医附院DRG时代的到来。

如刘颖所言，病案首页质量是实施DRG管理的关键，也是提高医保支付效率的重要影响因素。徐医附院借助信息化手段，引入DRG管理系统，加强病案首页质控与医院医保运营管理，提高病案入组正确率。同时通过DRG运营分析系统，多维度、多层次分析医院、科室、医疗组DRG运行情况，并对DRG实施后容易出现的医保违规行为如分解住院、高套或低编编码等进行系统的提醒、控制，有效避免违规行为的发生。

DRG支付方式变革推开后，不少管理者和临床一线医务人员担心新技术、新项目和危急重症救治会受到影响。徐医附院从一开始就打消了这种顾虑，医院根据病种DRG分组情况，在"合理检查、合理治疗、合理用药"的基础上，出台《DRG医保支付背景下扶持技术及急危重症管理方案》，对部分疾病或治疗方式进一步细化管理，确定DRG背景下的医院扶持项目及临床费用路径，保障急危重症患者得到及时救治及医务人员开展具有高显示度复杂手术的积极性。

医保部门和医疗机构之间的关系常常被定义为"猫"和"鼠"的关系，具有强烈的竞争和博弈意味。但在徐医附院改革过程中，主动加强同医保部门的沟通，积极向医保经办机构反映工作中遇到的问题、困难并提出建议，通过协商、讨论推动医保改革的不断完善，始终是主流方式。时任徐州市医保局局长黄广振对此持高度赞赏的态度。他认为，医保和医院一定要建立协同机制，搞对立只能两败俱伤。对立之下，医保基金运行效率低下，医院职能无法很好地发挥，老百姓得不到实惠，就偏离了改革的方向。

黄广振说："医和保之间最大的弱点短板就是信息不对称，医保光懂医保政策，不懂临床诊疗；医院光懂临床技术，不懂医保政策。这就需要双方随时保持沟通，医保政策出台后，要及时向专家反馈，临床反映的问题要及时协商，双方找到平衡点，把有限的基金用到刀刃上。"

集体协商良性互动环境下，徐医附院 DRG 支付方式改革进展顺利。如在与医保经办机构沟通后，达芬奇机器人、PET-CT、单间病房和套间病房作为特需项目不计入 DRG 支付总额，更好地满足了不同层次患者的医疗需求。

DRG 变局之下，徐医附院取得了亮眼的成绩。2021 年医院开展 DRG 病组数 914 组（病组覆盖率 90.85%），居全市首位。2021 年医保住院患者时间消耗指数和费用消耗指数大幅下降，分别为 0.74、0.85，市本级医保统筹基金结付率高达 130%。医院也先后获得国家卫生健康委医院管理研究所 DRG 培训基地建设单位、江苏省医疗保障局 DRG/DIP 支付方式改革联系点单位资格、国家卫生健康委医院管理研究所"DRG-PPS 实施对医疗质量的影响评价与医院精细化管理改进研究"课题优秀实践案例。

改革前，徐医附院每年消耗大量医保资金，还出现巨额亏空，启动改革后，医院取消 2000 余张加床，主动应对"大医保"时代，通过系列举措打造出医保质量、效率大提升的样板。徐医附院的改革发展事迹受到国家相关部门的关注。

2021 年 1 月，国家卫生健康委、国家医保局、国家中医药管理局对规范使用医保基金行为专项治理"回头看"进行调研时，对徐医附院在规范医疗服务行为、保护医保基金安全等方面开展的工作给予高度评价；2021 年 10 月，国家医保局基金监管司到徐医附院调研指导医保基金使用工作，对医院高质量发展过程中形成的符合时代要求、具有徐医附院特色的价值理念体系表示肯定，并将医院大胆创新和改革的经验写成内参，呈送相关部门。

五、运营的"春天"

2018 年启动改革后,徐医附院面临着"既要又要"的目标追求,即既要砍掉无序扩增的床位、满足医保总额的要求和高质量发展的目标,又要维持医院业务量,提升质量、效率和效益。这看似是一项不可能完成的任务,但王人颢在班子成员和中层干部面前却表现得信心十足。

他心里有一杆秤。床位规模缩减了,通过加快周转、缩短平均住院日、提高床位利用效率、开展高精尖技术和服务,可以弥补业务规模的下降;业务总收入减少了,通过降低药品耗材收入占比、提升劳务性收入占比、调整收入结构,可以提高医院可支配资金总量;住院病人量减少了,通过提升危重症患者比例,可以收治更多符合医院定位的患者;手术量减少了,通过提高三四级手术占比,加强成本管控,可以实现运营效率和效益双提升。

也就是说,王人颢希望通过缩减床位规模,为提高床位使用效率、三四级手术占比、疑难危重症救治能力腾出空间,而"腾笼换鸟"最终目的是为医院高质量转型发展打下基础。

鼓励医生聚焦疑难危重质量、开展三四级手术,调整医院病种结构,提升医疗技术难度越高,最直接有效的方法显然是绩效改革这个指挥棒。

绩效改革破题

关注度高、敏感性强,牵一发而动全身,公立医院绩效和薪酬改革历来是棘手的课题。

过去漫长的粗放式发展年代,公立医院普遍采用收入减去支出

变革与重塑 公立医院高质量转型发展徐州医科大学附属医院实践

108

后以一定的系数进行绩效分配的方式。这种方式下，医护人员的薪酬与科室营收挂钩，激发了医护人员工作积极性，但其弊端也极为明显："收减支"的绩效分配模式缺乏科学评估体系支撑，导致科室产生逐利倾向，且无法直接反映不同岗位的工作特点和价值，绩效无法发挥应有的作用。

新的改革发展背景下，过去的模式日渐难以为继，内外部环境合力推动绩效变革。徐医附院2018年夏秋季节掀起的那场解放思想大讨论中，绩效改革就成为热度极高的讨论焦点，打破"大锅饭"局面，从工作量、工作效率、工作能力上进行绩效分配成为主要诉求。

有员工提出，目前院内绩效分配制度采用以收支节余为基础，结合工作量和相关质量考核指标的分配方式，这种方式与医疗项目收费价格直接相关，低估了医务人员的劳动价值，不能切实体现医务人员的岗位技术含量、责任大小、劳动强度。

也有员工提出，人员考核和绩效分配机制不科学，导致科室内出现不平等和不合理的现象；绩效考核中，中医和西医相对标准不同，中医科特色治疗，如针灸、敷贴、膏方等传统诊疗，耗材较少，记入科室有效收入比较低，无法体现医师自身价值。

抛出问题的同时，医护人员还提出了解决方案和建议：

以劳动价值为核心，建立以岗位工作量、工作质量（劳动强度、技术含量、风险程度）为主导，兼顾关键业绩指标体系、成本控制的绩效分配机制。引入RBRVS对HIS系统中每项收费定价项目（除药品和材料费）重新给予点数赋值。其中对临床科室的点数赋值以医疗服务操作为主，兼顾检查化验项目。为了支持发展重点科室重点项目，对于医院优势学科的重点项目、新技术新项目、三四级手术的点数赋值要适当加大。

在核算体系上，实行院科两级核算。扶持重点专科、专病中心的建立和发展，离不开科主任的统筹协调，应扩大科主任的考核分配权，建立院、科两级分配制度，对临床、医技科室提供二次分配指导原则，供科室参考制定各自的二次分配方案。

同步调整绩效考核方案，加大平均住院日、床位周转率等指标的系数，积极发挥绩效考核的导向作用，保障职工的合法利益，提高职工的积极性；针对部分科室医疗组过多过小、服务能力低下等现象，适当加以调整。

成立院绩效考核小组，由相关职能部门对各考核单元的医疗质量、服务质量、医疗安全、学科建设、成本管控、感染管理、医保资金使用等方面进行考核，考核结果按综合评分法对基础绩效进行修正。

解放思想大讨论的成果得到医院高层认可。王人颢拍板，启动绩效改革，充分发挥绩效"指挥棒"的作用！

这项改革任务落到了医院改革办（后更名为运营管理部）头上。改革办夏琳处长身上的担子不轻，但对她来说，改革路径是清晰的。2018年新一届领导班子提出转型发展方略后，她就在考虑通过绩效改革提升医院整体运行效率和内涵建设的思路。

2019年1月，徐医附院绩效改革领导小组成立，王人颢任组长，时任副院长金培生和夏琳任副组长，领导班子其他成员和相关职能科室负责任人为组员，绩效改革领导小组下设办公室，挂靠改革办。

绩效改革领导小组的成立，意味着现行2010年制定、2013年修订的绩效考评方案和绩效分配方案将被废除，退出历史舞台，全新的与岗位职责、工作业绩、实际贡献紧密联系的分配激励机制将被建立。

这场以规范收入分配秩序、点燃医务人员工作热情为目标的改革，从两个维度同步推进。一是全新绩效考核系统上线的准备，二是考核指标的设定与调整。

历经八个月的前期准备和调研工作后，2020年1月，徐医附院新的绩效管理系统上线。绩效分配方案（试运行）及绩效二次分配指导意见同步出台，医院专门召开全院大会进行绩效改革方案的介绍并征集意见，并加强绩效改革方案的宣讲，按照科室、病区分别召开两轮绩效分配方案宣讲。

在此之前的 2019 年 12 月，医院召开了专科经济运营助理工作启动会暨首次培训会。王人颢在会上向全院 100 多名专科经济运营助理阐述，绩效管理是医院运行发展的"指挥棒"，专科经济运营助理的选聘，旨在培养一批高执行力、职业化、专业化的医院经济运营管理队伍，逐步建立起医院标准化、精细化管理的专科运营模式。

日后的改革中，经济运营助理将在精准分析科室运营情况、有效评估和论证科室资源配置、不断提升科室的管理水平和运营效率方面，发挥出积极的作用。

新的绩效分配方案引入当前国内先进的以 RBRVS（Resource-Based Relative Value Scale，以资源为基础的相对价值比率）为基础的绩效评价方法，以医师人力资源消耗为基础，制定每项医疗服务行为耗费资源的相对价值。

RBRVS 打破了将绩效与诊疗项目收入挂钩的固有模式，通过将医疗服务的数量、质量、技术难易程度、成本控制等考核指标进行量化，实现绩效分配的合理优化。也就是说，RBRVS 更能体现医师的劳动价值和技术价值。

RBRVS 以相对价值为尺度来支付医师费用，其中的核心是确定医生劳动价值点数。劳动价值点数确定主要围绕劳动强度、技术含量及风险程度三个方面进行。

中国现行的诊疗项目国家收费基准代码有 4000 项左右，而 RBRVS 的收费项目有 15000 多项，加之内涵、计量单位差异，只有少数项目可以建立一对一关系，这意味 RBRVS 点数赋值要做好本土化工作，而这显然是一项庞大的工程。

几个月间，夏琳穿梭于各部门及科室间，访谈、调研，并邀请相关专家协助定义项目点值，同时组织科室专家对诊疗项目赋值情况进行复核，每一个赋值都经过有效沟通以达成共识，确保赋值的公平公正。

徐医附院以 RBRVS 为基础，构建起包括医疗服务效率指标、成本管控指标、科室管理指标，充分体现医务人员劳动强度、技术难度、风险程度的绩效考核体系。

如夏琳所说，在旧的绩效方案中，药品耗材都是收入项，但在新的方案中，药品和耗材变成了成本项，进行重点考核。同时，考核充分融入病例组合指数（CMI）、平均住院日等指标，风险程度和技术含量越高的项目赋值越高，以此引导和鼓励科室开展高难度诊疗项目、提高服务效率、持续控制医疗服务成本。

夏琳一次次在各级别培训会议中强调，考核考量的是临床科室处置疑难复杂疾病的能力、医保管控能力和成本管控能力，一方面要开源，另一方面也要节流。"我们是让大家充分了解，新的绩效管理与过去的根本区别是，检查、化验、开药不再是收入，技术含量高、CMI 值高的病种与普通病种在绩效方面有巨大差异。"

主持工作的呼吸与危重症医学科副主任陈碧对新的考核评价方案颇有感触，他举了一个浅显易懂的例子：呼吸科医生治疗普通肺炎和伴有呼吸衰竭的重症肺炎，绩效会相差 1.5 倍以上。

过去，由于定价不合理或追求"大锅饭"式的平均主义，难度大的手术不一定能得到价值体现。新的绩效方案打破了过去的导向和限制，手术 RBRVS 点值设置重点向临床科室、疑难危重症、新技术倾斜，对于医院重点发展的手术项目加大点值赋值，偏离医院功能定位的手术项目，手术绩效赋低点值。将 RBRVS 应用于手术绩效核算分配，既充分体现了手术难度、风险程度、时间耗费等要素，又有效避免了传统手术绩效分配直接与医疗服务收费挂钩的弊端。

徐医附院绩效考核的一大特点，是将 RBRVS 与 DRG 评价深度融合，从患者维度客观、精准地反映医院各临床科室处置疑难复杂疾病的能力，并为医院开展项目及病种成本管理打下基础。

2020 年医院全面实施 DRG 付费后，管控重点转移到了 DRG 付费模式下的绩效考核。运营管理部进行了广泛的调研，听取了专家的意见和建议，联合医务、护理、医保、病案、财务、质控等部门，组建 MDT 团队——DRG 综合管控小组，制定了基于 DRG 付费的绩效考核方案，将医务人员绩效与 DRG 管控深度捆绑，DRG 下运行的每个病例的入组情况都有相应的奖惩方案考核。

与此同时，院领导带领 DRG 综合管控小组加强对运行数据的分析。具体而言，就是秉持"二八原则"，结合医保运行情况，对 20% 的重点科室进行重点管理。科室医保超支超在哪些病组、哪些团队，为什么超，药品超了、耗材超了还是检查检验超了，通过分析找到问题症结，然后进行专科谈话，找出改进举措。

改革后，科室收入波动不大，但临床积极性大幅提升，三四级手术率大幅提高，成本管控效果也极为明显。科室意识到，只要成本控制得好，奖金就会增加。

至 2021 年，徐医附院的三四级手术率已从改革前的 74% 提升至 81%，其中四级手术率从 36% 上升至 41%。骨科、介入科、神经外科和耳鼻喉科增幅尤为显著。

手术难度提升的同时，效率也在不断提升。2018 年减床后，医院就着手大力发展日间医疗，并于当年出台《日间手术管理制度及流程》，从手术准入、医师准入、患者准入等方面确定了日间手术的内涵。

新的绩效方案发布后，医院提高日间手术绩效激励，引导医生开展日间手术。绩效导向的力量是明显的，仅 2021 年一年，徐医附院开展的日间手术就突破万例，其中三四级手术占比超过 85%，消化内科、耳鼻喉科、眼科、妇科等 16 个临床科室开展的日间手术或操作达 80 余种。

日间手术带来的好处是全方位的，缩短平均住院日、提高医院床位利用率的同时，降低医疗费用的作用也十分明显。以肠道息肉手术为例，以前一般住院总费用一万元左右，改为日间手术后，费用只要四五千元，患者自付比例大幅下降。据悉，开展日间手术后，同种术式住院费用平均下降接近 20%。

2021 年，徐医附院平均住院日由 2018 年的 9.6 天降至 7 天，住院患者次均费用下降近15%。至2022年，平均住院日进一步降至6.6天。2020年在疫情影响下，医院业务规模与2019年相比基本持平，在各级医院业务量普遍下降的2020年，这样的成绩实属难能可贵。夏琳将之归结为绩效改革对医院整体干事创业活力的激励作用。

这样的激励对彼时的徐医附院意义重大。夏琳说，刚开始减床的时候，大家多少有点彷徨，床位减少意味着医院收入减少，意味着员工个人收入降低。虽然大家也感觉到新的发展战略和方向是正确的，但毕竟还没有见到真正的效果。随着一系列改革举措的推出，尤其是绩效改革启动后，改革红利渐渐释放，员工的收入并未降低，收入结构更加合理，敢闯敢干的人价值能够得到认可。

过去人员绩效按医院业务收入的8%～9%提取，改革后医院病种结构、运行效率得到极大改善，收入结构也发生变化，收入含金量提升后医院有更多真金白银可以进行分配。2019年后，人员绩效提取比例占到业务收入的10%～11%。2020年，医务人员收入实现大幅上升，绩效向急诊、ICU等科室倾斜后，开展常规工作和疑难工作的医务人员收入差距进一步拉大。

改革中王人颢也听到了不同声音，因为有些人的收入降低了。王人颢耐心地解释，这不是"不患寡而患不均"的时代，医院做的不是绩效增加，而是绩效调整。调整目标是向技术难度高、劳动强度大、风险程度高的人员倾斜，一些工作轻松、替代性强、价值低的岗位绩效会有降低。

在2020年1月举行的中层干部述职会议上，王人颢说："在这样的背景下（新的绩效考核体系），以往的那种粗狂式的'放养'状态是行不通的，以前拼'量'的时代已经过去了，现在拼的是'质'！希望大家作为科室的'第一责任人'，要沉下心来，好好思考谋划，切实把科室管好，这样才能推进医疗服务行为的规范性，进一步提升服务的效能。"

对绩效降低的科室，运营管理部分别进行针对性辅导，引导科室通过加强管理、拓展业务、创新服务模式等提升绩效。过去，绩效低了去职能部门提意见、找领导吵一吵就能提升，现在这条路走不通了，提升绩效需要自身运营的调整、效益的提升。

新的绩效方案实施后，医院某科室连续三个月发不出奖金。运营管理部调研后发现科室设备利用率不高、工作量不饱和，导致运行效率极低。与临床沟通后，科室意识到了问题，而后通过加快床位周转、拓展新的业务及与兄弟医院的业务联合，提升了服务量，提高了床位和设备的利用率，效益也得到根本性扭转。

几乎与徐医附院启动院内绩效考核同步，2019 年 1 月国办发布了《关于加强三级公立医院绩效考核工作的意见》，宣布通过绩效考核，推动三级公立医院在发展方式上由规模扩张型转向质量效益型，在管理模式上由粗放的行政化管理转向全方位的绩效管理，促进收入分配更科学、更公平，实现效率提高和质量提升，促进公立医院综合改革政策落地见效。

彼时这一文件并未引起行业的过多关注和重视，直到 2020 年 7 月国家卫生健康委公布了 2018 年度三级公立医院绩效考核国家监测指标考核结果。这份由官方首次发布的针对全国三级公立医院的权威排行榜，在行业引起巨大反响。考核成绩反映的是医院发展内涵和"里子"，也关乎政府、卫健部门和医院管理者的"面子"，一场政府推动、医院发力的"双向奔赴"就此展开。至此，这项被称为"国考"的考核，成为医院管理最重要的标尺和抓手。

徐医附院 2018 年考核成绩为 A 等级，全国排名 100 开外，王人颢对这个成绩并不满意。实际上，绩效"国考"启动后，徐医附院就迅速成立了三级公立医院绩效考核领导小组，并在改革中逐步将"国考"各项考核指标向下延伸到末端工作环节，将考核指标与工作实际有机融合，以"小绩效"撬动医院发展"大绩效"。

"十四五"事业发展规划中，徐医附院确定的目标是到"十四五"中期时间绩效"国考"A+，进入全国 100 名。而在 2022 年 9 月公布的 2021 年度"国考"成绩中，徐医附院即位列全国第 100 位，进入 A+ 行列，提前实现目标。不仅如此，在关键的四级手术排名中，医院也位列全国第 48 位。

绩效"国考"排名的迅速上升与医院推行内部绩效改革密不可分，从更广的视角看，它是对医院高质量转型发展之路的印证——这条路走对了。

财务管理升级

徐医附院床位数曾一度达到 7000 张，年收入也达到将近 48 亿元，但医院财务处负责人毛宇辉却开心不起来。因为 48 亿元收入之下，医院仍时常面临现金流的压力，而充裕的现金流是医院持续健康运行的重要保障。

7000 张床位，服务量不可谓不大，但效益并没有体现在财务状况和现金流上。个中缘由，毛宇辉有着深刻认识。过去，医院收治的患者有相当一部分并不符合三级医院功能定位，相当于医院消耗三级甲等医院的资源，解决的却是二级医疗机构就能解决的问题。成本高、性价比低、医保结付率低，让医院背上了沉重的包袱。

这一切，在减床后得到了缓解和改善。2019 年转型第一年，医院全年收入较上年降低近 10 亿元，下降 20%，但相比于床位数超过 30% 的下降幅度，医院运行效率肉眼可见地提高了。

这是改革后床位周转加快的结果，也是病种结构变化的结果。医院外科患者显著增加，大量慢性病等内科患者在得到明确诊断后，下沉到了基层医疗机构就诊。与此同时，收入结构也发生变化，同样是 100 块钱的收入，药品费用从 30 多元降低到 20 多元，检查化验费用降低了，而医生的操作收入占比增加了。收入含金量提升了，医务人员收入不降反增，患者次均费用下降了，改革形成了多赢的局面。

这是一个积极的信号，但毛宇辉并不轻松，摆在他面前的问题还有很多。

新一届领导班子上任后，对财务工作提出了两个明确的要求，一是规范，二是提质增效。建立与医院高质量转型发展相适应的财务管理新机制是摆在财务工作者面前的任务。

2019年，江苏省卫生健康委对徐医附院开展了大型医院巡查工作。巡查中，巡查组反馈了医院合同管理存在缺陷、管理合同制度不健全等问题。在此之前，江苏省卫生健康委印发《关于开展公立医院财务及内部价格管理自查自纠工作的通知》，要求医院对财务管理、医疗服务价格管理、医保费用内部管理等进行自查自纠。

结合大型医院巡查和自查自纠工作通知要求，医院对财务制度进行了梳理，结合国家政策和相关要求修订后印发《徐州医科大学附属医院财务制度汇编》。

制度支撑下，医院持续开展了收费与价格自查自纠工作，一系列问题浮出水面。财务部门直面问题，通过多种形式开展价格培训与交流工作，将价格管理的政策、措施及时传递到临床一线，为规范收费提供理论依据及操作指导。短短几个月中，财务处梳理了12大类万余条收费控制规则。

规则明确了，关键是如何落地。

徐医附院的做法是将规则嵌入医院各个系统，以信息化手段，实现对收费过程的事前、事中和事后监控，大大减少因项目库变动等原因引起的手工维护差错。自查自纠过程中，毛宇辉意识到，很多问题并不是医务人员主观造成的，而是因为客观上缺乏提醒或规避的手段。而借助信息化手段，可以系统性地减少很多差错，一方面降低了医患纠纷发生率，另一方面也减轻了医务人员心理负担。

通过信息系统加强不合理收费监管的同时，医院堵上了一些项目应收未收、漏收的漏洞。同时，针对医保系统反馈的不合理行为，医院在研究规则后依靠自身系统进行校验，给临床申诉的机会，而后再与医保部门进行沟通协商。"医保系统反馈的数据，有一半可以反馈回去，我们认为是医保数据不符合临床实际，医保接受了，判定临床不违规，就不会进行扣除。这项工作不去做的话，单方面任由医保进行扣除，医院就会承担很多损失。"毛宇辉说。

不仅如此，财务部门还通过自身的努力，千方百计为医院争取实际利益。如2019年医院对存量贷款续贷前，就进行了利率的公开招标，所有开户的银行进行公开竞争，最终利率下降了0.95%，仅此一项每年就为医院节约280万元利息。医院还积极与银行推进信息化项目共建，几年间医院信息化建设的资金额外增加了数千万元。

2019年以来，徐医附院全面加强预算管理，实现预算管理信息系统、成本核算系统、账务核算系统无缝对接，构建了"三位一体"的财务管理模式，系统间数据互通共享，极大地提高了工作效率。

在全面预算管理中，徐医附院以战略目标为导向，建立院级总预算、职能归口预算、业务科室预算三级预算管理体系，覆盖医院、职能归口部门、业务科室三个层面。在设计预算内容与指标时，注重结合自身经济运行实际，强化预算与资产管理、采购管理的结合，为经济运行的良性循环提供决策依据。

新时期，随着纪检和审计部门对公立医院的巡视、监察工作日趋常态化，完善的内部控制制度日益成为医院追求的目标。为此，徐医附院成立内控建设领导小组，制定内控建设实施方案，并委托第三方专业机构，从内部审计监督的独立性视角开展风险评估与内部控制评价。医院把内部控制要求融入医疗业务活动、财务、人力资源等各个方面，通过持续发挥内控的影响力，规范业务行为，激发医务人员成本控制的意识。

智慧后勤探索

医院高质量发展对后勤工作提出了新的要求，自2019年起，相关院领导带队先后对国内、省内多家大型综合医院一站式后勤建设进行参观学习，参加省"一站式后勤"专题研讨会，进行充分考察调研。此后，在广泛征集全院建设需求及意见基础上，结合国家政策要求，徐医附院对后勤工作进行了科学系统的总结分析，提出了智慧后勤建设"1+3模式"，即依托一个智慧后勤运营平台，打造运维安全、能源管理、后勤服务三大运营场景。

"1+3模式"中，智慧平台是关键。医院通过最底层的物联网传感器点位建设，将各种数据信息通过技术中台汇总到智慧后勤管理平台中来，再分别运用到运维安全、能源管理、后勤服务三大场景中，由此构建了后勤智慧调度中心、后勤监督管理中心、一站式服务中心，最终形成一个统一的医院后勤运营中心（HLOC）。

类比病案首页，徐医附院针对医院智慧后勤建立了数据的标准规范，解决后勤相关数据不统一、不一致、不准确、不完整、不共享的问题。"在统一的智慧平台下，我们重点建设三大运营场景，30多个功能模块，以及200多项评价指标，并将每个场景的不同功能模块整合到一个平台中，实现数据、业务、功能的完整统一。"徐医附院总务处副处长李龙说。

李龙表示，智慧后勤建设中，医院优先推进的是运维安全场景的建设，因为安全工作是永恒主题。总务处全员参与对两个院区的后勤基础设施进行现勘摸底，确定软硬件设备点位，调查能源消耗现状，最终发现了160个安全风险点。针对这些风险点，建设了功能模块，涵盖了医院水电气暖、特种设备等，并通过物联网的数据点位进行基础数据的采集，制定告警规则和告警联动服务流程，建成预防式维护体系。

能源管理场景建设中，医院紧紧围绕"万元收入能耗支出"这一国考指标，建立了能耗采集、能耗分析、绩效考核、节能诊断的闭环管理系统。目前，能源管理可实现：病房区室内温度、空气质量及公共照明管理；手术区、ICU、医技楼内空气质量、环境温度管理；门诊温度、通风、空气质量和环境管理；变配电设施管理；冷冻站运行、能耗、效率管理。

后勤服务管理方面，医院全力打造一个兼具综合指挥、服务受理、集中调度、应急处置、系统监控职能的医院后勤运营中心。"我们尤为重视的是实现高效的后勤服务，最重要的是服务的全过程跟踪评价，实时感知当前服务态势，及时介入，确保后勤服务的质量和效益，持续提升服务水平及满意度。"李龙说。

三大运营场景之外，在医院不起眼的食堂，同样能激发徐医附院的管理智慧和对精细化管理的不懈追求。

医院食堂给人的第一印象总是"大锅菜""不好吃"，随着"1234"高质量转型发展理念的落实，徐医附院于2021年8月成立膳食管理中心，切实解决食堂存在的痼疾，为医护人员和患者提供科学、合理、优质的膳食服务。

膳食管理中心负责人张电安凭着"干一行爱一行"的职业精神和追求，一门心思抓工作，短时间内便提升了医患就餐体验。膳食管理中心建立"市场询价机制"和"验收制度"，保障食材的物美价廉；制订职工及病患食谱，对厨师进行技能培训，每道菜都明确原材料的配比和烹饪流程，各种套餐菜品的搭配责任到人；每道菜品责任到人，厨师长、管理人员对每餐的菜品进行试尝并作出评价，评价结果记入月底绩效考核。

"食堂的运营只有和'市场'接轨才有生命力，我们改变以往食堂做什么，职工吃什么的模式，以职工、病患需求为导向，职工和病患喜欢吃什么我们就提供什么。"张电安说，膳食管理中心根据订餐系统及前台每天各类套餐的销售量进行统计分析，对菜品及套餐的供应数量进行排名，销售情况好的增加供应量，销售不好的及时更新食谱，形成"日报告、周通报、月分析"的工作模式，稳步提升膳食管理中心服务能力和服务水平。

不仅如此，膳食管理中心还在努力实现从原材料智能入库到每个成品菜出品全流程的成本核算及运行分析，使所有管理人员对食堂运营都能做到"心中有数"，使食堂出品的所有菜品只有一个标准，既提高职工就餐满意度又能杜绝"跑冒滴漏"，实现精细化管理的目标。

资产管理拓新

徐医附院所有设备、房屋都有一个二维码标签，它们就像身份证号码，记录着所有相关信息，包括设备的基本信息、使用信息、保养巡检信息、故障维修信息等。这是医院资产管理的一小步，却是医院精细化管理的一大步。

新大楼年交付使用多年，产权管理仍不规范；药品、卫材等存货盘点账实不符，各科室卫材物资既无收发存管理台账，也无人工登记台账；部分资产未达到报废年限，却早已不再应用，部分设备已达报废年限，却未办理核销手续，仍挂在固定资产账户上；一些医疗设备经常移动，使用时找不到，也不知道是否处于空闲状态；部分设备在某科室闲置，另一个科室申请购置却迟迟未批，科室之间资源共享存在壁垒……

这是不少公立医院在资产管理方面普遍存在的困境和难题。总结起来，一是医院缺乏全程、规范、流程化的管理制度，造成账目不清、账物不符、有账无实等；二是医疗设备购置缺乏科学性，未进行经济效益可行性论证分析，盲目追求高精尖，而忽略了实用性，资产使用率低；三是医疗设备维护管理不到位，缺乏定期保养和维护，导致资源的浪费；四是医疗设备报废处置不规范，制度不完善。

近年来，随着《关于建立现代医院管理制度的指导意见》《行政事业性国有资产管理条例》等文件发布，及大型医院巡查、专项巡查的常态化开展，国家和政府层面对公立医院国有资产管理提出新的要求。与此同时，无论是医院自身精细化运营管理需求，还是外部经济形势，都要求医院进一步做好存量资产和新增资产的管理。

2017年下半年，徐医附院成立了国有资产管理处，这是江苏省内公立医院中较早成立的国有资产管理部门。2018年3月1日起，徐医附院国资处正式对外办理业务。新一届领导班子上任后，极为重视国有资产管理。王人颢认为，加强国有资产管理是伴随着公立医院高质量发展所衍生的新需求，是徐医附院转型发展的应有之义。

时任副院长徐凯从三个层面阐述了国资处的使命和任务。一是保证国有资产的安全和完整，摸清底数，建立制度和规范，日常管理责任到人；二是提升资产使用效率和效益，对闲置设备进行调配，将设备管理、使用与科室绩效挂钩；三是做好存量管理的同时，强化对增量的管控，从源头做好资产管理。

徐凯说："目前公立医院对国有资产管理的还处在起步阶段，大部分医院的这项工作还在第一个层面，即把底数搞清楚。徐医附院正在第二个层面努力，打造资产管理更精细的运营分析系统。"

徐医附院资产管理是从家底盘点开始的。过去，医院固定资产管理没有统一部门，财务部门管总账、管金额，总务科管房屋、家具，设备处管设备，各部门无明细账。各领用科室无责任人管理财产，无收、发、维修记录。固定资产往往好几年也不盘点一次，已报废的固定资产没有及时核销，造成账实不符。同绝大多数医院一样，徐医附院也没摸清楚自己的家底。

"连自己的家底都没摸清楚，谈何合规、合法、规范呢？"徐凯要求刚成立不久的国资处马上开展资产清查。然而，摸清 30 多亿元资产的底细，注定是一场浩大的工程。

年轻的国资处仅有五六个人员，处长万伟光明白，仅靠这几个人，是无论如何也无法完成资产清查的。他将困难诉诸院部，院领导给予极大支持，紧急调动护理部、病房管理科、总务处、信息处、设备处等相关人员，建立一个由十几个人混编的资产清查组，挨门挨户逐一对资产进行盘点，这项工作持续了半年。

与此同时，医院也在组织架构和制度层面进行完善。2018 年，医院成立了国有资产管理委员会。同年发布了《徐医附院固定资产管理办法》，明确实行归口部门管理，分级负责，责任到人的固定资产管理体制。

所谓归口管理，就是固定资产的预算、计划、审批、验收、维护、维修、报废鉴定工作，由归口管理部门负责。如医疗设备管理处负责医用类专业设备，包括医疗设备、化学药品和中药专用设备；总务处负责房屋及构筑物，通用设备，家具、用具、装具及动植物；信息中心负责计算机设备及软件、网络监察设备；病房管理科负责电梯、自动扶梯、医用气体相关设备，大型标识标牌，物业保洁设备；院办负责车辆；保卫处负责消防设备；图书馆负责图书、期刊、资料类资产。

归口管理的同时，国资处则负责办理固定资产出入库、固定资产使用期间的监管和调配登记、组织固定资产清查、对固定资产进行效益分析、办理固定资产的报废与处置等工作。

《管理办法》还明确，固定资产的占有或使用部门负责本部门的固定资产管理工作，部门负责人是该部门固定资产管理的第一责任人。

2019年，医院又出台了《徐医附院无形资产管理办法》和《徐医附院房地产管理办法》。前者对无形资产管理的主要内容、无形资产管理机构与职责、无形资产的使用管理、无形资产的处置等作了界定。后者对房地产的管理机构和职责、房地产的验收和移交、房地产使用管理、房地产的对外使用、房地产的处置等作出规定。

徐医附院印发无形资产管理办法

徐医附院出台房地产管理办法

随着制度的不断建立健全，将制度落到实处，让管理彰显效益，就成为当务之急。根据相关规定，为了及时掌握固定资产的性能、数量、使用等情况，必须定期盘点和清产核资，且至少每年一次。"国资处什么都不用干了，光盘点这一项都干不过来。"万伟光明白，资产管理必须发挥信息化的作用。

徐医附院的做法是借助 HRP 系统。HRP 系统是面向医院人、财、物、患者、数据等各类资源的运营管理平台，涵盖了医院自动办公管理、成本管理、绩效管理、人力资源管理、财务管理、物资管理、资产管理、预算管理、设备管理、经营决策支持、数据分析等多个子系统，在新的改革发展背景下日益成为医院管理标配。

自 2018 年起，徐医附院便着手建立全新的 HRP 系统。此时，在 HRP 系统中构建资产全生命周期管理体系，就成为不二选择。

很快徐医附院建立起从采购管理、入库管理、出库管理、资产转移到资产台账、折旧管理、单设备核算再到资产保养、资产巡检、资产维修、PDA 盘点、资产报废的资产全生命周期闭环管理，实现资产管理与财务数据同步，达到账账相符资产管理目标。

过去，各领用科室无责任人管理财产，无收、发、维修记录。如今资产到货验收后，会建立覆盖全流程的电子标识体系（条码、二维码等），为快速清查盘点、快速巡检维修、移动审批、移动查询等功能的启用提供了基础，极大地提高了资产管理工作的效率。

信息系统支持下，更多人参与到资产管理中。新的规章制度出台后，科室层面科主任成为资产管理第一责任人，但由科主任亲自抓资产管理并不现实，徐医附院在制度上创新，设计了资产管理员职位，由科主任授权资产管理员履行管理责任。资产管理员不是虚职，有签字权，签字效力等同于科室负责人。2018 年，医院要求各科室每个资产单元上报一名资产管理员。如神经外科有四个病区，就有四名资产管理员。实验室、门诊等单元同样有负责的资产管理员。很快，全院 300 人的资产管理队伍组建起来。

资产管理员中，一大部分是一线临床老护士长，她们在临床干了大半辈子，对科室资产了解非常细致，对资产密集的医技科室也很熟悉，这便于资产管理工作更好地开展。

2018年9月，第一期全院资产管理员培训班开班，近300人参加培训。培训班上，万伟光解读了固定资产的含义、分类、科室与资产单元的关系、固定资产台账的构成，明确了固定资产归口管理部门和相关管理部门的职责以及科室资产管理员的主要职责，梳理了固定资产验收、入库，固定资产转移和调配的业务流程。

一年后，第二期资产管理员培训班举行。这次培训的内容更为丰富，涉及资产管理的背景、国家及省级层面的各项政策、资产管理工作中的实际案例、资产全生命周期管理各环节的优势与不足，及资产申购、验收、报废等环节的工作要求和步骤。

至2022年年底，资产管理培训班已开班五期。每年一期的培训班基本都安排在11月中下旬，因为在培训班上会部署当年12月进行的资产清查任务，培训结束后，资产管理员可以趁热打铁开展工作。

徐医附院所有固定资产都有一个资产卡片，记录固定资产类别、型号、规格、使用部门、数量、保管人、存放地点、使用日期、生产厂家、大修及保养等情况。为了做到管理不留死角，医院在每个资产管理员的手机上都安装了一个App，通过HRP系统，所有资产台账信息都与App打通，管理员用手机扫一下资产卡片，系统会自动勾选，确认资产存在。如果资产丢失，无法扫描标签，系统也会进行提醒。

由于医院将各类资产管理和使用纳入科室考核，将资产管理落实情况与科室绩效、责任、业绩相挂钩，出现资产遗失等问题后，科室会第一时间进行上报和解决。借助信息系统，医院可以实时掌握所有固定资产的情况。管理效率提升的同时，国资处等管理部门还可以在信息数据支持下，开展设备使用效益的分析。过去，资产购置缺乏可行性论证及效益分析，导致购置的设备使用率低下，甚至闲置，同时资产管理和会计核算过程存在诸多薄弱环节以及不规范操作，固定资产的使用效益是一笔糊涂账。现在，有了数据支撑，从购置前的预算、可行性分析，到使用过程中的运营管控，再到不同时期设备使用的效益考评，都能更加科学、规范地进行。

培训班之外，国资处还建立了 400 多人的资产管理微信群，群里汇集了管理员、科主任、工程师。有人不会使用系统，在群里问，工程师会解答；有人想换个柜子、有人需要一件设备、有人有闲置的物品，各类信息你来我往，俨然是一个集市，热闹非凡。

万伟光印象颇深的是房产管理。以往医院医疗用房、科研用房管理部门并不明晰；管理制度和流程不完善；房产档案分散，部分房屋未建档；房屋信息未统计，房产管理数据缺失；个别房产存在不合理使用现象；缺乏对房产资源的科学调配和有效监督等。

"以往只知道有这样一幢楼，至于这幢楼有多少房间，每间屋有多大，每间屋干什么用、谁在用，都不清楚。"万伟光说。2019年国资处在基建办和总务处的支持下，开展了全院房屋入户检查。管理人员一间一间进入，进行清查登记。有些房屋因为长期未打开，门锁已经锈迹斑斑，沾满了岁月的痕迹，只得请保卫处开门后进入登记。基建办安排了一位工程师在现场，如果房屋工程图纸遗失或图纸不准确，就由工程师进行重绘。各科室的每一个房间，明确面积、功能、用途后，科室负责人签字登记，这是医院进行统一管理和调配的基础。

同时，医院将房屋使用面积和科室成本挂钩，倒逼科室提升房屋使用效率，退还多占用的空间。新的管理机制建立以后，超面积标准配置办公用房现象得到遏制。医院各部门、科室需增加、减少、相互调整门诊区域用房或改变门诊区域房地产原有用途的，需向门诊部提出申请并按门诊部相关规定执行。对使用科室无明确用途且空闲一年以上的房产，予以收回，闲置的房产由国资处备案，总务处集中管理、调配。

相比固定资产，公立医院对无形资产的管理更是粗放。长久以来，医院管理者、财务部门和资产管理部门对无形资产的认识不足，未将无形资产纳入日常财务管理与资产核算。自身存有的特殊性决定了无形资产较难计价，医院缺乏一套客观、科学、可行的无形资产评估体系，对无形资产的取得、研制、计价、摊销、转让、投资和注销等环节不够重视。

由于规章制度的欠缺，不少医院在推进科研成果转化时因担心"造成国有资产流失"、触发财务风险而"不敢转"。徐医附院完善无形资产管理体制，落实管理责任，对无形资产进行归口管理，科技处负责专利权、科研非专利技术及著作权；医务处负责医疗非专利技术；信息中心负责计算机软件；院办负责院名（誉）、商标权；总务处负责土地使用权。

医院还明确了无形资产的预算、计划、审批、增加、验收、使用、维护、监督检查、收益管理、处置等环节，及无形资产的账务处理和清查等。

通过 HRP 平台，固定资产管理遵循事前计划、事中监控、事后分析的闭环管理理念，实现全面管理医院固定资产实物信息、财务信息以及全生命周期中各环节变动信息，提升医院固定资产管理效率与医院运营管理水平，推动医院精细化运营与高质量发展。

几年来，在院领导支持下，万伟光边改革、边实践、边研究、边总结，于 2022 年与王人颢、徐凯主编出版了《公立医院国有资产管理手册》，这是国内第一本全面介绍公立医院国有资产管理的工具书。全书结合当前医院国有资产管理现状，系统介绍了公立医院国有资产管理相关的基础知识、管理组织架构、资产配置、资产使用、资产处置、账务处理、产权登记、

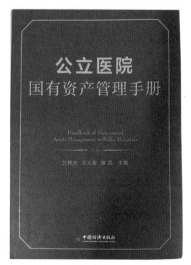

2022 年主编出版了《公立医院国有资产管理手册》

风险控制、绩效评价、信息化以及管理制度、业务流程、常用表单示例等内容，为研究现代医院管理制度建设、公立医院改革、医疗卫生事业高质量发展等相关工作及研究领域的卫生行政管理人员、医院管理者、学者等提供参考和学术讨论。

六、打造政治生态绿水青山

任何一项改革都会不可避免地遇到阻力。著名经济学家吴敬琏曾总结，改革的阻力来自三个方面：一是意识形态的阻碍，过去的意识形态有延续性，很容易在新的征程上继续妨碍改革。二是既得利益者的阻碍，改革中，利用体制缺陷、依靠权力获得利益的特殊既得利益者，会变成进一步改革的阻碍。三是实际的矛盾和困难，这是在带病的体制下运作多年后积累下来的问题。

王人颢对这三点感同身受。省委巡视组来院巡视，有人写一些负面的材料递上去，企图抹黑改革、阻碍改革。还有人四处造谣诽谤，试图扰乱改革步伐。王人颢从来没有被这些杂音所困扰，在他看来，逆时代潮流而动的小水花，掀不起大风大浪。但他也清楚，医院政治生态存在问题，必须多措并举加以净化、修复和重建。

习近平总书记曾指出："一些人无视党的政治纪律和政治规矩，为了自己的所谓仕途，为了自己的所谓影响力，搞任人唯亲、排斥异己的有之，搞团团伙伙、拉帮结派的有之，搞匿名诬告、制造谣言的有之，搞收买人心、拉动选票的有之，搞封官许愿、弹冠相庆的有之，搞自行其是、阳奉阴违的有之，搞尾大不掉、妄议中央的也有之。"习总书记多次强调，"七个有之"是政治隐患，必须采取有力措施予以防范和遏制。

这给了王人颢底气。在不同场合，他多次强调，改革已进入关键阶段，风险无处不在，面对复杂的内外部环境，要时刻绷紧"规矩意识"这根弦，全力落实行风建设"九项准则"，知敬畏、存戒惧、守底线。

王人颢深知，只有积极主动地抓实抓好意识形态工作，努力营造风清气正、干事创业的良好政治生态，才能真正使医院转型发展行稳致远。

顾名思义，意识形态是一种思想体系，是无形的，是不可量化的，只能通过一些表相去分析这种状态，但在实际中表相与实际的思想意识并不一致，它具有极强的易伪装、难侦测特性。王人颢清楚，意识形态工作是一项艰难的工作，但他的着力点却无比清晰，首先要坚定不移破除形式主义和官僚主义。

2018年11月，徐医附院发布《关于深入开展形式主义、官僚主义突出问题集中整治活动的实施方案》，要求各部门、科室深入查找自身存在的问题不足，填写《形式主义、官僚主义问题排查情况统计表》，针对自查自纠中发现的问题，全面汇总问题清单，分析问题根源，研究制定整改措施，明确整改责任人和整改时限，形成整改方案，填写《形式主义、官僚主义问题整改主体责任清单》。

根据《实施方案》，整治内容包括：对医院决策部署传达贯彻不及时，工作措施不具体，以会议落实会议，以文件落实文件；落实工作"雷声大""雨点小"，不督办、不推动，甚至找借口不落实；执行上级批示行动迟缓，阳奉阴违、做表面文章，在接受上级单位和领导调研考察工作中，弄虚作假；安排部署工作缺乏科学决策，谋划工作脱离实际，调查研究、检查工作不深入基层、不深入群众了解情况，走过场、做样子，缺乏主动性、目的性；对涉及患者利益的问题推诿拖延，对患者合理诉求故意刁难，需要担责的不担责，需要协调的不协调；履行职责表态很好、决心很大，但在落实中干劲韧劲不足，喊得响、干得少，遇到困难绕道走，不能按时保质兑现表态等。

医院将整改纠正形式主义、官僚主义纳入医院党委各部门、科室 2019 年主体责任清单，对于整改方案和问题清单反映的问题，深入分析根源，逐条制定措施，明确责任分工和完成时限。王人颢要求各部门、科室把专项整治与当前医院转型发展的重点工作结合起来，选择 2 ~ 3 个最为突出的问题作为切入点，集中精力抓好整改纠正，多轮次压实推进。同时，把整治形式主义、官僚主义问题过程中好的做法上升到制度层面，推动建立规章制度，堵塞漏洞。

2018 年 12 月，医院成立了由王人颢挂帅的意识形态工作领导小组，出台了《中共徐州医科大学附属医院委员会意识形态工作责任制实施细则》，把意识形态工作作为党的建设的重要内容，纳入重要议事日程，纳入党建工作责任制，纳入领导班子、领导干部目标管理，与医院人才培养和改革发展紧密结合，一同部署落实、一同检查考核，做到权责明确，常抓不懈。

各项工作有序推进的同时，王人颢提出必须要发挥纪检监察的作用，延伸监督触角，创新监督模式，以问题为着力点，紧盯重点领域、关键环节和重要人员，把纪律规矩意识挺起来。院党委从组织架构上增强了纪委从严监督顶层设计，及时调整纪委内设机构、增强人员配备，设置纪委办公室、监督检查处、审查调查处。

2019 年 5 月，年仅 40 岁的谈在祥从徐州医科大学党委办公室主任任上调往徐医附院，任纪委书记。谈在祥 2003 年本科毕业于徐州医科大学临床医学系，2010 年取得华东政法大学刑法学硕士学位，2014 年获华东政法大学刑法学专业法学博士。

根正苗红的徐医人，又有医学、法学专业背景，对正处在改革关头的徐医附院来说，这样的复合型人才难能可贵。而年轻的谈在祥身上确实也看不出半点老气横秋、暮气沉沉，而是有一股冲劲儿、干劲儿。王人颢对他寄予厚望。

初来乍到，谈在祥深感压力山大。大学的管理计划性很强，但医院的管理完全不一样，后者会面临各种突发性的问题，也需要更多前瞻性的布局。同时，公立医院是政策指导性极强的机构，要时刻遵循国家大政方针，以相关政策指导发展。另一方面，与大学形成鲜明对比的是，公立医院是庞大的经济组织，有较强的经济属性，廉政风险防控任务艰巨。

2018 年以来江苏掀起医疗反腐风暴，不少医院管理者、临床医生因严重违纪违法被查处，给医院造成重大的损失。谈在祥上任后，按照上级纪委和医院党委的要求，定位严字当头，坚持从严监督、从严执纪、从严问责、从严自律，为接下来的工作定下基调。

因为具有法学背景，谈在祥对廉政风险的防控、相关职能部门的职责、重点领域和关键环节有着相当的了解。涉及人权、事权和财权的部门和岗位，是纪委监督的重点。"风险防控就是要明确医院有哪些风险点，风险点存在哪些问题，然后针对问题提出制度完善的建议，最终形成工作的闭环，防范可能发生的风险。"谈在祥说，徐医附院的监管风格是"严管厚爱"，不仅要让纪律"带电"、制度"长牙齿"，更要让关心与厚爱有温度。

2019 年，我国卫生健康领域第一部基础性、综合性法律——《基本医疗卫生与健康促进法》颁布，明确要求医疗卫生机构不得对外出租、承包医疗科室。非营利性医疗卫生机构不得向出资人、举办者分配或者变相分配收益。政府举办的医疗卫生机构应当坚持公益性质，政府举办的医疗卫生机构不得与其他组织投资设立非独立法人资格的医疗卫生机构，不得与社会资本合作举办营利性医疗卫生机构。

既往的发展中，公立医院或多或少与社会资本存在合作关系，公建民营、委托管理、服务外包、特许经营、改制收购等模式并不罕见。而新法基本上杜绝了公立医院和社会资本的合作。2019 年开始，谈永祥带领的纪委协助医院推进对外合作项目清理工作。因为是历史遗留问题，这项工作并不容易，一方面要保障医院的合法利益，另一方面要把国家对公立医院的要求落实到位。两年时间内，徐医附院清理完了所有合作项目，极大地减轻了负担，也避免了相关风险。

药品、高值医用耗材向来是反腐重灾区，也是医院管控重点。

2019年省卫生健康委专项巡查点出了徐医附院存在的问题：对于重点领域专项治理工作制度制定不完善，制度落实打折扣，药品、耗材、试剂、设备等采购相关机制不健全。

制度和机制建设加快了进度，2019年医院成立了高值医用耗材临床应用管理委员会，下发了《医用耗材及试剂管理办法》，各临床、医技科室成立了医用耗材（试剂）管理小组，负责科室医用耗材及试剂的使用培训，定期讨论评价科室医用耗材及试剂的使用情况，督促科室人员按诊疗规范合理使用医用耗材及试剂，讨论科室医用耗材及试剂新增、调整的申请。

与此同时，纪委联合相关部门对医务人员进行医用耗材及试剂相关法律法规、规章制度和临床应用知识培训，分析、评估使用医用耗材及试剂风险、不良反应、损害事件等，并提供咨询与指导。

医院实时监测药品耗材采购使用异动情况，及时预警；对违规采购使用的，采取"削高峰""熔断"等处置措施，做到早发现、早提醒、早处理。同时，定期对医用耗材临床合理使用情况进行动态监测、评估和专项点评，确定重点管理的医用耗材目录，定期统计、评估、公布高值医用耗材及其他医用耗材临床异常应用情况；对存在不合理应用问题的医用耗材应及时采取干预和改进措施，指导临床合理使用医用耗材。

不仅如此，医院还对药品、耗材、检验检测试剂、大型医疗设备采购使用等重点领域和关键环节行风问题开展专项整治，开展"四排一控"活动。把规定落实情况与医德考评、评优评先、晋升晋职、工资绩效等挂钩。对收受"红包""术中加价"等违规行为"零容忍"，发现一起查处一起。

学法出身的谈在祥格外重视医院法治建设。在他看来，要从更宏观的角度看待公立医院法治建设。党的十八大以来，党中央将全面依法治国纳入"四个全面"战略布局，开创了全面依法治国新局面。作为一个系统工程，全面依法治国重在"全面"，涉及治国理政方方面面，贯穿社会生活各个领域。从这个意义上讲，公立医院不是法外之地，医护人员也非法外之人，依法治院是全面依法治国的题中应有之意。

2019年，徐医附院在江苏省公立医院中较早成立了法务部，该部门设一名主任，招聘了一名法学硕士作为专职管理人员，还聘请了一批兼职法律顾问。法务部成立的一个重要因素是医院在清理对外合作项目时发现，部分合同不符合医院利益，原因在于过去医院各级领导人员对法律不熟悉，对合同的审查不严格。成立法务部门后，医院可以从更专业的法律角度对合同进行前置审查。

除此之外，法务部还为全院各部门、临床医技科室以及全体员工提供法律服务，负责处理医院有关医疗、经营运营、劳动争议、科研、后勤、财务、税务、知识产权等方面纠纷的调解和诉讼，负责制定全院关于医疗风险及医疗纠纷防范、医患沟通、法律法规的培训计划并实施。

也是在2019年，国家卫生健康委发布《关于进一步加强医疗卫生事业单位法治建设的通知（试行）》，从增强法治思维和能力、完善法治建设工作制度、逐步建立健全法治工作部门、全面推行法律顾问制度等方面，对公立医院法治建设提出了要求。徐医附院把工作做在了前面。

从2019年起，医院组织开展了《医疗纠纷预防和处理条例》解读培训、《民法典及民事证据规定背景下医疗侵权》专题讲座、《医疗损害责任纠纷法律适用及风险防范》专题培训、《实习医生医疗纠纷防范与医患沟通》、《医学人文与医患沟通》专题培训等一系列培训，以各个党支部为单位进行了宣传、学习，并且有效利用医院的电子大屏进行普法标语的播放，起到较好的法治宣传和教育作用。

与此同时，医院推进"三重一大"合法性审查，修订《关于落实"三重一大"决策制度的实施办法》和《徐州医科大学附属医院党委会和院长办公会议事规则（修订）》，进一步明确"三重一大"事项

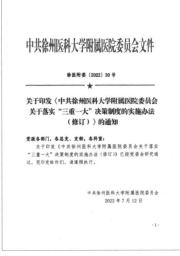

徐医附院出台《关于落实"三重一大"决策制度的实施办法》

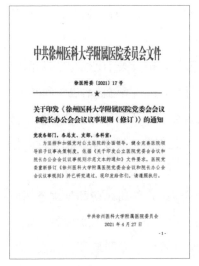

徐医附院出台党委会和院长办公会议事规则

的讨论、落实、审查相关制度和流程。法务部针对重大合同进行法律审核，审核医院各类合同300余份，其中重大合同（标的额≥50万元）审核24份，尽可能避免医院合同特别是重大合同签订及履行风险，最大化地减少医院不必要的损失和为医院争取合法利益。

医院建立完善招标采购规章制度，完善单一来源采购的审批程序，加强对代理机构的监督和考核。通过设立专职"招投标档案管理员"，加强对招标文件、投标文件、合同等文书资料的二次复核；上线HRP合同全流程管理系统，通过信息化手段加强对合同审批的监管。医院对2019年度至2021年度历史采购项目自查自纠。对自查发现的问题，逐一进行整改，如有损失予以追回。

医院积极探索构建纪法融合下的公立医院嵌入式监督机制，紧抓重点领域关键环节，强化对基建工程、人事招聘、新药、设备、耗材、试剂遴选、报废资产处置、招投标等重点领域进行嵌入式监督，关口前移、精准监督，提升监督质效。2020年疫情期间，医院成立疫情防控督导检查组，加强对防疫捐赠物资专项检查，把工作下沉到疫情防控一线，坚持每日一查。

2019 年至 2022 年，针对药品耗材使用异动、捐赠物资使用、临床违规用药等问题，纪委主动约谈 200 余人次，下发监督整改意见书 15 份，跟进整改情况，让监督成果真正落到实处。院纪委立案处理 3 人次，党纪警告处分 3 人次，诫勉谈话 10 人次，责令检查 9 人次，院周会点名通报批评 4 人次，劝退 1 人次，岗位调整 7 人次。"根本目的是防微杜渐，抓早抓小，避免小事酿成大祸。"谈在祥说，培养一个医务人员周期很长，极为不易。有一家医院的大主任被抓进去了，还天天在那里练手，问他为什么还练手？回答说将来出去以后，还想为患者服务。但是还有机会吗？

这些案例谈在祥烂熟于心，因为他逢会必讲，他想通过扎牢制度篱笆和违纪案件的处理、通报，让大家知道过去的惯性该改变了，现在是动真碰硬，宽松软的环境一去不返，要慢慢形成不敢腐、不能腐到不想腐的氛围和境界。

2020 年，徐医附院印发了《徐医附院重点领域关键环节监督办法》，对选人用人、人事管理、财务管理、科研经费、资产管理、基建项目、物资采购、设备管理、药事管理、信息管理、医疗行风等人、财、物权力运行相对集中的重点领域及廉洁风险较高的关键节点，开展事前报备评估、事中监督检查、事后问廉问效。

行风建设是纪委主抓的另一项工作。新一届领导班子上任后，积极倡导"现场办公工作法"，主动到临床一线开展工作，对临床一线反映的问题，及时沟通解释，能当场解决的当场解决。2018 年上任后，王人颢就带领院领导班子、职能部门密集下到科室讲政策、做工作，医院班子成员、中层干部每天参加早交班已形成惯例并一直延续。此外，医院还通过访谈、座谈会、院内网络办公平台、设立职工意见箱等形式，广泛吸纳意见和建议，限时答复。

医院严抓会风管理，严格落实传达制度，部门负责人是第一责任人，应及时向职工传达院周会、总结大会等会议精神，要求一般内容在会议召开后的两天内传达到位，紧急、重要内容立即传达，确保医院各项工作人人知晓，人人参与。

为提高工作效率，医院建立部门间沟通协调机制，涉及多部门的交叉工作内容，相互配合，通力合作，联合办公研究处理问题，协同推进工作。医院实行职能部门行政查房制度，院领导、职能部门负责人每周三走访巡查临床医技科室，听取对医院管理工作的意见和建议，对巡查中发现的突出问题联系相关部门研究整改，对临床医技科室在工作中遇到的困难提供帮助。

医院建立行风建设责任追究问责机制，对行风工作不力、案件频发和发生重大行风案件的部门科室开展约谈，限期整改，并在评优评先等相关项目评审中实行"一票否决"。建立并完善中层干部廉政档案和数据库，实现动态监督、全程监督和分析应用，作为干部选拔和廉洁意见回复重要依据。行风建设考核数据（科室行风建设、锦旗、表扬信、投诉）纳入科室及个人医德考评系统，同时医德考评结果也作为人事处、组织部职务任免、职称晋升、评先、评优、提拔干部的依据。

"相互补台，好戏连台；相互拆台，全部垮台"。谈在祥认为，徐医附院建立了良好的政治生态，有问题班子成员都是放在台面上讲，从不隐晦，这有效避免了内耗，也解决了决策效率低下的问题。

实践的同时，医院还积极围绕大型公立医院监督执纪过程中共性问题开展理论研究，近两年，医院承担市厅级以上党风廉政建设课题 5 项，在北大核心期刊发表相关论文 20 余篇。

2020 年疫情暴发后，医院收到一位老人捐赠的医用酒精。谈在祥问满头银发的老人，为什么捐那么多酒精给医院。老人的回答让他动容，她说自己爱人的命是附院救的，孩子出了意外，也是附院救回来的，一家人对附院充满感情，尤其是近两年医院变化很大，看病更觉得放心、安心。

患者的信任让徐医附院的改革者们感受到了阵阵暖意。

每年的党政工作要点，王人颢都会重点强调政治生态建设的重要意义。2020年第三个医师节庆祝大会上，他在倡导"六种"能力的提升中，特别提出全院干部职工要提升"坚守底线、廉洁行医的风险防控能力"，并作为医务人员毕生从业从政的必备基本功。这是医院近年来坚持不懈抓政治生态建设的一个缩影。

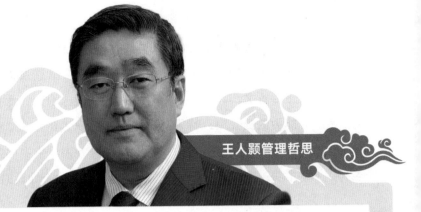

- 会看病看好病，会开刀开好刀，是回归医学初心的基本要求，但这还远远不够，风险防控的能力应同看病开刀一样，成为医务人员的看家本领。

- 公立医院存在的种种问题，很大程度上是由医院基础管理弱化造成的。解决这些问题，就要从加强管理开始，管理出效益。

- 医院感染管理要转变观念，不是把人配足了，就能把工作做好的。院感工作一定要全民皆兵，全院全员都要有这个意识才能把这项工作做好。

- 所有风险防控的工作都要树立"全民皆兵"的意识，形成全员参与的氛围，落实全员防控的责任。

- 没有信息化，就没有医院现代化。医院信息化建设重中之重的工作就是要把短板补齐，长板拉长，信息化建设永远在路上。

- 以前拼"量"的时代已经过去了，现在拼的是"质"！

- 希望大家作为科室部门的"第一责任人"，要沉下心来，好好思考谋划，切实把科室和部门管好，这样才能推进医疗服务行为的规范性，进一步提升服务的效能。

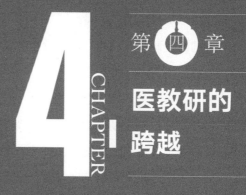

第四章

医教研的跨越

当我们跨越了一座高山，
也就跨越了一个真实的自己。
——汪国真《跨越自己》

作为苏北地区"领头雁"，徐医附院在多年的发展中筑起了相对完善的医教研体系，但在规模发展的年代，医教研的内涵建设和协同发展并未达到应有的高度。

2018年王人颢上任后面临的局面是：

医疗层面，医院缺乏拔尖学科。尚没有国家临床重点专科建设项目，有些重大技术如肝脏、肾脏等大器官移植手术已经十多年没能开展了，至今尚未获得开展资质；各学科发展不平衡、不充分的问题比较明显，部分弱势学科存在发展方向不明确、基础较为薄弱等问题；优秀学科带头人不足，后备学科带头人支撑不足，难以适应"科有特色、人有专长"的长足发展需要。

教学层面，医院教学功能淡化，教学意识淡薄，经费投入不足，未建立起较完善的临床教学奖励机制和考核机制；教学师资队伍素质参差不齐，缺乏科学的教学质量监控和评价体系；医务人员陷入繁杂的临床工作中，带教精力不足、意愿不强，部分医师甚至采取逃避、敷衍的态度。

科研层面，浓厚的科研氛围没有形成，医院专职科研人员过少，科研经费配套不到位，国家自然科学基金立项数量偏少，无重大科技专项项目，高水平论文数量较少。

按照有关专家的说法，如果从使命任务和功能定位划分，我国公立医院可以分为三个层次：研究型医院、临床型医院、全科型医院（基层医院）。尽管是大学直属附属医院，但从发展模式和发展成果上看，徐医附院更接近于一家临床型医院。2018年确定了"打造具有国际视野的现代化区域医学中心"这一目标，等于宣告了徐医附院向研究型医院转型。从那一刻起，全方位提升医教研水平就势在必行，且刻不容缓。

面对公立医院高质量发展建设任务与历史机遇，徐医附院党委充分发挥民主集中制这一党的根本制度优势，完善决策机制，顶层谋划、合理布局人才学科发展战略，将2021年确立为"学科建设年"，成立院学（专）科建设领导小组及学科办公室；同时，制定人才队伍及学科建设"十四五"规划，分析医院人才学科建设存在的问题和设定具体的奋斗目标；召开医院科技工作与学科建设大会，部署今后一段时间内科技和学科工作任务；2023年，经过变革后的徐医附院入选了江苏省首批高水平医院建设单位，医院制定了《徐医附院高水平医院建设实施方案》，针对不同层次学科进行支持与帮扶，全力推动高峰高原学科建设。

一、"七大中心"启航

28个省级临床重点专科，14个临床、医技科室获得国家药物临床试验机构资格，1个国家级重点学科培育建设点，1个国家地方联合工程实验室，3个省"科教兴卫工程"医学重点学科，1个省"科教强卫工程"临床医学中心，2个省医学重点学科，4个省级研究所，省卫生健康委临床医师进修培训基地、全科医师培训基地。这是截至2018年底，徐医附院的"家底"。

尽管经过多年积淀，徐医附院形成了麻醉、血液、肿瘤等一批高原学科，但却面临有高原无高峰的尴尬，学科发展后劲不足，缺乏高显示度技术。

2018年新一届党委班子确立后，即确定以学科驱动为抓手，以建设国家级临床重点专科为目标，不断把更多资源向优势学科靠拢，做强做优优势学科，打造学科高峰。

上任后的一年内，王人颢和班子成员一有时间就走进各个科室的医生办公室，与科主任和医生们一起探讨学科建设遇到的瓶颈和发展需求，寻找一条学科发展之路。

在王人颢的理念中，打造学科高峰，一定不能让优势学科单打独斗，优势学科要尽最大可能带动相关学科一起发展，形成一个整体的学科体系，只有这样，才能真正满足更多患者的实际需求。

他敏锐地捕捉到了机会——中心化发展。

2018年国家卫生健康委发布《关于印发进一步改善医疗服务行动计划（2018-2020）的通知》，提出在地级市和县域内，符合条件的医疗机构建立胸痛中心、卒中中心、创伤中心、危重孕产妇救治中心、急危重症新生儿救治中心五大医疗中心，要求重大疾病救治相关专业统筹协调，为重大疾病患者提供医疗救治绿色通道和一体化综合救治服务。

政策支持下，徐医附院领导班子决定以"五大中心"建设为抓手，整合多学科力量，优化流程完善救治体系，打造优质、高效、全覆盖的急危重症医疗救治体系，最终实现相关专业统筹协调，打造优势学科群，提升学科发展硬实力。

"五大中心"是一项系统工程，必须要有一个视野开阔、思维超前、专业过硬的负责人系统谋划、统筹领导。2019年徐医附院引进时任南京医科大学第一附属医院（江苏省人民医院）心内科副主任、中华医学会心电生理与起搏分会副主任委员陈明龙教授作为医院非法人院长，负责学科建设和科学研究工作。

陈明龙到徐医附院后，主抓的正是卒中中心、胸痛中心、创伤中心、危重孕产妇救治中心、危重新生儿救治中心"五大中心"建设。在他看来，虽然各大医院都在推进"五大中心"建设，但很大程度上缺乏科学思路和足够的医疗大数据证据以证实整个流程是高效的，服务能力是提升的。"必须要有证据、有痕迹，用数据说话，证实缩短了救治时间、降低了致残率和死亡率。"这是陈明龙对"五大中心"建设的思路。

作为心内科医生，他首先从胸痛中心着手，建立全流程管理模式。

胸痛中心建设目的是建立区域协同的救治体系，通过多学科及多单位（包括院前急救系统、急诊科、心血管内科、心胸外科、网络医院）合作，对急性胸痛患者进行快速准确的诊断、评估和治疗，缩短急性心肌梗死患者救治的总缺血时间，准确筛查出急性肺栓塞、主动脉夹层以及低危胸痛患者，减少误诊、漏诊和过度治疗，改善患者临床预后。

徐医附院胸痛中心成立于 2018 年获批，成为徐州地区唯一一家江苏省省级区域胸痛救治中心。

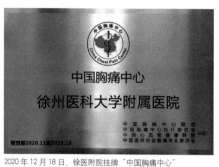

2020 年 12 月 18 日，徐医附院挂牌"中国胸痛中心"

以急性心肌梗死这一胸痛中心常见的"急性杀手"为例，胸痛中心建设中医院普遍强化了患者从进入医院大门到进入导管室的时间管理，增强了协调能力，优化了院内流程。

陈明龙认为，经过多年努力，院内流程优化已经没有多少上升空间了，接下来应该将关注重点转移到患者从家里发病到医院这段时间的流程。

"如何缩短院前这段时间，实现高效救治，是整个胸痛中心建设中重点考虑且要大手笔去做的。"为此，陈明龙在徐医附院胸痛中心建设中，提出了信息化救治通路的思路。具体而言，就是在基层医疗机构建立心电网络，患者一旦发病，可以就近在网点做心电检查，基层医疗机构将心电图通过蓝牙发送上级医疗机构诊断群，做出快速诊断，然后由 120 专线快速救治，送往上级医院。通过基层"心电一张网"，可以构建区域协调救治急性胸痛患者的科学医疗体系，为心肌梗死等急性危重症患者赢得宝贵的抢救黄金时间，从而提高胸痛患者的抢救成功率。

院前急救和院内救治实现紧密结合，但陈明龙并不满足于此。他知道，很多患者在医院得到救治后，并未控制危险因素，吸烟、酗酒、暴饮暴食等不良生活习惯可能导致疾病再次发生。因此，在院内宣教不足的情况下，就必须加强患者出院后的健康随访和管理。为此，徐医附院提出主动管理的理念，强化院后管理，患者出院后定期随访，提醒用药和检查，降低患者出院后再次发病率。

院内救治方面，为确保急性胸痛患者在最佳时限内得到救治，徐医附院通过整合院内多学科医疗资源，并与院前急救人员、基层医院通力协作，对急性胸痛患者实施重点病种快速急救通道管理，在接诊、检查、治疗、手术及住院等各个环节上实施快捷有效的急救措施，以尽可能节省时间、提高诊断和救治效率。

2019年11月9日对急救中心的医护人员来说，是一个平常的日子。上午9时16分，一名36岁男性患者在预检分诊台自述胸痛一小时。分诊护士快速收集该患者发病史进行评估后认为其属于高危胸痛患者，于是立即开通绿色通道，抢救室医护人员快速启动急性胸痛救治流程，9时20分完成心电图检查、9时40分完成心肌损伤标志物检测，明确诊断为急性ST段抬高型心肌梗死。医护人员按照急性ST段抬高型心肌梗死救治规范给予急救药物应用、密切监护患者生命体征，同时通知心内科、导管室做好急诊冠脉介入治疗准备。

就在大家紧锣密鼓进行各项急救措施时，患者突然意识丧失，出现了致命性心律失常——心室颤动。抢救室巡回医护人员迅速反应，立即给予心肺复苏、电除颤、抢救药物应用。经过近10分钟的奋力抢救，患者恢复了自主心跳和自主呼吸，随即被医护人员安全护送转运至导管室行介入治疗。患者接受治疗后，转危为安。

在急救中心，这样的案例数不胜数，医务人员对众多急危重症患者中的这位"普通"患者的记忆渐渐模糊了。但惊喜总是不期而至。11月18日一大早，徐州寒风凛冽，徐医附院急救中心来了一对举着锦旗的年轻夫妻，10天前在胸痛中心抢救的男子已经康复出院，今天在妻子的陪同下，送来了锦旗："感谢徐医附院挽救了我的生命和我的家庭。"

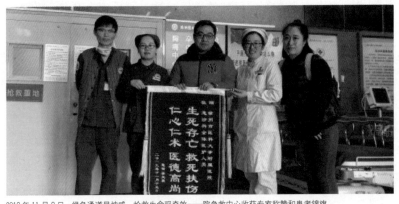

2019年11月9日，绿色通道显神威、抢救生命现奇效——院急救中心收获专家称赞和患者锦旗

徐医附院胸痛全流程管理模式受到国家层面的认可。2019 年陈明龙上任后医院就着手申请国家胸痛中心，2020 年 11 月，医院以高分通过中国胸痛中心第二批次标准版的认证。认证专家点出了胸痛中心建设的四大优点：各级领导对胸痛中心非常重视，全院执行力非常强，让人印象深刻；胸痛的救治非常规范、合理，胸痛中心建设的效果显著；医院全员培训非常到位，全院参与度非常高；持续改进效果非常好。

通过不断努力，徐医附院针对急性胸痛患者救治的 D-to-B 时间缩短至 55 分钟（国家胸痛中心质控标准为 90 分钟），急性心肌梗死院内死亡率降至 2.25%（全国胸痛中心院内死亡率 5% 左右）。2021 年心内科开展的急性心梗介入治疗的急诊手术量达到 800 余台，急性 ST 段抬高心肌梗死手术 400 台，均为全省第一。

胸痛中心的辐射与带动作用也在不断显现，心血管内科等学科在技术、诊疗模式、科研产出方面的不断蜕变。近年来，心内科率先在省内引进冠脉内多普勒超声诊断仪、血管内超声诊断仪、胸痛诊断仪、经皮主动脉内球囊反搏仪、大型平板 X 光机、Ensitevelocity3.0 三维标测系统，在超声诊断、冠脉内多普勒与超声显像评估冠脉病变形态功能、心血管疾病介入诊疗、冲击波球囊技术治疗冠脉重度钙化病变等方面形成了鲜明的技术特色，多项技术在省内率先开展，技术难度及病例数均达到省内领先水平。超声诊断室作为淮海经济区复杂、疑难先心病会诊中心发挥了重要作用。

在陈明龙带领下，心内科不断向纵深发展，电生理起搏、结构性心脏病、高血压治疗、心衰中心、心血管康复中心、冠心病介入治疗等亚专科不断完善。

陈明龙极为重视临床研究。他带领心内科建立了胸痛中心心肌梗死研究队列，对心肌梗死患者进行从院前筛查、急救到院内救治再到院后健康管理的为期五年的跟踪研究，为心肌梗死防治探索新的模式。此外，还开展房颤筛查、高血压肾动脉射频消融国际多中心研究，取得显著成果。

淮海经济区是心脑血管病高发地区，房颤患者基数大，卒中及血栓栓塞风险大，抗凝比例低。2018年初，徐医附院整合门诊、急诊、心内科、心外科、介入科、神经内科、康复科、老年科、影像中心、检验中心等多学科资源，成立了房颤中心。陈明龙任院长后，进一步提高房颤的早期诊断率，在规范房颤的药物治疗、普及和规范新型治疗技术、开展房颤的长期管理等方面做了大量工作。

2021年，徐医附院牵头成立了徐州市房颤中心联盟，通过定期培训、健康宣教、疾病筛查等，推广房颤介入治疗，推动区域房颤的规范诊疗和房颤患者诊疗的全程干预。2022年医院房颤中心成为国家级房颤中心示范基地。

从2018年取消100张加床，到2019年陈明龙的加入，心内科的变化显而易见。该科副主任陆远认为，最重要的变化在于科室人员心态和精气神的改变，这得益于减床后科室聚焦于急难危重疾病的救治和高新技术的不断开展。科室能力提升后，患者数量并未明显下降且治疗效果明显提高，科室收入、人员绩效也有了大幅增加，增加了30%～50%。

胸痛中心全流程管理模式取得成功后，陈明龙又将之复制到了卒中中心等几大中心。

卒中中心紧跟国家政策导向，不断完善制度建设，规范救治行为，优化救治流程，提升绿色通道的救治效率和卒中患者救治质量。卒中中心建立由神经内科、神经外科、介入科、影像科、超声医学科、康复科、心内科、内分泌科等科室医师参与的多学科查房制度；建立疑难、危重病例联合讨论制度，尽早明确疑难危重病例诊断，制定最佳诊疗方案；建立多学科联合质控制度，通过质量分析会对卒中中心运行过程中的各项数据进行汇总分析，发现存在的问题，提出整改措施，从而完善工作中的不足之处。

为积极推行院前、院中、院后的一体化全流程医疗服务模式，将医疗服务延伸至院后和家庭，使住院患者的院外康复和继续治疗能得到科学、专业、便捷的技术服务和指导，医院特制定了卒中中心健康管理与随访制度。要求各卒中中心相关病区针对卒中患者开展健康管理工作，建立患者住院信息登记档案，将所有出院后需院外继续治疗、康复和定期复诊的患者纳入卒中中心随访范围。随访方式包括电话随访、接受咨询、上门随诊、书信联系等。需长期治疗的慢性病人或疾病恢复慢的病人，出院 2～4 周内随访一次，此后至少每三个月随访一次。

通过不断完善制度建设，规范救治行为，优化救治流程，提升绿色通道的救治效率，对脑卒中高危人群进行筛查与宣教，院中为患者进行建档与健康指导，院后为患者进行电话随访及面对面随访，徐医附院做到了对卒中患者的闭环管理。

2022 年，徐医附院入院到静脉溶栓的时间（DNT）中位数为30 分钟、入院到介入治疗时间（DPT）中位数为 89 分钟，溶栓率13.88%，救治成功率达到 96%。医院连续三年蝉联国家五星级高级卒中中心，更是在 2021 年 10 月的全国高级卒中中心排名中达到全省第一、全国第九。

2021年全国"五星高级卒中中心"光荣榜

2022 年 11 月 20 日，医院蝉联全国"五星级卒中中心"

创伤中心不断提升创伤救治能力，发挥辐射带动作用，通过与 120 完善急救网络配置，实时获取创伤患者的伤情，在伤者到达医院前完成救治的准备工作，实现无缝衔接，提高救治效率。

尽管近年来各大综合医院儿科不断萎缩，但徐医附院始终坚持加强儿科学科建设，新生儿、小儿神经、小儿肾脏、小儿血液、小儿心血管、小儿遗传代谢内分泌、小儿呼吸、小儿消化、小儿急救等专业发展迅速，专业水平始终保持与国内先进水平同步发展。

强大的综合实力，为新生儿救治中心建设打牢了基础。救治中心配备了世界上先进的小儿高频呼吸机及无创呼吸机、新生儿辐射抢救台、高级暖箱、蓝光治疗仪、心电监护仪、婴儿高压氧舱等诊断治疗设备，及专业的儿科实验室。多年来，医院在新生儿疾病治疗方面形成了诸多特色和优势：如极低出生体重儿和超低出生体重儿救治，新生儿危重症如新生儿呼吸窘迫综合征、重度新生儿缺氧缺血性脑病、新生儿坏死性小肠结肠炎、多脏器衰竭、严重高胆红素血症、休克、顽固性低血糖、严重感染、先天性心脏病诊断及消化道畸形诊断等方面具有丰富的临床经验。目前中心每年收治危重新生儿 1500 余例，极低、超低出生体重儿 130 例左右，抢救成功率达 95% 以上。

危重孕产妇救治中心通过大力推动急危重症规范化诊治，与新生儿科、麻醉科、ICU、输血科及介入科、内科、外科等，进行多学科协作，抢救成功率达到 99%，挽救了许多高危母婴的生命，创造了很多生命的奇迹。目前产科每年诊治的妊娠合并症、并发症等高危妊娠占到住院分娩人数的 45%。

在制度层面，徐医附院也不断给予"五大中心"扶持。如，出台"五大中心"激励方案，各中心在规定时间以内或按管理要求规范开展相应技术，如实记录病例信息、上报信息的，给予 800 元／例奖励；各中心重点扶持一项技术内容，如能规范开展救治并达到相应管理要求的，给予 1000 元／例奖励。

高质量转型发展之后，让王人颢及一众临床专家们无法释怀的，一直是肝脏移植和肾脏移植。在王人颢看来，这两项技术应该是徐医附院作为区域医疗中心的标配。十几年前医院曾大力开展器官移植手术，一时风光无两，后来由于种种原因，失去了相关资质，从此它们像一道显眼的伤疤刻在医院的"脸上"。现在他决定把伤疤揭下来，他打算举全院之力，如打造"五大中心"那样，打造院级肝脏移植中心和肾脏移植中心。

徐医附院早在 1991 年就在苏北地区首先开展异体肾移植术，

至 2006 年共完成肾脏移植 287 例，手术成功率 100%，肾脏移植一年存活率超过 98%，带肾存活最长已超过 25 年，期间完成活体供肾移植 10 余例，全部成功存活。期间还完成心脏移植、肝脏移植各两例，获得成功和长期存活。

作为江苏省长江以北区域最早开展器官移植的医疗机构，徐医附院积累了足够的经验，然而因为没有进入国家对器官移植手术开展医院的区域划分，医院一度停止了这一手术项目。这样一来，江苏省准予开展人体器官移植的医院主要集中在南京和苏南地区，苏北地区无移植医院。因为移植医院数量少，分布不平衡，截至 2017 年，江苏 80% 以上的脏器移植患者需要前往上海、北京等地接受手术。

政府层面也意识到了这个问题，省卫健部门对人体器官移植技术进行新一轮规划布局时，将徐医附院列为人体器官移植技术苏北地区布局医院（2018-2020 年），这为医院提供了难得的契机，4500 余名徐医附院人再次燃起了对器官移植技术重回医院的希望。

新一届领导班子上任后的一项重要任务就是让梦想照进现实。如本书前文所述，2018 年王人颢上任一个月后专程前往北京拜访中国工程院院士、北京清华长庚医院院长董家鸿教授，希望其帮助徐医附院重启肝脏移植这一高显示度的技术。这充分显示了王人颢推进移植工作的急迫心情。

实际上，他与董家鸿院士还有过很深的渊源。早在 1997 年，还是普外科副主任医师的王人颢前往第三军医大学西南医院（现陆军军医大学西南医院）肝胆外科进修，师从时任胆外科主任的董家鸿。因为这段经历，2001 年徐医附院开展第一例肝脏移植时，邀请的正是董家鸿团队。彼时，青年才俊王人颢积极协调，从供体来源到受体选择，再到围手术期的管理等方面，为医院第一例肝移植的成功开展做出了积极贡献。

作为医院第一例肝移植的参与者与见证者，大器官移植的情结一直藏在王人颢心底，从未改变。上任后，他把器官移植工作作为头等大事来抓。2018 年总结表彰暨 2019 年工作部署大会上，王人颢发出号召：积极推动器官移植等具有高显示度的高精尖医疗技术，今年力争获得肾脏移植资质并顺利启动该工作，积极谋划肝脏移植工作。

2019 年大型医院巡查中，巡查组"不留情面"地指出，有些重大技术如肝脏肾脏等大器官移植尚未获得资质开展，器官捐献工作推动力度不大，今年完成的三例捐献和十余例潜在病例与徐州地区的规模和医院的发展目标不匹配。这进一步刺激了王人颢。

为了尽快获得肾脏移植资质，医院从制度、技术、人才、硬件等方面加快布局。仅 2019 年，医院就密集成立了人体器官捐献和移植工作委员会、器官捐献和移植财务监管委员会，调整了人体器官移植伦理委员会，印发《人体器官捐献和移植工作委员会工作方案》《人体器官捐献与移植财务管理暂行规定》《肾脏移植技术管理规范》等文件，完善了器官移植管理、技术、伦理等相关层面的规章制度，梳理了 OPO（器官获取组织）工作流程。

为加快提升医院肝脏移植中心、肾脏移植中心和"五大中心"建设水平，2019 年 5 月，医院出台《"七大中心建设及中青年人才"专项支持计划实施办法》，将肝脏移植中心、肾脏移植中心提升为院级工程。这是医院为进一步打造区域医学中心、树立区域医学中心地位的重要举措，也是增强医院竞争实力、加强医疗质量建设的一项重大决定。

根据《实施办法》，医院将成立"七大中心"建设领导小组，明确肝脏移植中心、肾脏移植中心、胸痛中心、卒中中心、创伤中心、新生儿危重症救治中心、危重孕产妇救治中心等各中心项目负责人，项目负责人需签订任务书，组建团队，完成预定目标。

医院以直接立项的形式，给予每个中心 50 万元经费资助，推动各中心项目建设。很快，医院确定了"七大中心"组成人员，肝脏移植中心、肾脏移植中心由王人颢亲自挂帅。为加强"七大中心"建设管理工作，确保经费合理、规范、有效地使用，医务处分别制定了《"七大中心"建设管理制度》《"七大中心"经费使用管理办法》，对中心工作及经费使用提出了详细要求。

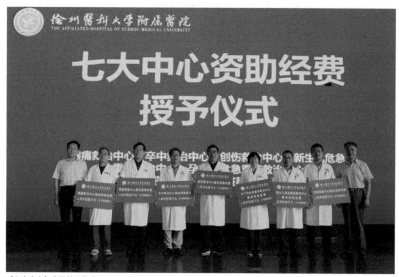

"七大中心"合同签订仪式

二、高峰学科崛起

尽管徐医附院打造了一批优势学科群，在肾脏移植、麻醉医学、介入治疗、造血干细胞移植、神经内外科、整形外科、心血管内外科、恶性肿瘤等诊疗技术、影像诊断、急救医学等方面以绝对优势长期处于区域内前列，但对标高水平医院，学科建设和发展仍存明显差距，如缺乏拔尖学科；各学科发展不平衡、不充分的问题比较突出，相比优势学科，部分弱势学科存在发展方向不明确、基础较为薄弱、人才储备不足等问题；学科发展缺乏引领，医院学科带头人尤其是优秀学科带头人的人才资源不足，具有潜力的后备学科带头人的人才支撑不足，难以适应"科有特色、人有专长"的学科长足发展需要。

基于现状，徐医附院从战略上高度重视人才学科建设，2021年将年度发展主题确定为"学科建设年"，成立院学（专）科建设领导小组及学科办公室，切实推动学科建设。2021年金培生主抓学科建设后，提出在人才和学科建设上加大投入力度，拿出真金白银，对学科建设进行扶持。这一提议很快在党委会审议通过。

学科评估：找准定位

毛主席在《矛盾论》中讲到，"在复杂事物发展过程中，其内部各种矛盾是不均衡的，我们必须要区别对待"。医院党委在全面掌握各学科发展情况的基础上，根据医院整体发展战略中的定位，辩证地处理好学科"高峰""高原"与"平地"之间的关系。

为此2021年医院着手对全院学科发展现状、竞争优势、发展瓶颈、差距不足等进行深入分析和评估。先后经过10次会议，最终敲定了学科评估办法及评估细则，从人才队伍建设、教学与人才培养、科研工作及临床医疗四个维度全面评价医院学科、专科能力及水平。

人才队伍建设（20分）从人才项目、学会任职、学历结构、人才梯队等方面进行评价；教学与人才培养（15分）从本科教学、学位点建设、继教及住培等维度评价；科研工作（30分）从临床试验、科技创新（重点实验室情况、科研项目、学术贡献、科技奖项情况、专利）两个维度进行评价；临床医疗从临床重点专科建设、专业影响力、亚专科建设、新技术引进奖、住院患者医疗服务能力等维度进行评价。

经过科学严谨的评估和党委会研究通过，医院8个学科被评选为A类学科、10个学科被评选为B类学科、28个学科被评为C类学科。A类学科获得每年80万元学科建设经费资助，B类学科获得每年20万元学科建设经费资助，连续资助3年。

与此同时，医院制定了学科建设办法、经费使用管理办法等，并与学科负责人签订目标责任书。医院与科主任一一确定目标，一科一策，制定个性化指标。比如神经外科已是国家临床重点专科，发展方向就应该是打造江苏省质控中心，培养国家级的人才，成为江苏省相关学会、协会的主委。那段时间，金培生常常加班到晚上

9 点以后，他说：“就是和科主任在一起，一个一个确认目标，而后一个一个签字。”

"医院对学科发展有整体的规划，这个周期下，打造几个国家级重点专科、几个省级质控中心，都有明确目标和实施路径。"金培生说。

根据规划，"十四五"时期，医院将加快领军学科建设，积极引导并服务 A 类学科发展，根据医院实际情况统筹规划，明确方向，重点突破，力争取得标志性成果。"十四五"期间新增国家级临床重点专科 1~2 个，江苏省医学创新中心 2~4 个，江苏省医学重点学科 2~4 个，江苏省医学重点实验室 1~2 个，江苏省质量控制中心 2 个。

针对弱势学科，医院根据科室实际情况和发展差异，通过绩效激励、学科共建、人才培养等措施给予有力支持，"十四五"期间力争新增江苏省临床重点专科 5 个。

战略促学科蝶变

医院宏大战略最终要落到具体学科上。在"1234"高质量转型发展战略引领下，徐医附院数个学科乘风而上，实现了全新的突破。

神经外科

30 余年职业生涯中，神经外科主任于如同经历过两次"减床危机"。

第一次发生在 2000 年。这一年，读博回来的他任神经外科主任，但他带领的科室处在生死存亡的边缘。彼时，科室每年手术量 100 多台，一个病区 40 张床位只能收到 20 个病人。院领导找他谈话，要把病区床位砍掉一半。30 多岁的于如同血气方刚，坚决拒绝，并立下了军令状："给我两年时间，如果收不满病人，再裁撤不迟。"

从开展新技术开始，于如同带领孱弱的神经外科起步。不到一年时间，病区收满了。次年开始，病区已然不够用，扩大到了一个半，随后扩大到两个、三个、四个。至2015年，神经外科床位达到268张，为江苏省规模最大的神经外科。与此同时，科室手术量、四级手术率、CMI值也连续多年处在江苏省第一方阵。

第二次发生在2018年。这一次，新一届领导班子上任后，通过减床拉开了医院高质量转型发展的序幕。减床再次成为摆在于如同面前的问题，但这次他没有任何犹豫。他知道，相比第一次的"危"，这次减床很大程度上是一次"机"，经过近20年积淀，神经外科需要通过适度瘦身，革除发展弊病，实现新的进化。最终，神经外科床位数从268张减少至208，降低22%。

"那时床位多，整天忙得团团转。应对忙碌繁重的临床工作，大家没有足够精力搞科研，手术质量和安全性都面临挑战。"于如同说，改革后，神经外科发生了巨大转变。

变化首先是更好的病房环境，取消走廊加床和病房加床后，无论对患者还是医务人员，都有了更大的活动空间。其次是将医务人员从繁重的临床工作中解放出来，回归科研和教学工作。床位减少后，神经外科的手术量并没有下降，四级手术率反而增加。目前科室年完成神经外科手术量3000余台，三、四级手术率85%，在江苏省名列前茅，在苏北及淮海经济区遥遥领先。

2021年，变革后的神经外科迎来厚积薄发。这年神经外科于如同团队以脑胶质瘤分子靶点筛选及转化的关键技术创新项目斩获江苏省科学技术一等奖。同时，于如同团队还获得2020年江苏医学科技奖一等奖。两大奖项评选中同时摘获最高荣誉，于如同团队成为徐医附院乃至徐州医疗卫生领域的一次重大突破。2021年，神经外科取得历史性突破，获批国家临床重点专科建设单位，成为徐医附院第一个国家临床重点专科。

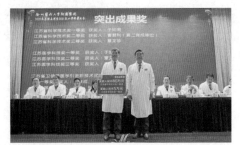

于如同教授获江苏省科学技术奖一等奖，医院配套奖励80万元

麻醉科

麻醉学是徐州医科大学品牌学科，"办好麻醉就等于办好了徐医，办好徐医就必须要办好麻醉"。基于此，打造与学校麻醉学相匹配的高水平临床学科，就成为徐医附院的历史使命，也是其高质量发展题中之义。

"麻醉学科是徐医附院和徐州医科大学的特色和旗帜，办好麻醉，新一代人要有历史责任感，用行动主动接好接力棒。"2021年，在麻醉科工作总结汇报会上，王人颢发出了号召。

徐医附院麻醉学科发展肇始于1962年成立的外科麻醉组。在那个缺医少药的年代，老一代徐医麻醉人攻坚克难，为麻醉科的发展打下了坚实的基础。几代人薪火相传，让徐医附院麻醉科突破区域界限，站在了全国舞台上。随着医院高质量转型发展的不断迈进，新一代麻醉人站在了历史关口。

2018年解放思想大讨论中，尽快开设麻醉科门诊、完善麻醉护理队伍的建设、积极推进日间手术的开展、尽早实现麻醉科向麻醉与围术期医学科转变等是大家对麻醉科发展提出的建议和希冀。2019年王志萍走马上任，掌舵麻醉科，承载梦想和使命的麻醉科，以全新的姿态起步了。

近代麻醉学的发展主要经历了麻醉与阵痛、临床麻醉学、麻醉学和围术期医学这四个阶段，从"围麻醉期"到"围术期"，从术前完善准备、术中精准麻醉到术后追踪保障，麻醉学的发展始终围绕"生命升华"这一主题不断演进。王志萍的目标就是把学科打造成名副其实的围术期医学科。

设立麻醉诱导室和麻醉恢复室(PACU)、开设麻醉治疗门诊就是麻醉学科向围术期学科发展的重要举措。

2019年5月，上任不久的王志萍就推动麻醉科成立诱导室，这是学科在流程再造上跨出的一大步。麻醉诱导室的建立，完善了麻醉科临床工作体系的结构建设，规范了临床麻醉工作流程；提高了工作效率，平均每台手术可节约30～40分钟的术前准备时间，极大地提高了手术室内手术台的周转利用率；规范了诊疗过程，在诱导室内进行动静脉穿刺、神经阻滞等麻醉操作，严格遵循院感要求，尽最大可能规避院内感染的发生；提高了医疗质量，诱导室内设备齐全，所有麻醉操作均在可视下进行；提升了患者满意度，诱导室工作人员有充分的时间，对患者进行细心的问询和耐心的沟通，平复患者的紧张情绪，以更好地配合手术进行。

麻醉手术后的患者，因个体用药、手术创伤及自身疾病等的差异，会有不同的恢复状态，多数患者会出现程度不等的苏醒不全、无力、烦躁、疼痛等情况，并易于发生体温降低、血压升高或降低、呼吸道阻塞、呼吸抑制、低氧血症及恶心呕吐等并发症。据统计，术后24小时死亡病例中，一半是可以避免的，其中三分之一只需加强术后管理即可改观。为此，徐医附院继诱导室后又设立了麻醉恢复室（PACU）。麻醉恢复室不仅有严格的交接班、出室标准等规章制度，还配有专用监护仪、供氧、负压吸引、麻醉机、急救车、复苏等设备及各种急救药物。在这里，接受过专业训练的麻醉医师、麻醉护士负责早期发现和及时处理各种并发症，确保患者手术后的顺利恢复。

"诱导室进行气管插管、动脉穿刺、深静脉穿刺及可视化下神经阻滞等操作，手术完成后在恢复室由专业人员进行监护，以保证患者安全苏醒。这些工作进一步优化了流程、提升了效率、促进了患者安全。"王志萍说。

麻醉科的变革一刻也没有停。2020年5月，麻醉科门诊正式开诊，麻醉医生从幕后走到台前，这是麻醉学科向围术期学科迈进的重要一步。麻醉门诊通过把患者术前相关准备前移，可提前发现手术患者并存的其他疾病是否会影响到麻醉与围手术期的安全，是否需要进一步明确诊断、提前改善合并症病情然后再考虑手术治疗，从而最大限度地减少麻醉手术相关风险、术前住院时间和术前院内交叉感染概率。

徐医附院麻醉门诊重点是对需要住院手术但合并有心肺等重要

器官系统相关疾病的患者，以及需要无痛诊疗（无痛胃肠镜、无痛宫腔镜检、无痛人流、分娩镇痛等）、日间手术的患者进行评估，并为患者提供麻醉咨询。王志萍认为，麻醉门诊不仅要为手术患者服务，还要成为推广舒适化医疗的践行者，医院会陆续开展无痛支气管镜检查、无痛人流、无痛宫腔镜、无痛喉镜、儿童及特殊病人的镇静检查等舒适化医疗的麻醉门诊评估，用实际行动为公众带来更加安全、更加舒适化的就医体验。

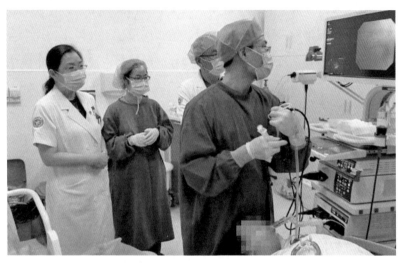

麻醉科开展舒适化医疗——无痛纤支镜诊疗

人才梯队建设是麻醉科发展短板。徐州医科大学被誉为"中国麻醉学人才培养的摇篮"，为麻醉学科和医疗卫生事业培养了一大批高级专门人才，全国大多数三级甲等医院麻醉科骨干中均有该院的毕业生。然而背靠这个"摇篮"，徐医附院却并未形成自己的发展优势。王志萍上任后，加大内部人才培养力度，在政策支持下，一批人员得以在国内外知名医院进修学习，人员博士化率不断攀升。

"整个科室的状态不一样了，每个人都积极提升自己，大家拧成一股绳往前冲。"另一个显著变化，是学科专门配备了基础科研和临床专业人才，在基础科研领域有以徐州医科大学副校长、麻醉学院院长曹君利教授为首的近 20 人海归 PI 团队，在临床则以问题和需求为导向，为患者保驾护航。

人才建设取得的成就突出体现在科研成果上。近五年，麻醉科发表高质量SCI论文百余篇，单篇最高影响因子超过10分，获得省级及以上课题20多项，获得省级及以上科研成果10多项，申请专利20多项，其中发明专利3项，参加药品临床试验近30项。

在"1234"高质量转型发展战略的指引下，麻醉科取得了一系列标志性成果，如相继建设成为国家级住院医师规范化培训麻醉重点基地、江苏省麻醉科医疗质量控制中心主任委员单位、江苏省麻醉专科联盟和淮海经济区麻醉专科联盟牵头单位，及中华护理学会麻醉专科护士京外临床教学基地。现在麻醉学科已成为徐医附院第二个国家临床重点专科建设单位。

呼吸与危重症医学科

呼吸重症监护病房里，一位经过40多小时、4000多公里路程，一路机械通气，由120急救车从乌鲁木齐转运至徐医附院的老人，正在接受救治。经历了气管插管阻塞换管、仔细排查发现异物、三次床边气管镜后，医生成功取出了气管内异物，四日后患者成功拔管，不日便康复出院。

过去，呼吸与危重症医学科遇到这样的病例往往束手无策，直到2020年呼吸ICU启用后，一切才向着不一样的方向发展。

陈碧至今仍记得2020年5月28日的那个上午。当日，呼吸与危重症医学科ICU正式启用，院党委书记王人颢带领院领导班子到场支持。作为科室负责人的陈碧心潮澎湃，他知道，这一天对他带领的这个科室意义重大，呼吸ICU建立，意味着呼吸科危重症救治能力有了质的飞跃，科室可以担得起"呼吸与危重症医学科"这一名称。

院领导悉数到场，现场考察ICU工作，让他动容。实际上，在那之前，院党委已经明确，建设呼吸ICU是呼吸与危重症医学

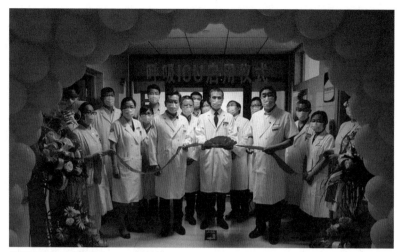

徐医附院呼吸与危重症医学科 ICU 正式启用

科提高危重症救治能力、推动学科发展的关键举措。在医院高度重视和大力支持下，呼吸 ICU 的设施和人员配置很快到位，得以顺利投入使用。

王人颢在呼吸 ICU 启用仪式上说："呼吸与危重症医学科的接续发展、呼吸 ICU 的投入使用，凝聚了几代人的心血。"他提出，提高危重症患者的救治水平是当前医院医疗工作的重点，希望科室抓住有利时机，尽快提高内涵建设和学科发展水平，将其打造成为具有国际视野的区域性呼吸与危重症诊疗中心。

陈碧立下军令状：近期发展目标是把科室创建成江苏省临床重点专科、通过全国呼吸与危重症医学科规范化建设项目（PCCM）认证，战略目标是建成淮海经济区呼吸与危重症诊疗中心。

呼吸 ICU 果然不负众望，此后一年中，通过气管插管、机械通气、动静脉穿刺等抢救操作成功救治各类呼吸危重症患者近 600 名，同时在重症感染、呼吸支持、内镜治疗及病原学获取等方面建立了独到的优势。

与呼吸 ICU 的建立类似，另一项极具意义的变革是呼吸内镜中心的迭代升级。过去，在老楼 20 平方面米的狭小空间内，诊疗操作、清洗消毒、麻醉复苏等拥挤不堪，院感风险很大。新一届领导班子上任后，科室积极向院领导反映现实情况，院部很快就批准了呼吸内镜中心的改造升级。

2022年初，呼吸内镜中心升级搬迁工作顺利完成。500平方米的区域内，环境整洁明亮，极具现代感，各功能区布局合理，处处彰显着人性化。内镜中心拥有气管镜操作手术间三间，其中一间为呼吸介入室，可完成全麻介入操作。洗消室、储镜室、库房、麻醉准备区、麻醉复苏区、雾化室、候诊区一应俱全，患者拥有了更好的就诊体验。

全新升级的呼吸内镜中心拥有电子支气管镜系统四套、超声支气管镜系统两套、APC治疗仪、冷冻治疗仪、内科胸腔镜、超声小探头、硬质支气管镜、麻醉机等先进设备，能够常规开展支气管镜腔内活检、支气管肺泡灌洗、支气管取异物、超声内镜引导下的经支气管针吸活检(EBUS-TBNA)、经引导鞘气道内超声（EBUS-GS）技术、无痛及全麻下气管镜操作和气管镜下电凝、氩气刀、冷冻、圈套等呼吸内镜介入治疗技术。2021年在徐州地区率先开展了支气管镜热成形术治疗重度难治性哮喘，填补地区空白。呼吸功能检查中心配备四台肺功能仪、一台FENO监测仪，每年肺功能检查超过2000人次，位居全省前列，为慢性阻塞性肺疾病和支气管哮喘等气道慢病的早期诊断提供了有力的支持，同时也为外科手术患者的术前评估提供了有效的手段。

随着呼吸内镜诊疗技术的快速发展，包括肺癌、肺部感染、间质性肺疾病、气道疾病等几乎所有的呼吸系统疾病，都能够通过呼吸内镜进行诊断和治疗。徐医附院呼吸与危重症医学科与麻醉科通力合作，全面开展无痛气管镜检查术以及全身麻醉下呼吸内镜治疗，让患者在得到安全、及时、准确诊疗的同时，享受无痛的、舒适化的诊疗服务。

科室年门诊量6万多人次，年出院7000余人次（其中外埠患者比例约30%），是本地区规模最大、影响力最强的呼吸专科之一。科室由本部和东院区两个部分组成，其中本部分为两个病区及呼吸重症监护室（RICU），床位 142 张（包括 RICU9 张）。现有医护人员共 120 余人，专科医师 43 人，其中博士 6 人、主任医师 8 人、副主任医师 9 人、硕士生导师 6 人。

胸心外科

创建于 1980 年的胸心外科刮起了青春风暴。2018 年，36 岁的张昊任胸心外科副主任、胸外科主任，成为江苏省三甲医院胸外科专业最年轻的科主任和全省胸外科最年轻的医师协会委员。

2008 年毕业于徐州医科大学的张昊，是徐医附院新生代中的佼佼者。2016 年他远赴欧洲著名的奥地利维也纳医科大学 AKH 医院从事 ClinicalFellow 研修，学习世界上最先进的胸外科技术及诊疗规范。欧洲一年多的学习，他跟随导师参加近 300 台疑难手术，其中包括 47 台肺移植手术。欧洲求学经历让他在掌握世界领先技术的同时，也攒起一股劲儿，要让家乡的胸外科成为全省乃至全国的医疗高地，让百姓享受到和北京上海同质化的医疗服务。

回国前夕，张昊婉拒导师挽留和上海、广州大医院的邀请，回到家乡开始临床工作。2018 年徐医附院开启转型发展之路，领导班子不拘一格用英才，将整个胸心外科交到年轻的张昊手上，希望他"带领学科开展有显示度的技术，量和质都提升到一个相当的水平"。

张昊一头扎进了工作中。他汲取国外先进规范诊疗经验，带领团队专注于胸外科疾病的标准化治疗，在局部晚期肺癌、肺结节、纵隔肿瘤、胸腺肿瘤等精准手术、规范治疗和全程管理上不断精益求精。

在医院大力支持下，胸心外科通过引进先进设备、加强人才培养等方式，技术水平迅速提升。为了精准切除恶性肺结节，同时保留更多的正常肺组织，胸心外科手术团队常规利用三维重建可视化结合 MR 混合现实技术，以及肺部结节术中穿刺导航定位等技术，实施胸腔镜微创精准肺段、肺亚段切除手术。不仅实现了治愈的目标，而且大大降低了患者痛苦，为患者带来了生的希望和更高的生活质量。

胸心外科团队不断开拓创新，完成江苏省首例新辅助免疫治疗后达芬奇 Xi 系统机器人袖状切除治疗局部晚期中央型肺癌，参与制定《局部晚期非小细胞肺癌围手术期免疫治疗国际专家共识》，应用围术期免疫治疗实现根治性手术切除肿瘤，使这些患者获得生命的绽放与延续。

目前，胸心外科在复杂先心病矫治、心脏瓣膜替换及成形、冠状动脉外科、大血管外科等领域专业技术先进；在肺、食管、气管及纵隔外科领域省内领先。局部晚期中央型肺癌在徐淮地区属于高发疾病，因肿瘤分期晚且常侵及主支气管、肺动脉干，很多患者辗转多地求医，自 2020 年以来，胸心外科已接诊超过 60 例此类患者。

张昊以身作则，年主刀手术量逾 800 台次，整个科室手术量由 2017 年的不到 800 例上升到 2022 年的 3100 余例，手术量和四级手术率均达苏北首位。在他带领下，徐医附院胸心外科在

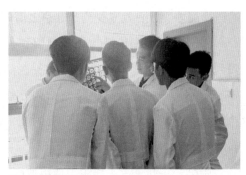

张昊带教台湾地区交流学生

短短几年内实现跨越式发展，一跃迈入全省第一梯队。

"医院转型发展之前，胸心外科服务的量和质连全省前 20 都排不到。"张昊说。一个学科想要发展好，学科带头人极为重要，王人颢书记重视发挥青年人才的骨干作用，赋予一批青年才俊充分的权利和责任。

张昊说："现在的手术和之前是完全不同的，现在是微创时代，医疗技术、诊疗策略每年都在更新，年资高的带头人临床和管理经

验十分丰富，但如果理念和思维跟不上时代步伐，学科发展肯定会受限。"徐医附院胸心外科之所以"逆袭"，就是一批年轻专家瞄准前沿，开展了一系列新技术。

2019年张昊被高票推选为新一届江苏省医学会胸外科分会青委会副主任委员，他也连续三年受邀在江苏省医师协会胸外科医师年会作临床技术发展交流发言，这些都是历史性突破。不仅如此，他和团队连续参与肺结节、肺癌、胸腺肿瘤等五项国际（国内）指南、共识的制定，在全球和中国的胸外科领域发出了徐州声音。

亚专科做精、做专、做细

随着医学知识的扩展、延伸，医学专业分化越来越细，大专科下的亚专科划分成为国内外医学发展的潮流，把专科不断做精、做专、做细，成为徐医附院专科建设的一大法宝。

骨科

在"1234"高质量转型发展战略的指引下，徐医附院骨科依托省级临床重点专科的平台，持续推进特色亚专科建设，目前已打造脊柱外科、关节外科、创伤骨科、骨质疏松、小儿骨科、运动医学、手及足踝外科七个亚专科。

运动医学是骨科特色亚专科建设的亮点之一。该专科在临床上应用关节镜微创技术和早期运动康复相结合的方法，治疗骨关节运动创伤近20年，年均手术量约1200台，为患者提供微创、规范化、阶梯式、个性化的精准诊治。运动医学科开设了本地区首家运动医学门诊，由运动医学医生和康复治疗师共同为患者进行评估、康复治疗；如需要手术的患者，运动医学科专家制定手术方案，麻醉医师制定镇痛方案，在整个治疗过程中，有专职康复治疗师全程跟随参与指导患者的治疗、康复等进程，为患者量身打造个性化的康复治疗计划，建立从术前到术后康复的一体化医疗保障。

普外科

经过年积淀，普外科建立了肝胆胰外科、胃肠外科、减重代谢外科、疝与腹壁外科、甲状腺乳腺外科、血管外科、东院普通外科、肝移植中心 7 个优势明显、各有特色的亚专科，年均门诊量达 13.3 万人次，年均手术量达 1.3 万人次。

2019 年，随着全球第四代达芬奇手术机器人亮相徐医附院，普通外科迎来了全新的机器人手术时代，率先开展了淮海经济区首例机器人辅助胃肠道肿瘤根治手术。

胃肠外科开展了众多淮海经济区首例新术式，达芬奇手术机器人和腹腔镜胃肠外科微创手术已成标准治疗方案。袖状胃加双通路等新型减重代谢手术方式，为肥胖患者的治疗带来了福音，减重代谢外科现已跻身全国前十大减重代谢中心。2024 年，国家卫健委医管所减重代谢外科规范化建设与质量提升项目组授予徐医附院为全国减重代谢外科示范单位。甲乳外科常规开展乳腺微创旋切手术、腹腔镜经口腔（腋窝）甲状腺癌根治术、乳癌的保乳或再造手术等，手术例数和质量均居于淮海经济区前列。

在亚专科发展的催生下，一系列新技术、新项目的开展，特别是肝脏移植技术开展与应用将为徐医附院普通外科跨越式发展夯实根基。目前，普通外科已成为江苏省"十四五"医学重点学科，医疗、教学、科研及管理全面进步，成为江苏省和淮海经济区有影响力的专科。

麻醉科

徐医附院麻醉科是国内为数不多的组织构架完善（包含临床麻醉、疼痛诊疗、ICU）的二级综合学科，在此基础上，麻醉科不断向亚专科化方向发展。目前已建立小儿外科、妇产科、胸心血管外科、神经外科、普外科、骨科、泌尿外科、眼科和耳鼻喉科、口腔外科等麻醉学组。

不仅如此，经过多年摸索和创新，麻醉科还在减重手术、心脏大血管手术、脏器移植手术等特殊手术方面，形成了一整套系统化、精准化、个性化的临床管理流程和路径，在各种危重疑难患者的麻醉和围术期处理、难治性疼痛的诊疗等方面形成明显优势。

把麻醉学科"做精做细"是王志萍为学科发展定下的基调。近年来，她带领团队以"精心评估、精确监测、精准施策、精益高效、精细操作和精良管理"为准则，深化学科内涵。如精心评估体现在麻醉门诊、入院服务中心、诱导室和恢复室；精确监测拓展到了肌松监测、麻醉深度监测，胸腹腔检查、肺部超声、容量监测以及目标导向性液体治疗监测走在了前列；精确监测为精准施策打下了坚实的基础；精益高效主要是让信息多跑路，如凭借手麻系统，患者能够时刻知晓自己身处哪一环节，医务人员能够实现高效运作；而可视化技术的应用让精细操作深入到临床工作，患者安全和手术质量得到保障。

"精确、精细、精良"理念之外，王志萍还提出建设学习型、研究型科室的发展思路。在她看来，作为大学附属医院的临床科室，麻醉科管理要从过去的经验管理上升到科学管理的高度，发展内涵要从单纯的临床工作升华到教学和科研并重的学术的广度，患者管理要从集约化的统一管理上升到个性化管理的深度。

而向广度、高度、深度转变，首先是人员观念的转变。王志萍任科主任后，建立了科室学习制度，每周三次晨课学习、一次杂志俱乐部，每月两次教学查房、两次技能培训早已成为麻醉科常态。科室每两个月召开一次科室月会，总结经验，查遗补缺。常态化的学习机制，使科室上下紧随麻醉诊疗新技术、新方法、新规范和新指南，这保障了其发展的视野和高度。

与此同时，麻醉科还不断加强对外交流，通过每年主办或承办的各种大型学术交流活动，进一步扩大学科声誉度，并以走出去、请进来的方式，积极选送人员出国深造、培训、访学，或到国内顶级医院掌握先进技术，让优秀成为科室习惯。

神经外科

神经外科建立了综合神经外科、功能神经外科、颅底肿瘤科、脑血管外科、小儿神经外科等亚专科。颅底肿瘤外科立足微创，治疗各类颅内肿瘤特别是颅底肿瘤疾病，在大量经鼻内镜垂体瘤手术基础上，已常规开展经鼻内镜下脑膜瘤切除术、颅咽管瘤切除术等高难度经鼻内镜微创手术；脑血管外科在后循环脑动脉瘤、脑血管畸形、颈动脉狭窄、烟雾病等疾病的治疗方面积累了丰富的经验，形成了一系列特色诊疗模式；徐医附院是江苏省首个成立小儿神经外科的三级甲等综合性医院，同时也是整个淮海经济区的首个小儿神经外科中心，在小儿复杂颅脑损伤、复杂颅底肿瘤、脑干肿瘤、脊髓拴系综合症、先天性神经管发育畸形等方面形成了特色与优势。

呼吸与危重症医学科

亚专科建设亦是呼吸与危重症医学科近年发展重点。目前科室已设立呼吸危重症、间质性肺疾病、肺部感染、肺癌亚专业、慢性气道疾病、睡眠呼吸障碍诊疗、呼吸内镜介入和肺血管疾病八个亚专业方向，开设了间质性肺疾病门诊、哮喘、慢阻肺、肺部肿瘤、睡眠呼吸障碍和戒烟专科。"每个亚专业方向都有专门的负责人和团队，如此一来，科室可以集中力量、集中资源支持某个专业不断向纵深发展。"科室主任陈碧说。

以间质性肺病的诊治为例，以往，徐州地区这类疾病的患者一旦诊断出来，大部分都会想办法去国内为数不多的有经验的间质性肺疾病诊疗中心，费时费力。2020年，徐医附院在淮海经济区率先成立间质性肺疾病专病门诊，为间质性肺疾病的诊断治疗提供必要的医疗服务，解决了绝大多数间质性肺

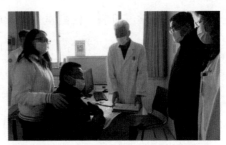

2022年2月1日，广东患者慕名求医，祖茂衡教授为其排忧解难

疾病患者就诊难、治疗难的问题。科室牵头组建了院内间质性肺病MDT团队，为危重型间质性肺病患者提供更加科学、有效的救治方案。

特色技术撬动发展

布-加综合征治疗

2022年2月1日，恰逢大年初一，一大早徐医附院党委书记王人颢等院领导在科室走访慰问时，巧遇介入放射科祖茂衡教授接诊一位广东珠海的患者。这位患者向王人颢介绍，自己曾先后在珠海、广州、中山和北京等多地求医，怀疑患有布-加综合征但不能确诊，最后经外院专家介绍，专程到徐医附院寻求祖茂衡教授治疗。

祖茂衡接诊后，耐心倾听主诉，认真查体，仔细查看病史资料，并针对性地为患者进行了进一步的明确检查。最终，综合患者的病症和超声检查结果，排除了布-加综合征的诊断，解除了患者和家属沉重的心理负担和疑虑，让他们带着轻松的心情回当地进一步治疗。

相比这位患者，祖茂衡面对的更多是确诊布-加综合征的患者。

2019年底，祖茂衡接诊了一位"老患者"——来自黑龙江大庆市的高女士，这是她第三次求助于祖茂衡。十几年前，她出现奇怪的腿肿、腹胀现象，在当地医院反复住院治疗，病情却没有丝毫起色。后经北京专家诊断，高女士患上了布-加综合征。在北京，她经历了三次手术与介入治疗都未能成功，医生建议她到徐医附院介入放射科祖茂衡处治疗。2015年、2018年，高女士两次在徐医附院接受介入手术，并取得了令人满意的临床效果。

这次，她的情况发生了新的变化。怀孕33周的她再次出现了脸部、四肢肿胀和腹水，经过磁共振、超声相关检查，高女士确诊是布-加综合征复发，肝静脉闭塞导致肝大、腹水，如不采取措施会影响胎儿分娩甚至母子安全。针对其特殊性，介入放射科团队制定了周密的治疗方案，确保手术顺利实施。最终，在介入放射科和产科等科室通力协作下，高女士手术顺利，母子平安。

布-加综合征是由于各种原因所致的肝静脉及其开口以上的下腔静脉阻塞性病变引起的，伴有肝后门脉高压和下腔静脉高压为特点的一种疾病。该疾病在临床并不常见，世界范围内发病率十万分之一，徐州及周边地区是布加综合征高发区之一，徐医附院介入团队在此病的治疗与研究方面起步较早。

20世纪80年代，祖茂衡在医院做着最常规的放射诊断工作——透视、看片子、写报告、做胃肠检查等。彼时，没有人知道中国有这个病，随着医学影像学的发展，特别是超声、CT、磁共振应用以后，才发现以徐州为中心的苏鲁豫皖四省交界的淮海经济区不仅是中国也是全世界布-加综合征的高发区。

1990年，不惑之年的祖茂衡由国家教委公派赴德国学习介入放射学。德语零基础的他买来德文字典，一个字母、一个音节地从头学起，用了九个月时间学习德语并通过语言考试。在德求学期间，祖茂衡认真刻苦，给德国老师留下了深刻印象。1998年，作为高访学者，祖茂衡再次赴德进行介入放射学和影像诊断学研究。两次出国学习，祖茂衡掌握了医学新技术——介入放射学，并将先进的介入治疗新技术带回国内。

1991年从德国学成归来后，他一边开展放射工作，一边探索介入治疗。作为一种新的技术和理念，那时北京、上海等地大型医院陆续开展了介入治疗，徐州地区尚未开展，祖茂衡是探路者。

1994年原卫生部开展三级医院评审时，明确将介入放射学的开展与否作为三级甲等医院的评审要求，这对介入学科的发展起到了极大的推动作用。祖茂衡敏锐地捕捉到了这个信息，同年在徐医附院建立了介入放射科，开设介入放射病房和门诊。他提出要用一流的技术，创建一流的科室，由此开创了徐州及其周边地区使用介入技术处理多种疑难重大疾病的新局面，在徐州市乃至江苏省内率先成功地创建了介入放射学科的发展模式。

在设备陈旧、条件简陋的状态下，是等待条件成熟再开展工作，还是积极创造条件开展工作？祖茂衡用实际行动作出坚定回答，他选择了后者。在没有先进影像设备、完善防护措施下，他穿着简单的铅围裙完成了一台又一台的手术。最初，团队只有两位医生，设备条件极差，直到1997年，科室才购置第一台DSA（数字减影血管造影仪器）。

从那时起，祖茂衡就潜心研究静脉系统疾病和恶性肿瘤的介入治疗。经过他和团队的不懈努力，科室开展的多项技术填补了省内和国内空白，达到了国际领先水平。一例又一例的疑难重症患者接受微创或无创治疗，并得以康复。祖茂衡的深静脉血栓和肺栓塞的介入治疗方法独树一帜，来自国内31个省市数以千计的布－加综合征、深静脉血栓形成、肺动脉栓塞患者得到了安全有效的治疗和康复。

如今，已过古稀之年的他，满头银发，每天仍穿梭在门诊、病房、手术室，在临床一线与"介入放射学"惺惺相守。祖茂衡的电脑里保存着他治疗过的4055例（至2023年3月31日）布－加综合征患者的完整资料，不仅有患者姓名、年龄等基础信息，具体的治疗方案和相关影像学资料更是一应俱全。对重病和疑难病例，他和团队进行回访，跟踪了解治疗后的康复情况，从而更好地研究诊疗新方案。

布－加综合征临床表现多种多样，在临床上首诊误诊率高达95%以上，95%的病人来自经济欠发达地区，其病因和发病机理至今不清。为了进一步开展布－加综合征的基础研究，祖茂衡团队在实验室里保存了千余例布－加综合征患者的血液样本。他说："这是国内和国际上布－加综合征最大的样本库，是今后开展基础研究的宝贵资产。"

经过20多年的不断探索和潜心研究，徐医附院介入团队在布－加综合征治疗上取得了举世瞩目成就，单中心治疗的例数在国内、国际上排在第一位，祖茂衡也被誉为"真医国手"，2018年被中国静脉介入联盟授予"中国介入大师"荣誉称号；2019年被中华医学会放射学分会授予"中华介入杰出贡献人物奖"。

2010 年，汪忠镐院士曾致信祖茂衡并给予他这样的评价："你领导的团队已完成介入技术治疗布－加综合征 1250 例，并发明开发了以导丝贯穿技术、副肝静脉成形术、根据闭塞端形态决定破膜穿刺方向等技术，使布－加综合征的治疗成功率达到新的高度，具备了国内和国际领先水平。"

在祖茂衡、徐浩、顾玉明、张庆桥等一代代学科带头人引领下，徐医附院介入放射科发展取得长足进步。目前科室有三个病区、专科床位 120 张，下设两个亚专科五个医疗团队。两个亚专科分别是介入血管外科及肿瘤微创治疗科，介入血管外科拥有周围血管介入诊疗医疗组及神经血管介入诊疗医疗组，肿瘤微创治疗科拥有肿瘤精细介入诊疗及非血管管腔介入诊疗医疗组，拥有徐州医科大学布－加综合征实验室及徐州市重点实验室——介入放射学实验室，初步形成了大专科附属亚专科发展的学科发展格局。

急诊科急危重病症治疗

急诊科同样以急危重病症、急性中毒和多发伤的抢救治疗为重点。多年来，在许铁、燕宪亮等学科带头人带领下，急诊科已发展成为国家临床重点专科建设单位、省级质量控制中心主任委员单位、省级医学分会主任委员单位。

急诊科在特色技术方面不断突破，增强学科硬实力。该科不断摸索总结出一整套急性中毒的一体化救治方案并不断推广应用。目前急性中毒的抢救治疗及相关研究达到国内领先水平，每年救治各类中毒约 100 例次，救治重度有机磷农药中毒 50 多例次，其中有机磷农药中毒心脏和神经损伤、百草枯中毒肺损伤的防治，急性光气、硫化氢和一氧化碳中毒的抢救治疗具有显著优势。

"毒物可经消化道、呼吸道、皮肤粘膜、注射等途径进入人体，造成机体神经系统、消化系统、呼吸系统、心血管系统、泌尿系统及血液系统等多脏器功能损伤。对该病的综合治疗往往需要多学科

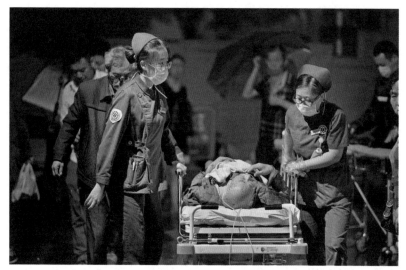

急诊科抢救患者

合作，才能获得规范化的治疗，以达到清除毒物、恢复各脏器功能的目的。"急诊医学科主任赵宁军说。医院急诊科牵头，联合肾内科、神经内科、消化科、心内科、血液科、药学部、胃肠外科、影像科、检验科等优势学科，成立中毒 MDT 团队，依托多学科团队，实现各项诊疗技术之间的无缝连接，构建急诊检验＋特效解毒药应用＋洗胃、导泻＋血液净化＋脏器功能支持＋病情恢复评估＋出院后随访在内的一站式中毒诊疗平台。"确保中毒患者享受到一站式诊疗服务，在第一时间得到最佳诊疗方案，尽最大可能减少中毒并发症，减轻患者痛苦。"

在车祸、矿山事故频发的今天，复合伤、多发伤的救治，考验着医院急诊科的实力。经过多年积淀，急诊外科精湛的综合应急处理能力得到患者和行业认可。在严重多发伤、脊柱脊髓损伤、骨盆骨折的救治上，急诊外科形成了突出优势；骨髓间充质干细胞移植治疗在脊髓损伤等重要脏器损伤的应用等技术领域形成鲜明特色；常态化开展四肢骨折、关节骨折、肋骨骨折、血管神经损伤及创面修复等的外科手术治疗，及各种开放止血手术、保肢手术、腹膜外填塞止血与大血管损伤的修复手术，并具备创伤超声评估、床旁胸片、X 线检查、CT 检查、血管造影检查能力。

近年来，急诊外科还夯实特殊类型（穿透伤、火器伤）、特殊人群（儿童、老人）救治经验，提升紧急救治标准化流程，最大限度减少漏诊风险。

急诊 ICU 作为急救医疗服务体系的重要一环，创造了许多生命奇迹。目前研究认为四个以上器官功能不全的病人死亡率接近100%，而徐医附院急诊 ICU 团队曾经成功地使六个器官功能不全的病人复苏。目前急诊 ICU 在呼吸循环支持、器官功能障碍救治等方面具有优势，每年收治危重患者 1000 余例。急诊 ICU 掌握并开展了 ECMO、PICCO、床旁持续血液净化治疗（CRRT、血液灌流、血浆置换、DPMAS）、纤维支气管镜检查及治疗、各种呼吸支持手段（无创呼吸机、有创呼吸机、高流量氧疗设备）的应用、微创经皮气管切开、重症床旁超声等相关技术以及相关的专业监测治疗，对危重病人的管理处于国内领先地位。

不仅如此，急诊科还率先在国内开展了急诊心理干预和治疗、急危重伤病员及家属的急诊心理干预和治疗、急性胸痛和脑卒中的早期识别及干预、低温治疗技术等，形成了鲜明的技术特色。

肿瘤精准放疗

2022 年，在学科带头人章龙珍教授的支持和指导下，1981 年出生的丁昕被任命为放射治疗科副主任。作为徐医附院新生代中的佼佼者，她的一项重要任务是促进科室新技术、特色技术的开展。为更好地开展肿瘤精准放疗技术，放射治疗科通过"引进来、走出去"等多种方式，与美国北卡罗莱纳大学肿瘤医院签订了人才培养、临床交流合作协议，在原有业务基础上，不断开展多项新业务、新技术。

2019 年科室引进于金明院士工作团队，重点解决国家"十四五"关注的重大问题之一"远程放疗服务模式解决方案"，克服放疗供给问题、同质化问题、优质资源下沉等关键问题，让徐淮地区肿瘤患者不出市也能享受到顶级专家的服务，造福徐淮地区及周边地区广大肿瘤患者。

作为科室技术骨干，丁昕时刻关注着放疗领域新技术、新方向的进展，参与的科室新技术、新业务的开展。目前，科室在国内及省内率先开展了功能及分子影像引导下的生物调强放疗、整体推量调强放射治疗、屏蔽海马区改善患者认知功能的全脑放疗、低剂量率脉冲式调强放疗、肿瘤基因靶向增敏放疗等新技术，彰显了发展硬实力。自身发展的同时，徐医附院放射治疗科作为江苏省住院医师规范化培训基地，每年接受来自周边各地的住院医师、进修医师进行放射肿瘤学规范化培训和培养工作，为淮海经济区乃至全省培

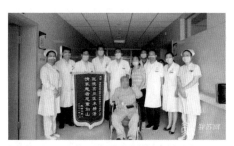

2021 年 8 月 10 日上午，医院两位肾脏移植患者康复出院

养了大批专业技术人才。2020 年，放射治疗科获中国癌症基金会授牌的"基层肿瘤中心建设放疗培训基地"。2022 年，徐州医科大学肿瘤放疗专业作为三级学科开始独立招收专硕新生。

器官移植

经过不懈努力，2021 年 6 月 10 日，国家卫生健康委正式发布通知，认定徐医附院肾脏移植执业资格。这标志着肾脏移植这一具有显示度的技术在阔别 15 年后，重回徐医附院。

一个月后的 7 月 25 日，医院同时为两位肾衰患者实施肾脏移植手术，这是医院重新取得肾脏移植资质后实施的首次手术。当日医院肾移植团队按照国家计算机分配系统指定，将一例男性捐献者的两个肾脏，分别移植到一例 57 岁男性患者和一例 39 岁男性患者的体内。经过术后治疗和护理，两位患者顺利康复，于 8 月 10 日出院。出院当天上午，院领导王人颢、金培生、季芳、谈在祥、燕宪亮、王志萍及泌尿外科医护人员及为他们送行，并向他们致以衷心的祝福。

至 2024 年初，两年多的时间内，徐医附院已经完成 102 例肾移植手术，造福了淮海经济区百姓。

肾脏移植步入正轨，下一步是肝脏移植。

为加快肝脏移植中心建设，作为肝胆外科专家的王人颢亲自带领由外科医生、护士、麻醉医师组成的肝脏移植中心团队，赴郑州、成都、上海等地的全国顶级医院交流学习。在郑州大学第一附属医院、四川省人民医院、四川大学华西医院、上海交通大学医学院附属仁济医院等技术成熟的移植团队指导下，徐医附院团队成功开展了 32 台猪肝移植。

"我们请华西、仁济的专家现场授课，讲解肝移植的技术要领和整个流程，手术操作过程中，他们站在我们身后进行指导。"普外科副主任肝胆外科主任张斌博士说，团队很好地完成了动脉、静脉及胆管等的吻合，技术不断精进。无论是管道计算还是高精尖的吻合技术，团队都已非常熟练。以往临床碰到大血管或管道相关手术，年轻人往往畏首畏尾，现在得益于肝移植工作的推进，相关治疗技术得到突飞猛进的发展。

2022 年下半年，徐医附院肝移植资质申报获江苏省卫生健康委评审通过，下一步国家卫生健康委组织专家现场考核通过后，将正式获得肝移植资质，届时医院肝脏移植事业将得到质的变化。

根据规划，"十四五"前期，医院将获得肝脏移植资质并积极开展，"十四五"后半段，积极申报心脏移植、肺移植技术，努力建设成为淮海经济区器官移植中心。器官移植如同一幢摩天大楼，需要多个部门和学科共同建设，离不开 OPO 团队和临床各专科，包括麻醉、护理、医保、医技科室等的支持，对医院医疗、教学、科研、管理而言，都是巨大的推动。对徐医附院来说，它是高质量转型发展的重要抓手，亦是迈向高质量发展的重要标志。

主动脉大血管外科手术

2019 年，徐医附院从北京安贞医院引进心脏大血管外科优秀专

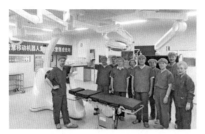

心脏大血管外科杂交手术室启用

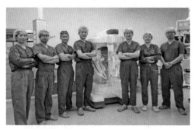

胸外科达芬奇机器人手术团队

家李庆，他担任心脏大血管外科主任后，很快便带领医疗团队成功救治了多例来自徐州及周边地区的主动脉夹层患者。而在那之前，这些患者的就医首选还是北京、上海的医院。

李庆和团队的共同努力，使徐医附院胸心外科技术水平跨上新台阶，不仅能够开始实施"难度系数3.0"的主动脉大血管外科手术，同时实施冠脉搭桥手术成为常规。李庆的目标是开创淮海经济区心脏大血管外科手术的新高地，将心脏外科更多高难度手术开展起来。很快在院领导的支持下，医院建成"复合手术室"，将原本"分而治之"的外科手术与介入治疗和影像学诊断等集纳起来，为心血管疾病患者提供更高效更简洁的治疗平台。

"达芬奇"手术

在智能时代，代表世界顶级装备水平的"达芬奇"手术机器人已成为越来越多顶级医院的"院之重器"，它的应用标志着外科手术正式进入"机器人辅助微创腔镜"时代。在这条赛道上，徐医附院不是最早的入局者，却无疑是进步最快的医院之一。

2019年11月27日，全球最新第四代达芬奇手术机器人在徐医附院亮相，这是淮海地区第一台手术机器人，标志着区域微创手术迈入人工智能新时代。对正处于高质量转型发展重要时期的徐医附院而言，这一天的到来，对提升外科治疗水平，增强疑难重症的救治能力，促进医院高质量转型发展具有重要的意义。

11月27日晚，各科室、部门保障人员悉数到位，普外科赵文星团队登上手术台，完成了徐医附院第一台达芬奇机器人辅助腹腔镜手术。这台手术开启了医院精准微创外科手术新时代。至2020年8月20日，徐医附院达芬奇手术机器人已开展整整100台手术，而且90%以上属于高难度的四级手术。

达芬奇机器人就像是身体的"升级"，让医生的眼睛、手臂、手腕等部位功能变得更强大，从而让手术的效果更好，损伤更小。很快在普外科、泌尿外科、胸外科、妇科等手术科室广泛应用，持续为患者提供高质量医疗服务。至2023年6月，普外科、胸外科和泌尿外科达芬奇手术均已突破500例，处于省内领先水平，全院开展的达芬奇手术已超过1800台。与此同时，医院积极调研，发掘更多适用达芬奇机器人的病种，将这项设备物尽其用。为了满足临床需求，医院还计划购入第二台达芬奇机器人，造福更多病患。

随着一系列高精尖技术的开展，徐医附院各个学科都实现了新的突破。以胸心外科为例，2022年门诊量达到31077人次，出院总人数3171，住院患者手术占比高达99.7%，四级手术率88.67%。应用机器人完成复杂手术130例，并在治疗免疫化疗新辅助后局部晚期肺癌、颈胸交界及巨大纵隔肿瘤形成技术特色。

以往徐医附院职工和家属做胸外科手术，要么去北京、上海、南京，要么把三地专家请过来开刀。但如今95%以上职工和直系亲属的手术都是本院做的。更让张昊感触深刻的是，2021年以来，在上海和南京两地专家极力推荐下回徐医附院就诊的患者，不下20人。

"已经去外地看病了，又回来了，这在以前是不可想象的。"张昊认为，这是一个重要标志，不仅代表着患者对医院的信任，更代表的是同行对学科发展的认可。在很多人看来，胸心外科的跨越式发展，是医院转型发展的重要缩影。在张昊看来，他和胸心外科是幸运的，赶上了医院高质量发展的历史机遇。但他也并不满足于眼前的成绩，他和团队掀起的变革浪潮才刚刚开始。眼下，他们正向下一个目标进发——获得肺移植资质，尽快把这项高显示度的技术开展起来。

学科的发展为医院增添了强劲动力。2023年医院成功入选江苏省首批高水平医院建设单位，以此为契机，医院制定《徐医附院高水平医院建设实施方案》，计划三年内，投入近5000万元，打造麻醉学科建设成为国家区域医疗中心；投入4000余万元，培育国家临床重点专科。医院制定《徐医附院国家临床重点专科建设项目管理办法》，从建设内容、考核措施、经费使用等多个方面动态管理，神经外科之外，成功把麻醉科、急诊医学科打造为国家临床重点专科建设项目。医院在重点建设高峰学科的同时，也构筑了具有广度和深度的"高原"学科群。发挥肾脏移植中心优势，促进肝脏移植中心建设，搭建心脏、肺脏移植平台，打造淮海经济区移植中心；积极推动"脑胶质瘤综合诊疗""组织修复与再生医学诊疗""布－加综合征介入诊疗"等八大学科群建设成为具有国内有较大影响力的诊疗中心，为"高峰"学科培育宽阔的"高原"学科群土壤。

护理：主动拥抱改革

"三分治疗，七分护理"，护理从来都不是医疗的延展，而是有着区别于医疗的价值和技术体系。一线护士的专业照料和人文关怀，是病人迈向康复的重要因素。如果说医疗决定一家医院的高度，那护理则决定这家医院的厚度和温度。

徐医附院高质量转型发展，护理人员是对改革感触最深的群体，也是改革最直接的受益者。2018年短短半年内砍掉2000多张加床后，护理人员一下子从繁琐的日常事务中解放了出来。住院大楼拥挤不堪的走廊变得宽敞明亮起来，往日的嘈杂渐渐归于平静，当清晨第一缕阳光洒进宁静的病房，护理人员的心境与往日完全不同了。

事实上，在过去多年的扩张式发展中，护理人员已积蓄了种种情绪，护理工作也暴露出不少问题。这些情绪和问题在2018年解放思想大讨论、职业精神大讨论中，得到充分的释放。

针对紧张的医患关系及护理人员的心理压力，应高度关注护理人员的心理健康，通过建立心理成长小组，利用心理学技巧帮助护理人员提升职业认同感，树立正确的价值观，以稳定的心态投入护理工作中去。

护理人员外出学习交流及继续教育机会较少，工作强度大，科研能力较弱。临床工作繁忙，科研时间较少。同时科研能力较强的人员应考虑减少其临床工作压力。

随着分级诊疗的深入开展，医院收治的疑难危重症患者逐渐增多，手术技术难度大，手术过程复杂，对现有的护理技术水平提出挑战。

医院护理管理岗位采取的是定岗制，未能充分调动全体员工的"敢于管理，善于管理，参与管理，勇于创新"的积极性。

目前，医院已有几十名护理硕士研究生和上百名专科护士，如何进一步加强护理人才队伍建设，更好地使用人才？

当这些诉求和问题摆出来，护理改革的路径也就逐渐明朗。

2019年3月，护理部启动以"狠抓护理服务，扎实推进转型"为主题的提高护理服务质量行动，发布了《提高护理服务质量行动方案》，对相关工作进行具体安排部署。根据方案，全体护理人员要紧密围绕贯彻医院"1234"高质量转型发展战略，牢固树立"一切以病人为中心"的服务意识和责任意识，深化优质护理内涵，通过夯基础、补短板、创特色、求实效，实施"外塑形象、夯实基础、严格管理、提高质量、特色服务"五大举措，加强6S一贯制管理，构建和完善"1234系列"的护理文化系统，回归护理本职，提高医院服务美誉度，以实际行动践行医院发展战略，创"徐医附院护理"模式，引领护理发展。

以此为契机，护理服务改革迅速开展起来。

"一病一品"

从2018年起，徐医附院护理部便开展了以"一病一品"为理念的疾病专科护理建设活动计划。所谓"一病一品"就是坚持

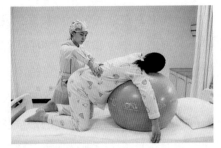

产科开展优质护理服务

以病人为中心的理念，要求每个科室针对自己科室的疾病特点，制定出相应的特色专科护理，每个疾病具备一个高品质的专科护理特色服务项目，为患者提供高质量的专业照护。

以神经外科为例，该科针对垂体瘤患者，设计并实施了"一病一品"护理方案：从入院时的热心接待开始，对患者进行全面的护理评估，入院宣教；手术前耐心讲解垂体腺瘤疾病的病因、临床表现、诊断、手术治疗方法、术前准备，以及术后饮食、体位、活动、疼痛、并发症的预防；手术后细心观察患者的生命体征、神志、24小时出入量及电解质水平等，及时采取护理措施；住院全过程给予患者生活护理、心理疏导、解疑答难、康复指导等全方位帮助；出院时和出院后给予"温馨送"和"爱心访"，针对居家护理、健康教育、预约复查等做好电话随访指导。

"医院是治病救人的地方，同时也是让人担心的地方，我们在为患者服务的时候，从小细节做起，解决患者的痛苦，就是护理前行路上最大的动力。"徐医附院护理部主任刘玉平的这个理念贯穿于护理服务改革始终。

在刘玉平看来，护士仪表和风度是护士内心世界的外在表现，也是与病人交流信息的方式。良好的护理礼仪不仅能使护理人员在护理实践中充满自信心、自尊心、责任心，其优美的仪表、端正的态度、亲切的语言、优雅的举止，可以创造一个友善、亲切、健康向上、有温度的人文环境，同时也更能赢得患者的信任，进一步拉近护患关系，不断提升患者满意度。

基于此，2019年护理部开展了护士礼仪培训，邀请专家对仪容仪表、仪态举止以及常用的工作礼仪、接待礼仪等进行讲解、示范。专业的站姿、坐姿、原地

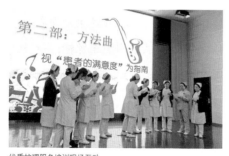
优质护理服务培训现场互动

指路、近距离提示、行进间问好及规范持病历夹、端治疗盘、推治疗车等护理工作礼仪等，都是培训的内容。

外塑形象创造职业价值，内练素质追求卓越品质，刘玉平希望通过培训，让护士真正成为"有知识、有能力，有温度、有情怀，有尊严、有价值"的新时代护士。

"心灵驿站"

职业风险、工作与家庭矛盾、护患冲突、医护矛盾、社会价值不对称等因素，导致护理人员长期面临较大的工作压力和心理健康风险。刘玉平意识到了这个问题，2019年4月起，推出了一系列以关爱护士心理健康为主题的讲座，并通过系列培训培养医院护理心理援助师资力量，开设"关爱天使、心灵驿站"等心理援助活动，为护士提供危机干预及倾听疗愈。

培训中，讲师从护士群体日益凸显的心理压力问题出发，引出"非暴力沟通"概念，结合工作上和生活中真实案例，用通俗的语言，重塑护理人员对冲突的积极思维，打开爱和理解，指导她们如何倾听他人，表达自己，通过观察、感受、需要和请求解决沟通中的冲突，化干戈为玉帛，实现人与人之间高品质的连接。

与此同时，医院建立心理关爱小屋，由经过培训的心理咨询志愿者，定期为护理人员提供咨询和心理疏导服务。同时，开通心理热线，提供电话和线上服务。2020年10月，护理部牵头，联合神经内科心理门诊启动护理人员援助计划心理健康系列活动。这个长期的、系统的心理服务项目，通过个体化心理咨询、心理普查、建立心理档案、组建和发展心理咨询专家队伍、心理健康知识宣教、团体心理辅助等多种方式，无偿向护士提供心理健康评估、指导、咨询等服务项目，提升护士心理效能，改善工作氛围，缓解高强度、高密度、持久性的工作带来的身心压力。

如刘玉平所言，活动的最终目的是让医务人员学会自我关怀与自我照顾，把自己的"温度"升上来、"尊严"抬起来、"价值感"

提上来，更好地为患者生命健康护航。

各项工作有序推进的同时，身为护理部主任的刘玉平在心里思忖，当前医院正处于转型发展阶段，护理作为改革的重要内容，是否该总结、凝练、升华相关理念和实践，创立具有徐医附院特色的护理品牌，通过不断推广和实践，让更多患者知晓，彰显医院转型发展成效？

"仁馨智护"

她是天生的实干家，想法很快就变为实践。2020年护士节前夕，护理部面向全院护理人员征集品牌宣传语，最终经过层层评选，确定了"仁馨智护"特色护理品牌。仁是仁心、仁爱，这是医学的本质，也是护理工作的核心理念；馨是温馨、德艺双馨，意为为患者提供舒适、温馨的就医环境，护理人员心系患者；智是智能、智慧化，通过智慧化手段提高工作效率，提供更精准的护理服务；护是照护，是无微不至的悉心护理。有了品牌宣传语和具体的含义，护理部多措并举，以实践行动不断丰富其内容，不断深化和落实，使"仁馨智护"渐入人心。护理人文关怀试点病房是这一品牌结出的果实。

为深入推进优质护理服务，增强主动服务和人文关怀意识，经过前期研讨部署、科室自荐、综合评审，2021年6月，医院选定肝胆胰外科、眼科、老年科、神经内科、儿科、产科、肿瘤内科等九个病区作为首批人文关怀试点病房。护理部出台了详尽的实施方案，包含活动目标、活动组织、实施步骤、具体措施、评价指标、保障措施等。试点病房在病区管理上，提供干净清洁、舒适温馨的就医环境，设施布局合理，标志醒目清晰；在专科建设方面，重塑护理流程，规范护理礼仪，将优质护理贯穿病人的整个住院过程；构建信息化沟通平台，为出院病人提供延伸护理。从入院接待时的一个微笑、晨间的一声问候、术前的一句鼓励、恢复期的一臂搀扶做起，将卓越的护理服务带给每一位病人。

不仅如此，护理部还借助互联网手段，构建医院－医联体－社区－家庭"四位一体"的照护体系，满足病人全方位健康需求，建立具有专科特色的标准化护理流程，为患者提供个性化、专业化、无缝隙的高质量护理服务。

疫情防控期间，护理部启动了"互联网＋护理"项目建设。25位资深护理专家组建专家组，在江苏互联网医院平台上线"护理发热门诊"图文问诊服务，覆盖静脉输液治疗、心内科、老年科、急诊科、呼吸内科、肿瘤内科等多个专科，方便广大群众享受到更加便捷的线上优质护理服务。护理部还试行开展"互联网＋护理"上门服务，由静脉输液治疗专家上门为卧病在床的患者提供静脉输液港维护。

护理专科化

随着医疗的专科化、患者需求的多样化，及现代护理技术的快速发展和护理模式的转变，护理专科化已成为护理工作发展的必然趋势。早在2008年，徐医附院就成立了第一个专科护理小组——静脉治疗护理小组。此后，随着护士专科化培养模式的持续深入，专家型临床护士越来越多。

静脉治疗、糖尿病护理、造口伤口护理、疼痛管理、危重症护理、管路护理、气道护理管理、静脉血栓防治等专科护理小组陆续成立，每个小组成员基本覆盖所有科室，她们分别负责本科室相关护理技能的培训，以便危急时刻"人人能上战场"。

静脉治疗小组通过对全院静脉输液工具及并发症进行横断面调研，运用PDCA进行逐步整改，效果明显。糖尿病护理小组启动住院患者血糖管理多学科联合护理项目及LMS——"在线教育与管理"系统，全院1000余名护士参与培训及考核。护理部组织由专科护士及护士长组成的护理咨询专家组，定期为出院的慢性病患者提供专业的护理咨询服务，并且针对疑难复杂病例开展多专科护理会诊。

普外科护理团队在伤口造口护理、管道护理、临床营养治疗、围术期疼痛护理、静脉治疗护理均有明确的专项专科护理特色。该团队秉承"无痛治疗护理"理念，建立健全普外科患者围术期护理疼痛管理体系，解决了普外科围术期疼痛护理中的实际问题，并率先积极推广PICC、输液港技术应用于化疗患者，在临床取得较好效果。

ICU的专科护士熟练掌握了机械通气、有创血流动力学监测、临时心脏起搏、经纤支镜气管插管等操作，可娴熟使用呼吸机、除颤仪、多功能监护仪等仪器。

为了发挥专科护士的优势，医院还开设了PICC护理门诊、糖尿病护理门诊和伤口造口护理门诊。据统计，2020年这三个专病护理门诊的门诊量达17978人次。不仅如此，徐医附院还开展N-MDT，即由护士主导的多学科会诊，针对静脉血管通路等护理疑难病例，由护理部牵头，联合肿瘤科、影像科、检验科、院感科等科室，开展多学科讨论，确定护理实施方案。

人才培养

为提升专科护理内涵品质，推动同质化发展，徐医附院积极发挥区域引领作用，为省市积极培养输送专科护理人才。2020年，徐医附院麻醉护理专业获批中华护理学会京外麻醉护理临床教学基地，成为江苏省首批获批单位，且是江苏省唯一获批的京外麻醉护理临床教学基地；同年，老年科护理团队也获批江苏省老年护理专科护士实习基地，进一步扩大优质护理覆盖面，逐步实现优质护理服务下沉，通过培训、指导、帮带、远程等方式，将老年护理、康复护理、安宁疗护等延伸到基层医疗卫生机构。2021年，医院又成功申报获批江苏省呼吸与危重症护理专科护士培训基地和儿童慢性病管理专科护士实习基地。

至此，徐医附院护理团队累计获批中华护理学会京外麻醉护理临床教学建设基地一个、江苏省级专科护士培训基地两个、省级专科护士实习基地四个、徐州市级专科护士培训基地五个、市级专科护士实习基地两个、覆盖麻醉专科护理、老年专科护理、呼吸与危重症护理、急诊急救专科护理等多个护理专科，累计为省市培养急诊急救、手术室、静脉治疗、血液净化、麻醉护理等专科护士数百名。

2005 年起就担任护理部主任的刘玉平，一路参与、见证了徐医附院护理事业的发展壮大，近年来她的感触尤为深切。"2018 年医院转型发展以来，院领导极为重视护理工作，给予了极大的支持，通过搭平台、给政策，激发了护理人员的干事创业的热情。"在刘玉平看来，医院最大的变化是发展氛围或文化变了。

她说，护理是集人文关怀和专业技术为一体的职业，这要求护理人要用专业技能和热心奉献去点亮患者的生命之光。医院近年来打造的"两个全心全意""四个回归""六有""六个起来""提升六种能力"等精神谱系，支撑护理部开展特色护理服务，构建特色护理团队。同时，护理服务改革也反过来为医院改革发展和文化建设添砖加瓦。

目前，徐医附院有 114 个护理单元、99 个病区、118 位护理管理者、2100 余名执业护士。全院优质护理服务病房覆盖率 100%，近 5 年增加 10 个市级护理重点专科。

徐医附院 2019 年成为中国南丁格尔志愿护理服务总会第 403 支分队。

护理队伍中，本科以上学历护士 1676 人，占比近 80%，硕士学历 25 人。另外，有 112 人获讲师资质，11 人拥有副教授职称。高层次的人才队伍为进一步夯基础、补短板、创特色、求实效，提升护理温度，营造人文环境，回归护理本职，引领护理模式新发展，奠定了坚实的基础。

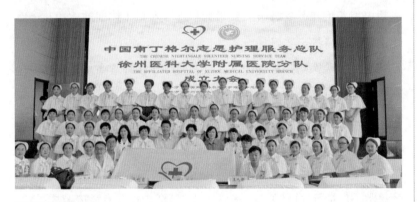

南丁格尔志愿队成立大会

三、人才是第一资源

作为地处非省会城市的省属医院，锻造一支有足够竞争力的人才队伍，始终是关乎医院发展的根本性问题。身处苏北地区，在没有地域和经济优势的情况下，如何形成高精尖的人才队伍？这是王人颢时常思考的问题。

2018 年他上任后，就对医院人才建设情况进行了全方位了解，医院面临的人才挑战不容乐观：

一是人才资源总量仍然不足。根据《江苏省三级综合医院评审标准实施细则（2017 版）》规定，卫技人员与开放床位之比应 ≥ 1.2:1。按照医院开放床位 4150 张计算，应配置卫生技术人员 4980 名，而实有卫生技术人员 3800 余名；

二是部分专业人才存在缺口。国家层面要求医院加大麻醉、儿科、重症、病理、中医医师占比，而医院儿科医生、病理科医生和中医科医生数量有待提高；

三是高层次人才稀缺，后备力量不足。医院职工中院士及国际一流的顶尖高层次人才空白。各科室普遍存在缺少学科建设和行业专业领域杰出代表的问题，难以满足学科建设和长期发展的要求。后备力量不足也较为明显，部分科室出现人员青黄不接现象；

四是健全人才管理体系迫在眉睫。医院在人才管理方面还存在短板，在人才引进和培养方面，院科两级负责制落实不到位，人才引培工作尚未形成合力。在人才考核方面，医技人员职称评聘、卫生人才分类别考核评价体系有待优化。在人才激励和保障方面，人才引进标准有待明确细化，激励制度和保障机制有待进一步完善。

基于现状，医院将人才工作作为重中之重，研究出台了《人才与医疗队伍建设的指导思想和发展战略》，以"提高人才素质、优化人才结构、创新人才政策、健全体制机制、维护群众健康"为目标，创新人才队伍建设思路和举措，把培养和引进高层次人才作为建设具有国际视野的现代化区域医学中心的关键因素，进一步吸引、利用、整合国内外人才资源，积极推进人事分配制度改革，努力调动全院职工积极性，为医院高质量转型发展提供强有力的人才保障。

为顺应人才队伍从依靠学科带头人向"学科带头人＋学科骨干＋青年后备人才"的结构转变，徐医附院采取"内部培养＋外部引进"的方式构建起层层递进、相互支撑的人才衔接和队伍稳定机制。

引培并举

学科高峰的形成，关键在于高层次人才。对高层次人才引进，王人颢眼界很是开阔的，他知道要想在短期内取得成绩，就必须要本着"不求所有，但求所在；不求所在，但求所用"的原则，通过柔性的方式打破行政编制、地域区划、管理体制等壁垒，多途径广募各类卓越领军人才及杰出学科带头人。陈明龙的加入就是这一理念的具体体现。

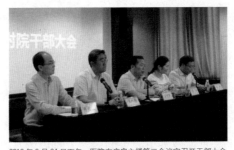

2019 年 6 月 24 日下午，医院在病房主楼第二会议室召开干部大会

2019 年 6 月 24 日下午，王人颢上任整整一年后，还是原来的会议室，徐医附院再次召开干部大会。会上宣读了校党委任免文件：陈明龙同志任徐州医科大学附属医院院长职务。同时，免去王人颢同志代理院长职务。

陈明龙心内科出身，是主任医师、教授、博士生导师，曾任南京医科大学第一附属医院（江苏省人民医院）心内科副主任，中华医学会心电生理与起搏分会副主任委员。他在心血管内科方面有极深的造诣，得到业内人士的广泛认可。2019 年起，多次参编心律失常领域全球专家共识、亚洲科学声明、中国专家共识等权威指南。

从省城请一名医生到地方任院长，这样的模式并不多见。从医生到院长，通常的路子都是医而优则仕，即本院培养的优秀医生一步步走上管理岗位。院级领导调离原单位，更多发生在一个系统内（如同一所大学的不同附属医院之间）或一个城市内。徐医附院的特殊性在于，身为省级医院和大学直属医院，其人事任命权在大学，而非地方政府，有徐州医科大学党委的支持，这对医院"另辟蹊径"提供了土壤。

陈明龙任院长后，王人颢不再兼任代理院长，徐医附院形成了全新的党政班子。班子成员中，季芳、谈在祥为2018年以来学校岗位调整新任命的干部，燕宪亮、宋军、王志萍为2018年以来从中层干部中擢升的副院长，金培生、顾玉明、徐凯则为管理经验丰富的老干部。如此一来，徐医附院形成了王人颢总览全局、大专家带动学术、老干部稳定大局、新生代大步向前的党政新格局。

这其中，以全新模式加入徐医附院大家庭的大专家陈明龙被寄予厚望，医院希望借助他的专业素养、专业资源和学术影响力，为学科发展和学术氛围注入新活力、新动力。

大会上，陈明龙表示，接任院长一职，意味着责任和担当，他将致力于加强人才队伍和学科建设。在人才方面，引导青年医生向医生科学家方向转型发展，做会做、会说、会写、会想的"四会"医生；在学科方面，让老学科再续辉煌，让新学科实现突破。"倾其所有、尽其所能、尽心尽力投入医院高质量转型发展，为医院的学科人才战略做出积极的贡献。"

"那时徐医附院要转型，要加强内涵建设，希望有一名专家来任院长。一开始我还是非常忐忑，因为没有管理经验。"陈明龙回忆，后来两位书记（时任徐州医科大学党委书记夏有兵与王人颢）的盛情相邀，让他感受到了十足的诚意和对人才的渴望。

陈明龙的到来，为徐医附院带来大学附属医院应有的学术氛围，他倡导医生应该"深入思考一些学术问题，探究一些临床问题，然后把对患者的服务做好"。

徐医附院心内科经过多年发展，打下了一定的基础，但规模一直没有上去，学术影响力和成果彰显度也有待提升。陈明龙上任后，首先把亚专科铺开，把总盘子做上去，当初定下的目标是年手术量达到1000例，这个目标在两年以后基本实现。

陈明龙推动下，2020年9月19日，在亚太心律学会（APHRS）专题房颤网络研讨会上，徐医附院心内科电生理团队以近乎完美的操作，为一位房颤病史近一年的老年女性地进行了手术。大会对手术进行了转播，得到了亚太地区众多专家的认可。

类似的学术活动迅速提升了心内科的品牌影响力，随着患者的慕名而来和新技术、新项目的不断开展，该学科在省内的地位不断上升。

不仅如此，在更宏观的角度，陈明龙还积极推动医院临床研究的发展。他身体力行，以自身临床研究事例激励医生建立科学家的必备素养。他还推动建立全院的青训营项目，在全院各临床科室遴选青年才俊，每半年开展一次为期一周的集中科研思路与方法专题培训，以营造科室科研学术氛围，为临床医护人员开展科研工作提供新思路、新方向、新渠道，力争通过三到五年的培训，培养一批从事临床研究的青年医师，培育一批临床研究项目，初步建立临床研究专家团队和支持体系。

受疫情影响，青训营项目的开展受挫，陈明龙希望该项目能够持续下去，让一批又一批的年轻医生接受医学研究思想的熏陶，让更多临床医生有机会成为医学科学家。他任职期间，徐医附院获得了江苏省科学技术奖一等奖、二等奖、三等奖各一项，对一家处在苏北的医疗机构来说，取得这样的成绩并不容易。

2021年11月4日下午，医科大学在徐医附院召开干部大会，免去陈明龙院长职务，由金培生接任。因为体制机制原因，"学术院长"陈明龙离开了奋斗两年半的医院。王人颢深感惋惜和遗憾，他充分肯定了陈明龙在任院长期间为医院转型发展做出的卓越贡献，并送上了祝福。而陈明龙也表态，将在后续的工作中，继续关注和全力支持医院事业发展。

变革和转型期的徐医附院也在一定程度上成就了陈明龙。在这里，他的管理理念逐渐成熟。"医院发展好不好，关键要看三个力是否在一个方向。"陈明龙说，"院级层面是决策力、中层管理部门是执行力、一线科室是响应力，三股劲往一个方向使，医院就能沿着正确航向快速航行。"在院周会上、学科查房中，他不断强调这一理念。在他看来，徐医附院改革取得成功，正是因为"1234"发展战略凝聚了人心，"三个力"形成了合力。

离任不久，陈明龙走上新的管理岗位，任南京医科大学附属泰州人民医院院长，他没有忘记自己的诺言，在徐医附院不少学术活动中，仍能看到他熟悉的身影。

王人颢对人才的渴望，所有人都看在心里。"人才是第一资源"，这是他上任第一天就提出的理念。"1234"转型发展战略中的人才学科战略是医院发展两翼，"没有一流人才就没有一流学科，没有一流学科就不可能打造一流医院！"王人颢总是这样说。

2018年下半年以来，王学浩院士团队、董家鸿院士团队、付小兵院士团队、李兆申院士团队、吴效科名医团队相继落户徐医附院，顶级专家团队对医院人才培养、科研攻坚带来积极影响。但真正打造自己的团队是发展长久之计。

王志萍是土生土长的徐医人，是徐州医科大学麻醉学专业第二届毕业生。

徐州医科大学麻醉学专业是全国麻醉学专业的开创者，建立于1986年，是全国唯一一个两次获得国家级教学成果奖的专业，编写了我国第一套麻醉学专业核心课程教材和第一套临床医学专业使用的《麻醉学》教材。2018年教育部麻醉学专业教学指导分委员会挂靠徐州医科大学，成为主任委员单位，2019年获批麻醉学专业全国首个国家级一流本科专业建设点，2021年麻醉精神药物研究与评价重点实验室获批国家药监局重点实验室。

徐州医科大学麻醉学专业被誉为中国麻醉学人才培养的摇篮，王志萍就是其中的代表。在徐医附院工作多年后，2010年年底年轻气盛的王志萍决定走出去，想实现自己的抱负。她选择了无锡市人民医院——一家因深耕肺移植而被行业熟知的地市级医院。此后九年多的时间里，她在无锡市人民医院建立了麻醉学实验室，开设了麻醉门诊，建立起了硕博士云集的人才梯队，最终把麻醉科打造成了江苏省级临床重点专科。

无锡市人民医院肺移植数量居全球单中心前列，手术的成功率和患者生存率达到国际先进水平，背后是麻醉学科的支持。王志萍带领的团队先后帮助上海交通大学医学院附属瑞金医院、郑州大学第一附属医院、中国科学技术大学附属第一医院（安徽省立医院）、中日友好医院等建立肺移植麻醉团队，同时承接了绝大多数开展肺移植医院的麻醉团队培训、学习。

作为徐医附院走出去的优秀人才，王志萍的表现不可能不引起学校和医院的关注。在学校党委主要领导的支持下，王人颢毫不犹豫，2019年他南下无锡，要会一会这位麻醉学明星。彼时，他在医院尚未提出"六个起来""六种能力提升"。他与王志萍见面时介绍了医院"1234"高质量转型发展战略，并重点分享了"有知识、有能力，有温度、有情怀，有尊严、有价值"的"六有"新时代徐医附院人的价值理念。

在那之前，王志萍与王人颢并无过多交集。2010年她离开医院时，王人颢正在遥远的西藏开展援藏工作。更早之前的记忆是，2001年左右医院开展器官移植时，王人颢积极参与其中，展现出了极强的魄力。此次谈话中，王人颢向她表达了医院重新开展移植手术的坚定的决心。

王志萍被打动了，倒不是因为器官移植与麻醉珠联璧合的美好前景，而是"六有"医务工作者的价值理念。在她几十年的医者生涯中，第一次有人用如此精炼的话语，精准地定义了医者这一职业。作为一个医者，不去追求"六有"又该追求什么呢？游子总是心系家乡、心系母校、心系最初接纳自己的那个所在，多年来虽然身处400多公里外的另一座城市，但王志萍一直默默关注着家乡的徐医附院。现在，听到医院领航者描摹的发展蓝图，特别令人鼓舞的精神谱系，她几乎在一瞬间就做出了选择——回去，回到梦开始的地方，在新的干事创业的环境下，闯出一片新天地。

作为学校品牌学科，徐州医科大学一直致力于麻醉学科的发展。教育部高等教育司司长吴岩在学校视察工作时就指出："办好麻醉就等于办好了徐医，办好徐医就必须要办好麻醉。"相比学校麻醉学走出了特色发展之路，临床学科能力并不突出，因此办好徐医附院麻醉科就成为当务之急。2019年王志萍回到徐医附院后，这项艰巨的任务落在了她的肩上。

用徐医附院麻醉科一位医生的话说，王主任（王志萍）到来之后，麻醉科的脊梁骨挺直了。

也是在2019年，徐医附院全职引进了以心血管外科著称的北京安贞医院专家李庆。他师从国内心脏大血管外科界的翘楚孙立忠教授，是北京安贞医院心脏大血管外科优秀骨干，加入徐医附院后即填补了徐州地区冠脉搭桥、主动脉置换等手术的空白，也参与建立起高水平的胸痛中心。

为进一步培养高层次人才，医院与国内外诸多一流高等医学院校、医疗机构、科研团队和社会力量建立长期合作关系，搭建交流平台，鼓励医务人员参加国际学术交流会议、出国研修，每年选派医务人员到国内一流医院进修学习；不定期邀请院士、知名校友、行业翘楚来院查房、讲学指导，柔性引进专家团队，提升整体实力；各科室制定严格的学习制度，加强科室内和科室间的沟通协作，共同提升业务水平。

为积极引进医院发展急需人才，充分发挥名医引领作用，徐医附院印发《人才引进实施方案》，将全职引进人才分为：A、B、C、D、E、优秀博士、紧缺博士，高端人才（A类）、学科领军人才（B类）引进待遇一人一议；学科（学术）带头人（C类）年薪100万元，安家费150万元，科研启动经费300万元；学科（学术）带头人（D类）享受三级主任医师待遇，安家费100万元，科研启动经费100万元；

技术骨干（E类）享受四级主任医师待遇，安家费60万元，科研启动经费50万元；优秀博士安家费50万元，科研启动经费20万元；紧缺博士安家费30万元，科研启动经费10万元。就读定向博士的本院在职职工，如毕业时拿到双证且达到人才引进要求的，给予同等待遇。

过去，徐医毕业的优秀人才多去苏南、上海等地高就，能留在徐医附院的人才并不多，这让医院很"受伤"。2021年领导班子调整后，院长金培生亲自抓人才与学科，希望一改过去在人才招聘方面的被动局面。

"200个博士，1000个硕士，大家觉得很好，没有危机意识，是一种小富即安的心态。"金培生说，医院要实现长足的可持续发展，就必须要有人才储备。

2021年北京协和医院建院100周年学术论坛上，金培生受邀进行主题分享。当与他同台的另一家大型医院的管理者说出他所在的医院有1860个博士时，金培生脑袋"嗡地一响"，他脑子里迅速反应，按床位核算后，这家医院的博士数量是徐医附院的四倍。在那个场合，他甚至有点自卑。

他打了一个比方："这就好比同是一个加强连，对方有一个机枪排、一个迫击炮排、一个装甲车排，而我方只有大刀、三八大盖、歪把子。这仗是没法打的。"

他知道，徐医附院必须要加强人才队伍建设了。转型发展释放红利，辅之一系列新政，人才建设迈上了新的征程。过去几年医院每年引进4～6个博士，和流失的数量相抵，基本没有变化。而仅2022年，医院就引进博士近60人，其中不乏从德国、瑞典、美国、日本等归来的名校毕业生。

金培生的目标是至"十四五"末，医院临床医生博士率达到40%，届时医院将有四五百个博士，一支所向披靡的"机械化部队"将使医院医教研迈上新的高度。

相比"引"，王人颢更希望"培"。他认为，培养人才好比"深水养鱼"，虽然短期内难见成效，却能够从根本上改善医院的人才结构，提升人才层次，利于实现人才集聚的"洼地效应"。他总是说，医院的人才政策是，引培并举，重在培养。要树立正确的人才观，营造人才成长的氛围。在徐医附院，除非科室人才青黄不接，没有合适的学科带头人，需要全职引进，否则医院更多通过加强自身人才培养，让年轻人尽快成长，撑起一片天。医院鼓励学科带头人对后备带头人进行推荐、选拔和培养，并将后备带头人的考核成绩纳入带头人的考核指标。

基于这样的理念，徐医附院在推进"七大中心"建设的同时，出台《"七大中心建设及中青年人才"专项支持计划实施办法》，明确自 2019 年起，遴选优秀中青年人才和青苗人才，设置相应条件，在全院公开遴选，加快培养一批学科带头人、教授、博士生导师、技术专家等高层次人才，形成医院各领域人才的学术引领和后备力量。

这是徐医附院新时代配合医院高质量转型发展的重大人才战略。

根据要求，优秀中青年人才申报者须年龄在 50 周岁以下，具有博士学位和副高及以上职称（须同时具备副教授职称）。同时，至少满足具有半年及以上的海外留学经历、近五年主持省部级课题一项及以上、近五年以第一作者或通讯作者发表 SCI 论文累计影响因子 10 分及以上，三个条件中的两项。

青苗人才申报者须具备以下条件：男性年龄在 35 周岁以下，女性年龄在 38 周岁以下，博士学位，中级及以上职称（须同时具备讲师职称）；近五年以第一作者发表 SCI 论文累计影响因子 3 分及以上。医院每年资助 10 名优秀中青年，每年资助 20 名青苗人才，对前者资助 10 万元，后者资助 5 万元。

2019 年 8 月 29 日的院周会上，医院公布了获得优秀中青年人才及青苗人才称号的人员名单。曹江、顾兵、蒋冠、刘苏、桑威、宋军、孙东、燕宪亮、叶新春、张昊十位同志获得优秀中青年人才称号。丁昕、韩园、李世宝、刘亚、罗园媛、秦晓冰、王凤珍、郑欣八位同志获得青苗人才称号。

王人颢为他们颁发了荣誉证书，很快，这些中青年人才将成为医院发展的中流砥柱，青苗人才也将不断崭露头角。

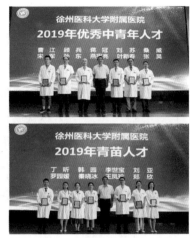

2019 年 8 月 29 日，发布七大中心建设及中青年人才立项名单

"医院提出七大中心建设和中青年人才、青苗人才培养，对我们来说是一件非常开心的事情。"青苗人才称号获得者、放射治疗科医师丁昕的兴奋溢于言表。她说，入选人才培养项目一方面可以得到经济上的支持，解决科研项目资金不足的问题，另一方面可以得到平台上的支持，通过对接相关资源，年轻医生开展课题研究可以和学校基础研究结合起来，并获得大专家的指导。

"对于医院的每个人而言，只要你有能力、有想法，医院就会向你提供平台和资金，帮助你实现个人的梦想和个人的成长。"丁昕说，这样的转变在以前是不可想象的。

干部年轻化

大型医院巡查中，"临床科室队伍老化，干部管理能力需要提升，存在部分管理干部缺乏管理经验，和基层岗位不相匹配的现象"被重点提出。这进一步加大了王人颢推进干部年轻化的决心。重点培养一批掌握紧缺技术、有明显学术优势和发展潜力的中青年学术骨干，是他向全院传达的鲜明信息。

2019 年医院发布《干部选拔任用工作实施办法》，提出推进干部队伍革命化、年轻化、知识化、专业化，并明确要大力选拔敢于负责、勇于担当、善于作为、实绩突出的干部，注重发现和培养选拔优秀年轻干部，对不适宜担任现职的领导干部应当进行调整，推进干部能上能下。

同年，医院印发《中层干部选拔任用工作实施方案》，决定开展一批中层干部选拔任用工作。此次中层干部选拔任用涵盖行风建设办公室副主任、教育处处长、呼吸内科副主任、ICU副护士长等36个岗位。

与此同时，医院开展理论培训、团队团建等系列干部培训工作，提升干部履职尽责能力，建设一支高素质专业化干部队伍。

2019年8月9日，医院召开全院中层干部管理培训班。这次培训班王人颢高度重视，为什么要召开呢？"因为高质量转型发展的路线方针确定之后，如何保障路线方针得到贯彻落实，我们在座的各位干部就是关键因素。但是在改革的过程中，我们发现某些部门和干部某种程度上存在着执行不力、监管缺位、作风不严和'踢皮球'的现象，个别科主任对医院的工作部署置之不理，甚至蔑视党委的决策，我行我素，阻碍改革的推进。"他开明宗义。

改革没有回头路，如逆水行舟，不进则退。医院高质量转型发展正值攻坚克难的关键阶段，王人颢敏锐地发现，面对医院党委的决策部署，部分中层干部的思想没有得到彻底解放，行动没有及时跟上，需要要对这种风气踩刹车。

在培训班上，他说："随着各项改革的不断深入，出现了很多难啃的'硬骨头'，工作推进面临重重阻力。要深入推进医院事业高质量转型发展，我们必须要以问题为导向，认真检视自己，吾日三省吾身，清醒地看到自己的问题与不足。不仅是医院，我们每一个人都要勇于发扬'自我革命'的精神，敢于刀刃向内、自我加压，紧跟新的发展形势和医院改革的节奏，坚决破除妨碍医院高质量转型发展的各种障碍，不断攻坚克难、化解矛盾，真正将医院的各项改革举措落到实处。"

2021年，医院成立干部领导小组，对部队伍建设情况进行分析研判，对需要提交党委会审议的中层干部任免、监督、考核、奖惩以及干部聘任等重要干部工作事项进行酝酿，形成工作方案，为党委决策提供重要参考。

2021 年 10 月，医院印发《2021 年中层干部换届工作方案》，党政职能部门正副科级干部及临床、医技科室正副主任均纳入换届范围。本次换届的一大原则是优化干部队伍结构，注重选拔优秀年轻干部。在此之前，医院已经多年未集中换届，不少人在科主任的位置上待了十几年。

进入 2022 年，医院开展了中层干部集中换届工作。换届工作涉及面广、敏感性强、影响力大，广大干部群众关注度高，要做到选用的干部让组织放心、职工满意、干部服气并不容易。身为一把手，王人颢面临着较大压力，但他一心为公，无所顾虑。

"1234"高质量转型发展战略中"四个回归"有一项为"回归传统"，这是王人颢极为重视的一点。"为什么要回归传统？回归传统就是回归过去医疗行业的优良传统——人才培养的中的师带徒等。"王人颢清楚地知道，医学是实践性和经验性极强的学科，进入工作岗位后，很多年轻医生以为所学所识足够诊疗一些常见病、多发病，但他们很快就会发现，疾病并不像教科书中描述的那样简单明了，有时一个病人同时患有多种疾病，有时同一种病用不同方法治疗却差异显著。为解决青年医师知识片面、经验匮乏、临床上手慢等现实问题，就必须由高年资的医生带教，传授技艺和临床思维、临床意识。

然而现实中，有些医生却有"教会徒弟，饿死师父"的心态，把下级医生视为对手，怕其成长起来后跟自己抢病人、抢资源、抢位置。基于这样的心态，他们会刻意打压下级医生，甚至给优秀的、有潜力的年轻医生成长设置障碍。

媒体曾报道过相关案例，一位医生做了 20 年的主治医师，还没碰过胆囊，仅限于阑尾、疝气、包块等手术，其他手术都被科室主任霸占着，后者的理由是：手术严谨，不能出现并发症。

王人颢对"大树之下，寸草不生"的现象深恶痛绝，他绝不允许徐医附院发生类似情况。以前，他将一些现象看在眼里，却不能做什么，因为不在自己职责范围之内。成为医院一把手后，他知道必须要有所行动，对错误做法进行纠正，将不良苗头扼杀在萌芽中。

2018年解放思想大讨论中，就有不少医务人员明确指出"部分科主任和医疗组长能力有限，责任心不强"。为此，他们提出如下建议：

一、加大对各临床科主任及医疗组长的任期目标考核力度，打破任职"终身制"，执行"能上能下"的用人原则。

二、制定相关政策，务必使科主任回归到本职工作中来，切实履行科室发展第一责任人的职责，彻底改变科主任沦为医疗组长或是普通组员的现状。既要给科主任放权，重视科室管理，也要加强对科主任的监督和管理，让他们正确使用手中权力。

三、改变部分科室医疗组各自为政现象，建立科学的考核机制并严格执行，为适应医院发展的新形势，对于部分技术能力不强、组员人数较少的医疗组要加以调整和合并。医疗组的设置要根据科室发展的需要，而不是个人的意愿，医疗组长要有严格的准入条件和退出机制。

推行高质量转型发展后，王人颢一再强调，医务人员在医院工作的意义除了获得薪资之外，最贵重的红利就是个人价值的提升。既然选择了这份职业，就要一辈子守住自己的初心本色和神圣使命，努力做一名好医生、好老师、好的管理者。然而现实中，还有少数党员、干部安于现状、得过且过，对制度拒不落实，硬约束变成"橡皮筋"，有的甚至能力退化、整天抱怨，只想做"老好人"，"为了不出事，宁可不干事"，不愿担当、不敢担当、不会担当的问题不同程度存在。

"很多科室就是例子，不仅没有前进，反而大滑坡。我想这不应该是一个科主任、一个共产党员应有的样子。不担当不作为，不仅成不了事，而且注定坏事、贻误大事。不忘初心、牢记使命，干部们必须要做表率、打头阵，发挥风向标作用，越是形势严峻复杂越要保持定力、一往无前，越是任务艰巨繁重越要奋勇当先、实干担当。只有这样我们才能够无愧于心，对得起自己的选择，对得起自己的位置。"

"不换思想就换人，不负责就问责，不担当就挪位！"为此，他不惜得罪十几年的老朋友。

与老朋友的那次谈话，王人颢至今记忆犹新。谈话时，他的好朋友，某科室主任就坐在面前。谈话的目的很清楚，他已经阻碍学科发展了，必须退位让贤。王人颢内心极为纠结、挣扎，他迟迟说不出那句话。那一刻没有人能理解他的处境，没有人能体会他心底的痛苦，他感到前所未有的孤独。"为什么别人都不愿做的事我要来做？""这是改革啊，不动'刀子'怎么改革。""没有缓和的余地了吗？""没有，不能犹豫。"短暂的心理活动后，他平静地说出了自己的想法。

"你的思想和行动已经远远落后于发展要求和时代要求了。""疫情来了，你的科室本应冲在前面，你却没有担当起来。""年轻人都成长起来了，他们摩拳擦掌想要干一番事业，要给他们空间和支持。""你是我多年的好朋友，朋友很重要，但学科发展事业更重要，一公一私，我们要看清形势。"王人颢对那位主任说了很多话。刚开始，他是抵触的，总想找点借口拖延一些时间。但在王人颢动之以情、晓之以理的攻势下，他接受了辞去科主任的要求。

对于一些"硬骨头"，王人颢亲自出面，循循善诱之下，他们都平静地接受了"走下历史舞台"的现实。整个过程体现了王人颢高超的管理艺术。他心里明镜儿似的，如果强行将他们免职，有人势必有情绪，搞一些动作，将事情搅得一团糟，带来极坏的影响。如果用医院转型发展的价值观去触动他们，效果则完全不一样。

他告诉每一个人，当今的时代形势已经发生了改变，每个人都要跟上时代步伐，不能身子进了新时代，思想还停留在过去。看问题、作决策、推工作还是老观念、老套路、老办法，这样不仅会跟不上时代、做不好工作，而且会贻误时机、耽误工作。打感情牌之外，王人颢还给出政策，对因年龄原因不能续聘的，或主动要求退出现任职务的，经考核合格，党委批准后，享受原待遇至本届任期届满。

此次换届中有几个大科的主任尚未到退休年龄，按理可以再干一届，但从年轻人成长、科室发展角度考量，医院希望他们主动推荐"接班人"。此外，部分科主任也有主动让贤的想法，主动提出了人选。为此，王人颢和院党委常务副书记季芳分别与他们谈话，谈话的核心思想有两点：一是科室年轻人成长起来了，个个是博士，医教研能力都已经展露出来，他们可以带领学科跑得更快；二是医疗技术发展极快，内科外科化、外科微创化、微创机器人化很明显，受过严格训练的博士接受新思想、新技术较快，老主任可能力不从心。

"每个主任都要提交一张表，表明续聘或不聘的态度。"季芳说，党委谈话前，很多人已经做好了准备，也有人是犹豫的，但是最后都作出了恰当的选择。

与老干部谈话的同时，党委也对民主推荐的候选人采取个别谈话、发放征求意见表、民主测评、实地走访、查阅干部人事档案和工作资料等方法，广泛深入地了解情况。面谈时重点了解其政治立场、思想品质、价值取向、见识见解、适应能力、性格特点、心理素质等情况，以及缺点和不足，鉴别印证有关问题，深化对考察对象的研判。

干部选拔任用过程中，医院力求执行职数管理、轮岗交流、任职回避等相关政策，严格贯彻"德才兼备、以德为先"的选人用人基本原则，按照干部选拔聘用的标准、条件和程序进行，确保选人用人环境风清气正。

换届过程中，党委没有收到一封举报信，没有听到一点杂音。"这说明新提拔的科主任和部门负责人得到了大家的认可。"季芳说。

此次集中换届共有 115 名临床科室、职能部门正副职上任。范围之广、力度之大，史无前例。换届完成后，徐医附院临床科室负责人、职能部门负责人的年龄结构、学历结构、职称结构得到进一步的优化，一批年轻富有朝气的中青年骨干走上科主任岗位。临床医技科主任、副主任平均年龄 49 岁，近 70% 具有博士学位，100% 具有高级职称。

2022 年 4 月 14 日下午，医院召开干部大会，对新任命的 115 名临床（医技）科室主任、副主任并进行任前集体谈话。院领导悉数参加，院长金培生从现代医院管理、疫情防控、科室管理等方面对科主任提出了要求：一是管理工作要有格局，要统筹谋划好科室和学科发展；二是做人要有心胸，要打造一个能够走得远的团队和集

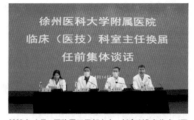

2022年4月，医院召开干部大会，任命115名临床（医技）科室主任、副主任并进行任前集体谈话

体；三是要特别重视学科发展、人才建设、亚专科建设以及疫情防控等方面的工作。

党委书记王人颢说："我们身处高质量发展的新时代、追梦的时代、奋进的时代、成就梦想的时代，新一届临床（医技）科室主任、副主任责任重大，使命光荣。"他从进一步提高政治站位，坚定改革信心；牢记宗旨意识、厚植人民情怀；保持昂扬斗志，提高服务本领；坚守系统和底线思维；提高领导艺术和能力五个方面向新一届临床（医技）科室主任、副主任提出要求。他勉励大家和全院干部职工，要以"一刻也不能停、一步也不能错、一天也误不起"的责任感和使命感，在新时代医院高质量转型发展的新征程上书写人生和医院学科建设发展的新篇章，留下无悔的奋斗足迹。

换届后，各科室举行了换届后的科室大会，王人颢一一参加，发表讲话，提要求，并与科主任签订目标责任书。"党委对各科室提出发展三年计划，让科主任当着全科医护人员的面签下责任状，用意是鞭策、激励他把工作落到实处。另一方面，党委也表达了对他们的支持，只要敢干、肯干、实干，党委就是他们坚强的后盾。"

王人颢思想开放，乐于与年轻干部谈心、对话，他也以极大的热情，身体力行，帮助年轻干部成长。

应长江是徐医附院内分泌科学科第一个博士，集中换届后，刚刚40岁出头的他已是学科带头人。2009年硕士毕业后，应长江进入徐医附院内分泌科，他的能力很快受到大家认可，历次考察和民主测评中，他得到的几乎都是满票。这样年轻有为的人才按理说可以为学科发展做很多事，但科室文化却是论资排辈，他

并没有得到太多机会。实际上，就连考博士也一波三折。几年前他就发表了文章，准备读博，但当时科室政策是要么离职，要么等待审批，但科室以人员短缺为由迟迟未批。直到 2017 年，他才获得博士学位。

2018 年新一届领导班子上任后，提出了转型发展的理念，一切都是新的，风向变了，应长江异常激动和兴奋，他知道自己的机会来了。他主动向王人颢汇报工作，表达想做事的意向。

"我想做事，而且我年轻，我也有能力做事。"他对王人颢说。王人颢对他大加赞赏，先后几次约他单独谈话，并在院级层面等多个平台，让他发言，表达观点。应长江大受感动，论资排辈的时代过去了，"只要你有能力，就有机会，就怕你没有能力"。有了院领导支持，应长江如笼中飞出的鸟，尽情翱翔于天际。2019 年，在与一众科主任的 PK 中，他以普通医生的身份获得医院中青年支持项目。作为一个外地人，在院领导和科室同事支持下，他感受到了以前从未有过的归属感。

他至今记得 2018 年第一次与王人颢谈话的情景。2018 年王人颢上任后连续召开了几次大会，提出新的发展战略，应长江听了大受鼓舞。他"厚着脸皮"站在办公室门口，与其他人一起等。彼时，他内心忐忑不安。"王书记不认识我，我也不了解他，不知道我的想法能不能得到认同。"他心里没底。

很快轮到他，他走进去，以紧张的语气自报家门，王人颢脸上的微笑消除了他的焦虑，紧张的神经逐渐松弛下来。他说："书记，我想干点事，原因有三：第一，我年轻，是个热血青年，正处在干事的黄金阶段；第二，我是男生，以事业为主，不像女孩子以家庭为主；第三，我有能力，我有科研课题，有想法。"他有备而来，随手带着项目资料和奖项证书。王人颢频频点头，给予赞赏。

随后他向王人颢汇报了自己的工作计划，核心思想是，过去的模式和理念必须改变，必须以全新的理念为患者提供更好的服务，同时把临床研究与患者服务相结合，提升就医获得感，打出科室品牌。王人颢极为认同。因为门口还有人在等，他不敢耽误太久，那次谈话持续了五分钟，或者八分钟，他紧张得忘了时间。

有了第一次，他不再慌乱。他加了王人颢的微信，发微信约时间，王人颢每次都说行，告诉他几点去办公室。"王书记太忙了，每天都要开几场会，办公室门口也总有人，但对我这个小医生，他一次都没有拒绝。"应长江感动不已。有一次等到晚上7点，办公室门口还有很多人，他不好意思打扰，王人颢看到他在外面就叫他进去，听他汇报工作。对于他提出的想法，王人颢都非常支持，鼓励他放开手脚大干一场。

应长江感受到了医院一把手的格局和胸怀，以前年轻医生见院领导几乎是一件不可能的事，以前年轻医生在全院会议上发言者也寥寥无几，现在当他看到领导办公室门口都是和他一样的年轻人时，他知道一切都变了，年轻人的时代来临了。

对新的变化，时任普胸外科主任张昊感同身受。

2017年，35岁的张昊从国外读完博士后回到医院。此前，他在奥地利维也纳医科大学AKH医院以专科临床培训的身份进行研修，师从欧洲胸心外科学会、胸外科学会前任主席，学习肺移植等相关技术。与其他国外进修生以基础研究为主不同，张昊在维也纳的大部分时间都在开展外科手术，这让他学习到了欧洲先进的技术和理念。

2018年，徐州市人民政府出台《关于进一步加强医学重点专科建设和高层次人才引进培养工作的意见》，提出自2018年起，将引进临床医学专家团队20余个，每个团队给予五年共计1500万元的经费资助，加强徐州市重点专科建设和人才培养工作。

为此，徐州市政府赴上海牵头举办徐州—上海名院名医对接恳谈会等活动，希望以柔性引进的方式吸引在沪徐州籍专家为家乡服务。徐医附院以此为契机，积极组织申报材料，拟与上海市胸科医院合作，推动胸外科快速发展，尤其是为肺移植打下基础。

上海市胸科医院是新中国第一家以诊治心胸疾病为主的三级甲等专科医院，年手术量超两万例，肺部肿瘤手术量居全国第二。为促成与上海市胸科医院的合作，王人颢与张昊先后三次前往上海恳谈。张昊清晰地记得，第一次前往上海前，王人颢正带队在新疆慰问援疆干部，由于上海方面临时确定时间，王人颢改变了从乌鲁木齐飞徐州的行程，直接飞往上海。当天到达上海虹桥机场已是夜里12点，王人颢孤身一人拉着行李箱走出机场，一个随行人员也没有。此情此景让接机的张昊百感交集，泪水打湿了眼眶。酒店休息几小时后，第二天一早王人颢便精神饱满，拜访了胸科医院的领导和专家。

第三次去上海时，项目已获徐州市政府批准——徐医附院将与上海市胸科医院胸外科方文涛教授团队达成深度合作，此行目的正是与胸科医院院长潘常青和方文涛团队就合作模式、合作制度、合作细节进行深入沟通。由于当天方文涛上午有门诊，下午有手术，无法参加交流。王人颢与几位院领导会面后，想要和方文涛作进一步交流。"毕竟是胸外科的事，胸外科主任没参加，他心里不踏实。"张昊看出了王人颢的心思。那是酷暑难耐的夏季，王人颢穿梭在胸科医院狭小拥挤的门诊，在胸外科门诊见到了方文涛，与他进行了简短的交流。

本来项目已经谈妥，但为了项目踏实落地，王人颢还是亲力亲为，在门诊与项目负责人见了面，这让张昊大为感动，方文涛也感动不已。张昊认为，正是王人颢的诚恳态度，让方文涛团队在后续工作中持特别积极的态度，使项目高质量落地。

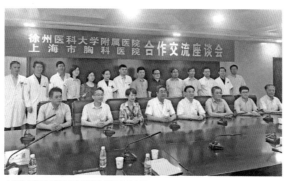
上海胸科医院潘常青院长带队商谈共建合作

正是王人颢的姿态让上海市胸科医院看到了徐医附院的诚意。此后不久，上海市胸科医院院长潘常青亲自带领十余人的团队对徐医附院进行了回访，双方就研究生联合培养、学科建设、人员进修学习等达成广泛共识。张昊对其中的一个细节印象深刻：上海市胸科医院团队返程当天，徐州下起了大雨，王人颢一路送到高铁站，并看着专家团队一一登上列车。由于那节车厢停在露天处，送完专家，他全身已被雨水淋透。

"并不是每个领导都能做到。合作过程中只要他适时露个脸就行，可他却亲力亲为，为双方的愉快合作打下了坚实的基础。"张昊感慨万千。

医院的发展不可避免地体现着"一把手"的意志，医院文化也或多或少渗透着"一把手"的性格特点和人格魅力。有些时候，"一把手"文化为一个机构带来的是负面影响，但在徐医附院，王人颢无论是个人品格、人格魅力，还是发展战略、重要决策，都受到了广大员工尤其是青年一代的信任和支持。

"新一届党委给青年人提供了更多的机会、舞台来展示自己，让广大青年人更有干劲，青年人也用实际成果回馈信任和培养。"一位中层干部说，"如今，站在医院中层管理者的位置，向上能感受到院领导的深谋远虑，感受到他们的重担与不易及对我们的期待；向下能感知员工对我们的信任和期盼，感知广大员工对附院真挚的情感和真心的付出。"

全科医学科的医生李雷博士，2019 年有出国想法时年龄已经不小了。他向王人颢书记表达了自己的想法，没想到王人颢爽快地给予了支持："当前徐医附院正在打造具有国际视野的现代化区域医学中心，待在家里不走出去，怎么能有国际视野？"这句话给了他很大的鼓舞，让他得以走出舒适圈，追求久远的梦想。出国期间就被晋升为科主任，学习归来后，他晋升了教授职称，成为 2017 年以来徐医附院中晋升教授第一人，并成为博士生导师。

一位护士长表达了自己的感受：现在护士这个群体心情是愉快的，这几年高质量转型发展，受益最大的就是护士。护士不仅仅待遇提升了，更重要的是得到了医院重视和患者的尊敬。

一位护士回忆，王人颢和班子成员经常到各个科室进行调研，也会参加科室早交班，在临床一线，他不会把大家拉过来，客套一番，畅想一下未来，而是问科室目前要怎么发展，推进到了哪一步，有什么困难。整个过程非常有条理，也非常高效。

另一位护士讲述了她的故事：2008 年从徐州医科大学毕业时，她的人生有两条路可以走，一是留在学校当辅导员，二是到临床当一名普通护士。她的家人希望她留在学校。当时她就对他们说，如果留在学校当辅导员，之前四年专业学习就都荒废了。她学这个专业是要救死扶伤的，她要把专业带到临床，服务于患者。她选择了临床护士这条道路，但随着时间推移，初心渐渐淡化了。在医院工作极为辛苦，还要时常面对各种纠纷。在急诊科她看到了人生百态，有车祸脑出血的，有农忙时喝农药中毒的，有大晚上酗酒闹事的。那时她就会想，当初要是听父母的话留在学校该多好。王人颢书记上任后提出"回归初心、回归本职、回归传统、回归梦想"，对她触动极大。她心底的梦想又燃烧起来。尤其是这几年推进改革，一切都变了，她又找到了工作的乐趣和价值。现在她可以毫不犹豫地说，对当初的选择我绝不后悔。

四、教学改革：走到教学一线

高等医学教育是医疗卫生事业可持续发展的源泉，这其中大学附属医院发挥着至关重要的作用。我国有数百万在校医学生，临床教学工作几乎全由医院承担，医学生 60% 以上时间在大学附属医院度过。但在公立医院规模扩张的年代，医学院校附属医院普遍强化了疾病诊疗功能，却一定程度上忽略了教学建设。

教学工作是高校附属医院承担的一项主要工作和任务，通常包括本科教学、研究生培养、住院医师规范化培训、全科医师培训、基层医疗机构骨干医师培训、继续医学教育和进修医师带教等。但在不少教学医院，院领导不重视、临床医师无动力、师资力量薄弱等因素叠加，致使教学工作流于形式，质量不高。

立德树人是大学附属医院的根本任务，科学、精准地把握"教学相长""医教相长""科教相长"的规律，探索医院教育教学规律，创新医院人才培养机制体制，以更高的标准和要求实现医院在更高目标上的高质量发展，是徐医附院在新时代必须要完成的任务。

形势严峻

在徐医附院 2018 年的那场解放思想大讨论中，对教学工作的讨论、建议是热点中的热点。上至领导层，下至一线员工，都丝毫不回避教学工作面临的问题。

"医院临床教学工作模式不利于临床工作。"有人说。

"对研究生及规培生带教及管理不够。"又有人说。

"深入理解领会教学工作重要意义的认识水平还不够高。工作中还没有时时处处从临床教学工作重要意义的高度认识自身工作岗位的性质和作用，有时候存在工作主动性不高的问题，特别是工作任务重、要求高、时间紧的情况下，存在被动应付工作心理，满足于工作过得去，不求过得硬，工作质量和工作效率还有待于进一步提高。"有人如此剖析。

"科主任什么时候能够真正重视教学工作，能够从临床一线走到教学一线？什么时候能杜绝教学事故的发生？又什么时候能够再次冲击国家教学成果奖。"有人发出灵魂之问。

"临床带教老师都是临床一线工作人员，首先要正常完成自己的临床工作，而临床工作繁忙，不能有充分的时间专心搞好带教、教学工作。"有人陈述了客观存在的问题。

"专业基地临床带教师资带教意识和水平还有待提高，部分带教老师带教积极性欠缺，未能正确认识带教职责，承担相应带教责任。教学查房、小讲座等缺乏针对性和规范性，出科考核欠缺。"

有人如是说。

提出的问题有数十条之多，但总结起来，核心无非是几点，即临床认识不够、师资力量不足、教学水平不高、管理制度欠缺、考核与激励机制不完善。对这些问题，大家也给出了积极的建议和改进措施。

提高政治站位和思想认识水平，从推进学校和医院建设发展事业的高度，理解认识教学工作，增强工作的使命感、光荣感和敬业感；"以生为本，以本为本"，改变以知识传授为主的教学安排，重视学生执业能力、自学能力、团结协作能力、沟通能力、临床实践能力培训课程；加强师资队伍建设，增加临床教师编制，将临床教学查房、病区小讲座、技能培训列为教学工作量，作为职称晋升考评依据，提高临床教师的带教积极性；制定相关制度将带教任务落实到个人，将教学工作与临床职称晋升、聘用和职务提升挂钩，从体制上解决不重视教学工作的难题；完善专业基地组织结构，强化教学主任教学秘书职责，建立教学小组，根据不同学员的轮转要求和轮转时间，做好对轮转学员科室学习的计划与安排，制定学科教学教案，对学员进行阶段式、循序渐进培养；按教学职称、技术职称赋予教学课时工作量点数，纳入科室工作量核算，同时将教学事故、国家教学成果奖等作为教学质量考核指标。

王人颢将这些问题都看在眼里，在医院各种会议和培训现场，他都不厌其烦地强调，（医生）既然选择了这份职业，就要一辈子守住自己的初心本色和神圣使命，努力做一名好医生、好老师；大学附属医院的医师既是医生，又是老师，肩负着传道授业的光荣使命，要把"立德树人"的使命牢牢记在心上。

王人颢知行合一，在工作中，他始终极为重视自己"老师"的角色。他执教 30 余年，从临床带教的"小讲师"一路走来，成为学生心中的"大先生"，矢志不渝，初心不改。他始终坚守教学一线为本科生上课，主讲《外科学》课程，以文化人，润物无声，深受学生好评。2021 年，王人颢作为课程负责人的《外科学》课程获评省级一流课程。2023 年，他获得"2022 江苏教师年度人物"提名奖，这是一个他极为重视的奖项，因为这是对他医学教育理念的认可。2023 年，他主讲的《外科学 1》获得教育部国家级一流本科课程，这是医院在教学工作上的零的突破。

基于这样的理念和认识，2018 年上任后，王人颢誓要打破临床科室重医疗轻教学的局面，推行医教协同改革。他在 2019 年度临床教学工作会议上指出，2019 年是医院高质量转型发展的关键开局之年，对医疗质量内涵的要求使得医院对教育教学的需要也比以往任何时候都要更加迫切，对卓越人才的渴求比以往任何时候都更加强烈。围绕"培养什么人、怎样培养人、为谁培养人"这一系列根本问题，各级教学单位认真思考，并紧紧围绕立德树人，培养人才的目标，真正为医学教育事业做出应有的贡献。

不破不立

2019 年，医院改革教育处职能，在教育处内设立研究生管理办公室、住培与进修管理办公室、本科教学管理办公室、本科实习管理办公室、继续教育与技能中心管理办公室，加强医院教学管理，提升临床教学质量。

教育处处长曹江对此深有感触："教育处改革是医院教学改革的前奏。"原来医院教学工作由临床学院管理，教育处主要负责住培工作，2019 年前者所有职能由教育处接管，本科教学、研究生和博士生培养、继续教育等悉数纳入教育处管理范畴。集医学院校教育、毕业后医学教育和继续医学教育完整的医学教育阶段于一身的教育处，一跃成为医院转型发展中重要的机构，曹江肩上的担子不轻，他深知教育处眼前的工作重心就是两个字——改革。

重磅改革很快到来。2019 年 9 月，医院发布《徐医附院专业技术人员（临床医师系列）职称晋升教学工作量考核表》，将职称晋升与教学挂钩。晋升考核指标从教学及教学工作量、教学测评、必备条件三方面作出明确要求。

"这项改革的精髓是将临床医师的医疗职称与教学职称深度绑定，高一级的医疗职称必须拿到低一级的教学职称，这将倒逼临床医生两条腿走路。"曹江说。与职称挂钩相对应的，是日常绩效考核。也是在 2019 年，《徐医附院临床教学管理日常绩效考核表》出台，绩效考核指标以学校教学任务、附院临床教学任务两大部分为主，包括教学管理、教学活动、病历质量、教学培训等各个方面，每月进行考核，考核结果占科室绩效的 15%，科室再进行二次分配。

"这两个政策实施以后，附院的整体教学工作有了质的变化，医务人员的教学热情空前高涨。"曹江说。

与此同时，从 2019 年开始，医院在每年九月份教师节前后召开临床教学工作会议，总结一年的工作成绩，表彰先进集体及个人，制定下一步工作计划，并提出具体要求。

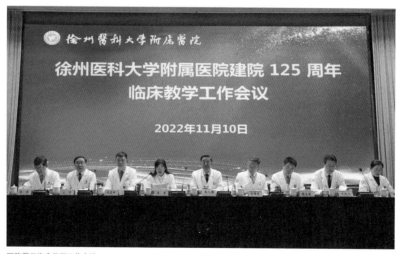

医院召开临床教学工作会议

从 2019 年开始，医院将每年的八月定为"徐医附院教学活动月"，通过多项教学比赛及培训工作，促进教学质量的稳步提高。

活动内容包括全院范围内（各临床科室、影像、麻醉、口腔、护理等）的微课竞赛、教学查房竞赛、各教研室集体备课、病例分析比赛、PBL教学观摩活动，针对本科生、规培生、研究生、本院年轻医生的知识竞赛及技能大赛。

2020年医院成立临床教学指导委员会，以期通过充分发挥医院临床教学专家与教学管理专家对临床教学改革与建设的研究和指导作用，进一步深化教学改革，促进临床教学工作的科学化、规范化、制度化。同年，医院成立临床教学督导专家组，加强对临床教学改革与质量的监督和指导。

2022年，为奖励在教学工作上做出突出成绩的个人和集体，调动广大临床教师的主动性、积极性和创造性，医院出台《徐州医科大学附属医院教学奖励实施办法》，对凡在日常教学工作、教学改革、教学研究和教学管理中做出突出成绩的个人和集体，及在院级教学活动中获得表彰者，给予奖励。

2022年，医院制定《徐州医科大学附属医院教学事故认定与处理办法》，明确教学事故的认定、教学事故的处理办法和教学事故的处理程序。如，上课或监考迟到10分钟以内，见习课任课教师或教辅人员未及时做好课前准备而影响教学正常进行，将被认定为教学差错；不参加集体备课、不试讲、不备课，未按教学要求安排理论课答疑，不认真批改作业、实验报告、病历等，也将被认定为教学差错；上课或监考迟到10分钟以上，实习带教教师擅自离开工作岗位，擅自变更教学任务书（课程表）已确定的主讲教师，任意变更教务处或学院安排的考试日程等，将被认定为一般教学事故；未经学校教务处批准，擅自取消既定的教学活动，扰乱正常教学秩序，擅自停课、缺课≥1学时，任课教师无故不承担教学任务，影响正常教学活动等，将被认定为严重教学事故。

制度体系不断完善的同时，徐医附院不断增设教学设施，创新教学方法，良好的教育教学氛围逐渐形成。如，加强教育教学工作精细化管理，制定严格的教师准入标准，开展临床青年教师教学能

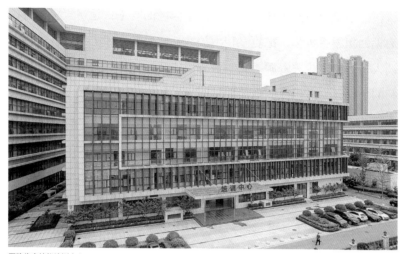

医院临床技能培训中心

力培训，严格考核评价；与学校共建临床技能中心，进一步完善住院医师规范化培训管理体系，引进360全面评估系统，制定奖惩激励机制，建立"年级负责老师—班长—组长"的班级管理模式，班级与班级间形成互助合作与良性竞争关系，以合作促进交流，以竞争激发潜能。

医院以执业医师资格考试通过率为抓手，夯实本科医学生理论基础知识和临床基本操作技能，进一步加强研究生和规培生科研能力培养，实施精英教育。科学编制医学临床教学专业人才培养方案，推行导师制、小班化、个性化、国际化培养等培养形式。大力开发金课、慕课、PBL课程、腔镜培训等课程，积极申报省级精品课程。推进技能中心和虚拟仿真教学示范中心建设。加强医学生思想教育工作建设，积极开展党团活动，提升人文素养。

同时，医院不断优化教师队伍建设，实行课程（组）负责人制度、"双带头人"制度，全面落实新教师试讲、新课程试讲等教学规范。加强青年师资对外交流，稳步扩大师资队伍规模，建立师资队伍快速成长的良性机制。严格临床教学质量评估体系，执行"管理部门－专家－学生"为主体的三级评价模式，将评价结果作为教师晋升、评优的重要条件之一，形成长效机制。

放射治疗科副主任丁昕感受到了氛围的变化，她明显感到自己肩上的担子更重了，把更多精力放在临床教学管理工作中，通过协调人员力量和相关资源，高质量完成实习医师、研究生以及规培医师的培训计划。担任放射治疗学医师规范化培训基地教学主任三年来，30名规培生顺利结业。她也在2020年获聘徐州医科大学肿瘤学硕士研究生导师，开展研究生带教工作。

肾内科主任孙东表示，以前很多临床医师认为做好临床工作就好了，何必费劲做教学工作，对教学没有兴趣，不想要副教授、教授的职称。现在通过院内和科内的一系列制度设计和激励政策，大家意识到教学也是本职工作，积极性大为提高。以前肾内科从来没有拿过教学课题，2021年就获得了一个省级课题和一个校级课题，年轻大夫频频走出去参加教学比赛、讲课比赛、教案比赛，获得数个奖项。

"我们首先明确，附属医院的医师开展教学工作是义务和责任，同时建立严格的管理制度，迟到10分钟以上就属于教学事故，旷课一次将被严肃处理。科室还建立激励机制，给予教学补贴。现在党委鼓励大家提升临床和教学双职称，享受双重待遇。"孙东说。

护理部在主任刘玉平亲自督导下，制定教学工作计划和实施方案，加强临床护理师资队伍建设，选拔、培养"双师型"护理人才。近年来，通过开展教学基本功比赛、微课制作比赛、师资培训等多种形式，挖掘、培养临床护理"双师型"人才，不断提高临床护理教师的教学技能和带教水平。护理部还定期召开教学管理会议，集思广益，鼓励创新，积极探讨教学模式及方法改革，积极申报教学课题及成果。

经过数年改革，徐医附院医教协同、医教并重的稳定局面已基本形成。但改革并未停下脚步，医院"十四五"规划中，实施教学改革，探索医教协同发展新路径，仍是分量极重的章节。

根据规划，徐医附院将坚持以问题为导向，积极完成线上平台建设，结合"雨课堂"与PBL、CBL教学模式，实现理论教学同质化、小班化、网络化，夯实本科医学生理论基础知识和临床基本操作技能。进一步提升研究生、规培生培养质量，以提升执业医师考试通过率为抓手，完善分层递进培养模式，争取将执业医师通过率、规培结业考试通过率及学位授予率均提升两个百分点。全面落实教育部"双万计划"建设要求，加快一流课程建设，组织各教研室积极申报国家一流本科课程和省级以上教学课题。打造住院医师规范化培训麻醉、急诊重点专业基地，建设 1 ~ 2 个示范性专业基地。加强继续医学教育保障体系，重点强化基础及临床实践能力的培养，力争举办、参加高质量的继续医学教育会议。加强医学生思政教育工作，紧扣时代发展的主线，全面提升人文素养。

教改成绩斐然

短短几年间，徐医附院教学改革已取得了显著成就。

神经外科承担徐州医科大学神经外科研究生、进修生、规培生的带教工作及留学生、本科生、专科生基础理论、临床学习、见习等教学工作，是博士学位和硕士学位授予点。近年来指导硕士研究生 210 余人，指导博士研究生 10 余人，指导博士后 10 名，出站 8 名，在读博士后均获得人社部中国博士后科学基金资助。2023 年 4 月，神经外科成功获批国家卫生健康委能力建设和继续教育中心神经外科进修与培训基地。

急诊医学科拥有急救医学、创伤医学、急救心理学及灾害和重症救援医学四个教研室，承担《急救医学》《急救心理学》《创伤医学》《灾害医学》《急救护理学》和《内科学》等 8 门课程的教学任务。其中《急救医学》是徐州医科大学 A 类精品课程，并于 2021 年被认定为首批省级一流课程，《医学心理学》是江苏省高校精品教材。科室获批 2021 年度全国规培重点专业基地。

呼吸与危重症医学科承担《淮海地区间质性肺疾病论坛》和《睡眠呼吸障碍研修班》等多项省级以及市继续医学教育项目，每年培养苏、鲁、豫、皖等省的进修医生近 30 人，均成为当地医院的技术骨干。科室带教老师近年来获得四项徐州医科大学教学课题，科室多名带教老师获得国家级专科医师规范化培训证书，及省级、市级住院医师规范化培训师资证书。

2023 年 6 月，教育部公布了第二批国家级一流本科课程认定结果的名单，王人颢领衔主讲的《外科学 1》和副院长王志萍领衔主讲的《临床麻醉护理学》两门课程入选国家级一流本科课程。两门课程入选实现了国家级一流本科课程零的突破，这是医院持续深化教学改革的成果，以此为契机，医院将进一步发挥国家级一流本科课程的示范引领作用，全面提升课程建设水平与人才培养质量。

1960 年开始承担临床教学工作，1985 年开始招收硕士研究生，2007 年首次承担留学生教学任务，2010 年获批设立博士后科研工作站（临床医学），2014 年开始招收博士研究生，经过多年积淀，徐医附院已成为徐州医科大学全方位、多层次、多学科、多专业人才培养最主要的临床医学教育基地。

在医院党政班子领导下，医院在人才培养上做足增量，不断优化队伍结构，稳步扩大师资队伍规模，厚植发展基础，坚持精准培养、团队培养、交叉合作培养，形成师资队伍快速成长的良性机制，助力各类人才健康发展。全院现有临床带教教师 1324 名，其中教授 77 人、副教授 203 人；具有博士学位 192 人、硕士学位 349 人。博士生导师 29 人，硕士生导师 303 人。

近五年来医院在教学领域获得教学课题：教育部 1 项、省级（重大）3 项、校级（重点）14 项、校级（一般）52 项、院级 22 项；教学成果：教育部 2 项、省级 4 项、校级 7 项、出版专著 25 部。

五、科研改革：建章立制营造氛围

临床研究和成果转化是我国医学科技创新链条的薄弱环节。国家三级公立医院绩效考核中，"每百名卫生技术人员科研项目经费"

和"每百名卫生技术人员科研成果转化金额"成为年度考核的定量要求，其中，前者为国家级监测指标。

科研项目是学科建设和学术水平的量化体现，也是连接基础研究与临床转化的关键。根据国家卫生健康委的表述，上述两个指标是为了考核医院科研创新能力、医院去规模化和创新成果应用能力。

国家层面的导向已十分清晰，但对大多数公立医院而言，科研创新仍是发展中的明显短板。一位专家指出，我国公立三甲医院在医疗技术创新的过程中主要依靠临床科室自身所具备的技术优势、管理团队和技术创新团队的创新能力等进行独立创新，缺乏医院内临床科室之间，乃至区域卫生机构间和社会优势资源沟通与共享，导致院内医疗创新组织结构中科学研究、技术开发和临床应用存在脱节问题。

对志在打造具有国际视野的现代化区域医学中心的徐医附院来说，科技创新是一道必答题，是医院迈向更高阶段发展的必由之路。然而，2018年新一届领导班子上任后，面临的形势却不容乐观，科研已成为制约医院向更高水平发展的重要因素。

大处着眼，小处着手

天下难事，必作于易；天下大事，必作于细。面对科研改革这一庞大的系统工程，徐医附院的解法是从小处着手。

2019年起，徐医附院科技处开始酝酿一项改革——重启院级科研课题的申报工作。在此之前，因为种种原因，医院院级课题申报中断了整整10年，那个阶段，从方向到政策，从医院到科室再到个人，对科研工作都感到迷茫。

重启后的院级课题申报工作进行了一系列变革。申报方式上，从以往的分散申报转变为集中申报、集中管理。评审流程上，以往是由课题申报者向科技处提交标书，后者组织专家进行评审，然后公布结果。改革后，课题分为国自然基金培育项目、自然科学类（临床和护理）、管理类三大类，进行现场答辩。现场答辩又细分为手术组、非手术组、护理组和管理组四组，四组同步答辩，每个评审组设七个评委，去掉最高分和最低分，得出各课题的最终评分。整个过程体现公开、公正、透明的原则。

科技处副处长张沈阳表示，院级课题申报改革后的一大特色是照顾到护理发展，对护理课题单独立项，每年给予护理 20 项的课题指标。同时，增加管理类课题立项，为行政管理人员提供开展科研工作的空间。此外，医院还专门建立课题评委专家库，确保评审的专业化和公开公正。

制度层面，医院出台院级科研项目管理办法，明确了申报者条件、遴选程序、资助措施、考核管理、经费支出等。医院将院级自然科学类、管理类科研项目资助类别分 A 类、B 类、C 类，分别给予一定资金的支持。

此外，医院还通过制定科研经费管理办法、科研平台管理办法，明确科技处职能，加强实验室生物安全管理、科研诚信管理等，建立起科研管理组织架构。

王人颢极为重视院级课题的开展工作，他多次强调，科研工作应从大处着眼，小处着手，勤于思考，善于总结，要以临床需求、临床问题为导向，以促学科建设、专科发展为目标，使院级科研项目成为锻炼科研思维、培养人才队伍的抓手。

事实上，院级科研项目的开展，对鼓励和支持广大医务人员积极开展科研工作，培养科研能力，使其尽快开展科学研究项目，为申报各类市级及以上科研项目奠定一定的基础，具有重要意义。院级课题的重要价值还在于营造了全院的科研氛围，激发了全院的科研热情，对年轻的硕博士和临床工作者，院级课题无疑是他们迈向科研世界的一块敲门砖。

从 2021 年起，院级课题申报中，护理被单列出来，这年护理人员最终获得了 20 个项目。护理部主任刘玉平的兴奋溢于言表："大家都非常积极，踊跃申报，申报了 80 多项，以前是没有这样的机会的。"她说，过去院课题的遴选，要全院批评，护理人员无法与临床医学博士们竞争，很难获得项目支持，名额极为有限，时间长了大家积极性受挫。

新的制度建立后，护士们的创新意识、科研热情被激发了。在院级课题孵化下，护理部省市级课题申报成功率比前几年大大提升，专利申请和成果转化都有了质的飞跃。

肾内科主任孙东的感受也异常强烈："医院高质量转型发展后，医务人员有更多精力从事科研工作，院级课题为年轻医生科研入门提供了很好的机会，医院也会每年开展各类科研的培训、指导讲座。得益于新的政策，肾内科近两年获得了各级各类科研项目数十项，这在以前是不可想象的。"

新的科研文化和氛围建设中，科技处发挥了重要作用。张沈阳带领科技处主动思考、提前筹划，将工作重心前移，为全院科研工作者做好服务工作，进行多维度、多角度、多层面的指导和帮助。她称科技处工作为"保姆式服务"。

科研工作中，国家自然科学基金项目的申报是重中之重。以往临床工作压力极大，项目申报中并没有完全按照评价指标进行，取得的成绩不够理想。对此，科技处进行了改进和完善，及早召开国自然基金申报动员大会，同时主动下临床倾听科研团队的诉求，并进行点对点的分层动员。了解和梳理科研团队诉求后，科技处会给予政策上的支持、建议。

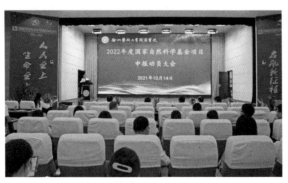
2022 年度国家自然科学基金项目申报动员大会

针对以往国自然基金成绩，科技处进行了系统统计分析，发现过去 10 年医院引进了大量优秀的青年博士，他们科研基础很好，可是经过几年临床忙碌的工作以后，科研工作慢慢放弃了。基于此，科技处联动人事处，对新引进优秀博士提供科研启动资金，同时帮助其搭平台、建团队，并加强与相关团队的合作，使其安心开展科研工作。

医院实行分层培养，开通"绿色通道"，开展常态化培训，利用以专题带团队、以项目带队伍的方式，切实提高青年科技创新人才的科研水平。同时，积极调整科技创新扶持奖励机制，注重科研成果转化与考核，引导成果由单纯追求数量增长向数量和质量并重的转变。

针对临床科研中医务人员存在的种种难题，及交流学习机会少现状，科技处牵头定期举行各类培训会议和讲座，答疑解惑，创造氛围。如举办青年成长论坛——科研大咖与青年面对面活动，帮助青年人才更直接地得到知名教授和青年学者的经验传授。培训中，临床面临的诸如如何突破科研瓶颈、科研起步期遇到的困难如何处理、如何做到科研和临床齐头并进、护理人员从事科研面临的挑战与困难、科研结果不佳时如何调整心态、青年医师如何做好科研能力的培养与提升等问题，得到专家们耐心细致的分析和解读。

2020 年，徐州医科大学成立临床研究院，希望培养一批从事临床研究的青年医师，培育一批临床研究项目，初步建立临床研究专家团队和支持体系。徐医附院积极动员青年才俊和热衷临床科研的学术骨干加入培训班，培育更多科研工作者投身临床研究，打造临床研究团队，带动整个学科开展临床研究。

全院临床研究动员大会上，相关专家通过案例与实例分享，结合团队工作历程，为大家带来临床研究的宝贵经验。青年医生们如饥似渴，他们建立了全新的科研思维，意识到高水平研究证据的产出，离不开恰到好处的临床实践问题、完整丰富的临床数据资料、正确恰当的临床科研设计、科学选择的统计分析方法。

对徐医附院而言，科研平台的建设和打造刻不容缓。高质量转型发展之前，普外科没有自己的独立实验室，科室科研人员不得不分散到徐州医科大学的实验室，开展零散的研究工作。2019年普外科建立了800平方米的独立实验室，配备一位博士后、两位硕士生，专职负责科研工作。

普外科还建立了收集标本的团队，采集肝胆、胃肠等肿瘤患者的标本，建立自己的标本库。与此同时，每个团队有专人对患者进行术后的随访工作。经过几年的努力，在普外科学科带头人王人颢教授指导下，全科同仁接续努力，获得了数个国家级课题，取得了一系列标志性的科研成果，得到主管部门的肯定。科室还先后获得一项江苏省重点学科徐州医科大学重点项目（30万元经费支持）、徐州市重点工程实验室（50万元经费支持）。

"随着近几年各种成果的展现，及实验室的投入使用，普外科科研工作已进入良性循环。"张斌说，科室每个临床医生都会选择一个非常具体的科研方向去努力，希望能够集全科之力形成发展合力，产出更多高质量的成果。

药学部积极构建临床药学实验室，同时充分利用江苏省新药研究与临床药学实验室、江苏省糖尿病药物工程技术研究中心等省级科研平台，学科交叉融合，协同创优创新，以临床问题为导向，积极开展并深化药物基因组学与个体化药物治疗研究。药学部主任吕冬梅表示，药学部采取"学科共建、资源共享、人员双跨"的运行机制，与徐州医科大学药学院深度合作，转化基础药学研究框架下的临床药动学、药效学、药理学、代谢组学、遗传药理学、药剂学等研究。

"我们将科研项目的申报和高质量完成作为学科建设最迫切和最重要的工作。"吕冬梅说，科研课题是科研工作的核心和主体，是经费的主要来源，目前药学部已逐渐形成科研项目获得与科研队伍、科研基地建设间的良性互动。在获得重大科研项目后，将部分科研经费有计划、有步骤地投入到人才培养、学科建设和实验室建设中去。通过国家级、省市级等科研项目的驱动，吸引、凝聚、培养和锻炼一批优秀的科研人员，具有淮海经济区最强的临床药学综合科研能力。

"普通科室可能不一定要有多少创新，但是作为全国临床重点专科，在国内有知名度和行业地位，就必须要有创新。"神经外科主任于如同始终坚定着这个信念。早在读研、读博期间，只要有时间，他就一头扎进图书馆，查阅资料、积累文献。因为脑子里想得都是研究课题，求学时期的于如同经常开夜车干活。每逢深夜，室友熄灯休息了，他还在埋头苦学。次日一早，书桌前依旧是他勤奋的背影。任科主任后，他着手建立实验室，神经外科因此成为医院最早建立实验室的科室。如今脑病生物信息重点实验室已是江苏省重点实验室，科研工作成绩突出，脑胶质瘤的分子机制及靶向治疗研究方面处于国内领先水平。

在于如同的引领带动下，徐医附院神经外科的一大批医生都积极投身科研工作，比学赶超，热情十足。

为了写好项目标书，神经外科周秀萍教授曾连续泡在实验室里10天没回家。2021年春节，她回四川老家过年，她的大部分时间都用在了修改标书上。白天，她从山沟步行到镇上的网吧，把写好的标书通过电子邮箱发给于如同；等到于如同回复修改意见后，她抓紧改好，再进行一次传递。一来一去，每天不知要步行多少里，但她从不抱怨。

目前，徐医附院越来越多的临床科室通过引进高学历人才，依靠临床实践搞好科研，在实践中寻找创新点。部分科室鼓励人员继续学习，成立科研创新管理小组，拟定年度科研计划，责任到人，完成科研立项、报奖、专利申请、论文撰写等工作。部分科室设置科研岗位，负责所在科室科研课题的申报和执行，临床研究项目的发起、组织实施和质控，专利申报、成果推广转化以及论文撰写、会议交流等工作。

科技成果不断显现

科主任高度重视，有潜力、有基础的人员主动作为，博士、海归人员、青年基金人员积极行动，浓厚的科研文化和氛围正在徐医附院氤氲，一批科技成果正在不断显现：

麻醉精神药物研究与评价重点实验室成功获批国家药监局重点实验室，实现了国家级科研平台的新突破。麻醉医学创新中心获批江苏省医学创新中心，该中心围绕麻醉学领域危害人类生命和健康的重大疾病和技术难题及麻醉学领域的重大基础科学问题，综合运用多种生命科学前沿技术，构建具有国际先进水平的麻醉学研究重大技术平台。

肿瘤生物治疗医学创新中心获批江苏省医学创新中心，其主要技术特色为肿瘤免疫细胞治疗，已先后获得江苏省布局该领域全部 10 个省级平台，2016 年获批国家发改委"国家地方联合工程实验室"，2021 年获批教育部"省部共建协同创新中心"，2022 年获批长三角国创中心细胞治疗专研所；获得国家重点研发计划等项目资助超过 1.8 亿元；开展国内外临床研究 41 项，数量全国第一；已完成临床试验 500 余例，总体有效率 81%，数量和疗效国际领先，部分结果在国际顶尖期刊 JClinOncol、Immunity、LancetHaematol 等发表，被 CCTV、新华社等主流媒体专题报道。

骨科围绕热点研究问题，相继开展了 3D 打印导板技术、激素性股骨头坏死相关机制、人工关节置换假体松动、微创脊柱内固定技术等国内外先进技术进行研究，成为徐淮地区骨科技术实力和科研力量领头羊。

呼吸与危重症医学科过去科研底子薄，连院级课题很难拿到。转型发展以来，在学科带头人陈碧的带领下，科室对呼吸系统疾病的热点和难点问题进行了深入研究，主要的研究方向包括间质性肺疾病、肺部感染、肺癌、支气管哮喘和慢性阻塞性肺疾病的基础和临床研究，近五年来主持和参与国家自然科学基金项目 2 项、省级科研课题 5 项、徐州市课题 5 项，获得徐州市科技进步奖 2 项。

神经外科以第一完成人获得江苏省科学技术奖一等奖 1 项、二等奖 1 项，江苏省医学科技奖一等奖 1 项，江苏省医学新技术引进奖一等奖 4 项、二等奖 1 项，徐州市科技进步一等奖 1 项、二等奖 1 项、新技术引进奖 5 项，授权发明专利 8 项。近年来先后承担脑胶质瘤研究的国家自然科学基金 31 项、江苏省课题 20 项，其中省重点研发项目 4 项。发表 SCI 收录论文 129 篇，IF > 10 分 14 篇，累计 IF507.168 分，中英文累计引用 2307 次。代表性论文多次被国际权威期刊 ChemSocRev、AdvMater、CancerDiscov、CancerRes 等予以正面引评。获评江苏省医学创新团队和江苏省高校优秀科技创新团队。

胸心外科于 2020 年底建成胸外科实验室，同年获批徐州市心肺损伤工程研究中心。通过与上海交通大学、同济大学、南京大学、苏州大学合作，学科带头人、副院长张昊带领学专硕研究生在肺癌、肺纤维化、肺损伤方向连续取得进展。近两年在专业 TOP3 期刊发表研究成果，获得地级市唯一的民政部白求恩基金会卓越外科重点项目资助，作为 PI 牵头华西医院、广东省人民医院等开展多中心 RCT 研究。学科 STEM 科技量值从百名开外跨越进位至全国 44 位，学科影响力逐渐提升。在 2022 年胸外科学术研究活跃度榜单上，张昊跻身全国胸外科学者 TOP6List 位列第四位。

医院近五年取得国家自然科学基金项目 132 项、国家重点研发计划 "合成生物学" 重点专项 1 项，国家重点研发计划子课题 2 项，省部级科研项目 68 项、省卫健委医学科研项目 28 项、省教育厅项目 49 项，其他市厅级项目 166 项；发表 SCI 论文 1260 余篇；获得国家科技进步二等奖 1 项；中华医学科技奖一等奖 1 项、二等奖 1 项；教育部高等学校科学研究优秀成果二等奖 1 项；江苏省科学技术奖 8 项，其中一等奖 2 项、二等奖 4 项、三等奖 2 项；华夏医学科技奖三等奖 1 项；江苏省卫健委医学新技术引进奖 41 项；江苏医学科技奖 11 项；其他市厅级成果 125 项。

2023 年 7 月，由中国医学科学院发布的 2022 年度中国医学院校／中国医院科技量值（STEM）暨五年总科技量值（ASTEM）

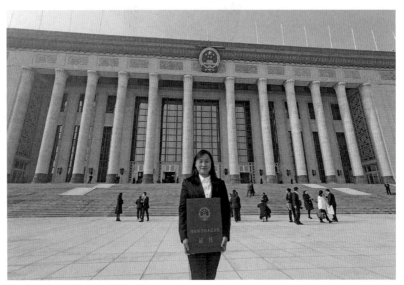

徐医附院科技人员获国家自然科学奖二等奖

排行榜中，徐医附院 14 个学科入围医院学科科技量值前 100 名，较 2021 年度新增 2 个学科，实现历史突破。

2023 年，医院坚持创新驱动，持续提升科技管理水平。全年共获得国家自然科学基金资助项目 28 项，直接费用总资助额达 1500 万元，其中国家优秀青年基金 1 项、医学科学部专项项目 2 项，均实现历史性突破。获批省部级以及市厅级科研项目 146 项，获省医学新技术引进奖 6 项，省医学科技奖 3 项，省抗癌协会科学技术奖 3 项；发表 SCI 论文 300 余篇，中科院一区论文同比增长 42%，其他中文期刊论文 1000 余篇，主编或参编著作 11 部。

在高水平医院建设时期，徐医附院将继续优化科技创新机制，完善协同研究网络，进一步提升医院科技创新水平，夯实医院科技内涵发展基础，为医院高质量发展和高水平医院建设贡献更多科技力量。"十四五"规划中，徐医附院提出以重大课题为目标，着力加强中心实验室建设，逐步配备国内一流、国际先进的实验设备，实验能力和开放程度达国内领先水平，力争在国家重点实验室上有所突破。最终构筑医学科技创新高地，实现医院综合科研实力跻身省内前列的目标。

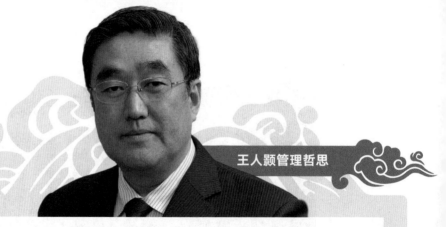

- 围绕"培养什么人、怎样培养人、为谁培养人"这一系列根本问题，各级教学单位认真思考，并紧紧围绕立德树人，培养人才的目标，真正为医学教育事业做出应有的贡献。

- 科研工作应从大处着眼，小处着手，勤于思考，善于总结，要以临床需求、临床问题为导向，以促学科建设、专科发展为目标。

- 大学附属医院的医务人员肩负着立德树人和救死扶伤的双重使命，要把医生中的老师和老师中的医生这两张名片，擦得更亮！

- "会看病看好病，会开刀开好刀"，这是医务人员的看家本领，徐医附院高质量转型发展的最终目标就是要回归到医疗的本质上来。

- 面对新时代的要求，要把"风险防控的能力"，视同"看病开刀一样"，应该成为医务人员的看家本领。

- 没有一流人才就没有一流学科，没有一流学科就不可能打造一流医院！

- 价值观重塑是医院改革和高质量发展的内生动力。医疗机构、医务人员精神世界的"绿水青山"，就是医院和学科高质量发展的"金山银山"。

5

CHAPTER

第五章

当转型遇到疫情

醉里挑灯看剑，梦回吹角连营。
八百里分麾下炙，五十弦翻塞外声，
沙场秋点兵。
——辛弃疾《破阵子》

2020年，徐医附院进入高质量转型发展的第三个年头。

"高质量转型发展是一场深刻变革，必然伴随着转型阵痛，涉及利益取舍，虽然纵向比我们有成就感，但横向比我们仍有危机感。"在2020年1月15日举行的中层干部述职会议上，党委书记王人颢的一番话，掷地有声。

他希望大家切实提升管理能力、诊疗能力，勇于在创新中找办法、在变革中求突破，同国家标准"对标"，拿政策法规"扫描"，用人民群众新期待"透视"，同兄弟医院、先进典型"对照"，自觉地放眼于全国去考量、去定位，练好内功。

过去两年，在"加强党的建设，以价值观为引领，推动医院高质量转型发展"的改革路径引领下，通过强党建、减加床、调结构、引人才、精技术、优服务、细管理和重塑医院价值理念等一系列的改革举措，刀尖向内、自我革命，打响大型公立医院由规模发展向内涵建设发展的"第一枪"。短短两年间，医院床位由6800张调整至江苏省卫生健康委确立的4150张，平均住院日由9.8天大幅下降至7.2天，日间手术由每年不足千例增长至万例，医疗技术取得一系列突破，医保费用管控取得巨大成果，急诊和重症救治流程得到极大改善，党的建设得到全面加强，党委的引领和基层党组织的战斗堡垒作用凸显，医务人员价值理念得到重塑，新时代医院文化建设特色鲜明，医务人员自豪感和干事创业的尽头空前、响应党委改革创新攻坚克难的强大合力空前……

2020年初，医院党委谋划确定了本年度发展主题——"制度建设深化年"和"能力提升年"，以期构建系统完备、科学规范、运行高效的制度体系，加强内部治理能力，完善外部治理体系，把制度优势更好转化为医院的治理效能。

正当医院党委准备带领全院职工大干一场，为"十三五"画上圆满句号时，650公里外的武汉暴发了新冠肺炎疫情。很快，疫情蔓延至全国范围，医疗机构进入"战斗"状态。徐医附院作为区域龙头医院，被省市卫生健康委确定为徐州市定点收治医院，医院工作重心发生了变化。

突如其来的疫情既是对党员干部的一次党性考验，又是对医院突发公共卫生事件应急能力的一次集中检阅，更是对徐医附院高质量转型发展之路正确与否的一次检验与考验。

一、筑牢疫情防线

2020 年 1 月 24 日，除夕夜，同往常一样，徐医附院灯火通明。在产科，护士正为新出生的宝宝取足底印。在儿科 ICU，医护人员守护在重症患儿身边，最小的孩子，出生体重仅 710g。神经外科医师李祥和他的夫人妇产科医师赵馨，选择一起值班，和他们的病人一起度过除夕。在门诊，医生告诉一位儿童，过完今晚，他就长大一岁了，孩子笑了，孩子的爸爸也笑了。

这看起来是一个寻常的除夕夜，然而每个人心里都清楚，这一夜不一样。重症医学科现有患者 29 名，预约的两台手术马上开始，ICU 主任赵文静此时正在连夜赶往连云港，参加新冠肺炎患者会诊。

感染管理科科长茅一萍同样没顾上吃年夜饭，她正在紧急处理一起发热事件。1 月 23 日上午，内分泌科医生孔璐璐经过一夜忙碌的夜班，依然坚持在临床工作的第一线，这一天是她当值发热门诊的日子。一位患者前来就诊，他已经发热五天，在社区医疗机构治疗后症状没有明显改善，这引起了孔璐璐的警惕，她立即为患者进行了胸片、血常规、CRP 等检查，并且敏锐地察觉其很有可能是新型冠状病毒感染者，于是立马采取措施，对其进行了隔离，采集了咽拭子，并马上汇报医院。此刻，茅一萍正在对该患者进行最后的评估，她一直忙到夜里 11 点，回家收拾行李，准备次日一早赶往武汉——她早前接到国家卫生健康委委派任务，要用最快的速度赶赴武汉负责感控工作。

25 日凌晨，上述患者经疾控中心复核结果为阳性，综合流行病学史、临床症状、实验室检测和影像学检查结果等，诊断为确诊病例。茅一萍在凌晨返回医院，处理确诊病例感控等工作，直到 25 日上午 11 时，一切妥当，她才乘高铁前往武汉。

确诊病例是一位名 56 岁的男士，春节前他乘坐火车从广州经停武汉来徐州陪护手术的家人。彼时武汉疫情刚开始，大家还没意识到疫情的严重性。由于是正常的择期手术，手术后该病例在徐医附院病房继续照顾家人。确诊后，王人颢当机立断，果断采取措施，将其收入东院隔离病房，这是徐州市第一个确诊病例，也是徐医附院接收的首位新冠肺炎患者。

医院对医护人员在内的 26 名密切接触者采取了隔离措施。随后，该病例一家四口均被确诊，与手术者同病房的一名患者也被传染。好在有惊无险，精准的预判、果断的处置和有效的措施避免了一场可能发生的大规模院感事件，26 名医务人员无一被感染。否则，后果不堪设想。

超前部署

1 月 25 日，农历年大年初一，按照医院传统，院领导都要深入一线，慰问春节值守的医务人员。只不过这一次，他们又多了一项重要任务——紧急部署疫情防控工作。王人颢和班子成员先后前往门急诊、医技科室和窗口部门等处走访慰问，代表医院向他们致以新年的祝福。

王人颢深入调研了发热门诊、隔离病房，实地部署了疫情防控工作，他要求值

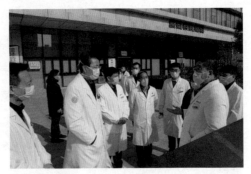

王人颢慰问一线职工

班人员按照上级的要求，冷静、科学、有序、规范、安全地做好疫情防控工作，同时要求相关职能部门做好人员配备、物资供应、后勤保障。

随后，他带领院领导班子赶往东院，来到感染性疾病科，看到人员整齐、严阵以待，王人颢被感动了，他深情地看了看每个人，好一会才说："同志们，虽然是大年初一，应该阖家团圆，但是你们毅然来到这里，准备迎战新冠肺炎疫情，直面危险，你们是好样的，我代表院党委谢谢你们！"

为了收集新冠肺炎资料，年三十熬了一夜的感染性疾病科主任颜学兵，早早地在科室微信群里发了消息"疫情紧急，所有人员10点到达医院集中开会"。不到10点，科室人员基本都到齐了。春节期间医院收治的都是重症病人，一旦收治新冠肺炎病人，不同类型的病人在同一栋楼里，若发生交叉感染，后果不堪设想。他们在会上形成共识，腾空感染科病房。

此时，他向院领导汇报了应对疫情的方案："作为定点收治医院，我们决定提前行动、腾空整栋感染科大楼以备收治新冠肺炎患者，所有医护人员在岗待命。隔离病房中一切直接接触病人的诊疗活动均由我们科医护人员先上，特别是党员同志首先承担。"时任常务副院长金培生握着手机的手有些颤抖，当即说："老颜呀，来的路上王书记和我们一起商议，和你的建议一样。希望你们马上落实，而且要争取在两个小时内解决问题。"

颜学兵早已做好了规划，一二层当门诊，用来收接检验病员；三层当医护人员的隔离宿舍；四层既是隔离缓冲，又是备用病房；五层所有房间，都用来接收新冠肺炎患者。

医生、护士、护工、后勤人员共20多人，立即行动起来。当天下午2时，他们便迅速转移了感染科整栋楼的所有患者，整理了所有楼层，布置了接收新冠肺炎患者的每一间病室。同时，他们还完成了一系列准备工作：筹集防护用品，梳理诊疗流程，开展诊疗培训，相关人员、相关流程一一到位。

作为确诊病例定点收治点，东院必须做好打一场恶战的准备。当天上午，王人颢在东院组织召开了临时党委会，研究部署收治和救治工作。

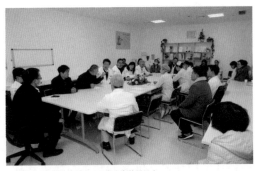

医院召开感染性疾病科启用隔离病房的现场会

事实上，部署早就开始了。

2020 年 1 月初，当网络陆续出现关于武汉疫情相关报道，引起了院党委的高度警觉，在数次早交班上，院党委书记王人颢就医院传染病防控工作进行了多次强调，要求相关部门严格排查日常防控各环节。医院按照国家发热门诊设置标准，重构本部和东院发热门诊，设立单独诊疗区域，更新《徐医附院预检分诊流程》，重新布局"三区两通道"，加强配置医疗设备和器械。由于发热门诊工作量每天增加，医院成立了青年党员突击队，随时支援发热门诊。

1 月 20 日，江苏省卫生健康委发布《关于做好新型冠状病毒感染的肺炎相关工作的通知》，将徐医附院东院列为徐州市首批定点收治医院。医院迅速腾空感染性疾病科整栋病房楼作为收治隔离病房，并在每个病区开辟专门发热隔离病室，严格实施单进单出管理，最大程度降低院感风险。1 月 22 日，医院成立防控工作领导小组，党委书记王人颢任组长，下设指挥部，分设综合协调、救治、物资保障等六个小组，先后多次召开专题会议学习研讨，及时调整防控举措，将职责明确到每一位院领导和职能部门。

此后，医院党委召开多场协调会，作部署、定计划、调人力、配资源，在最短的时间内完成了病区结构调整，完善了发热门诊诊疗流程，增设了发热观察区、隔离区和隔离病区，提前组建应急专业队伍。

更早之前的 1 月 10 日，颜学兵就在紧跟国内外前沿和对病毒了解的基础上，做了 115 张 PPT，记录病毒特性、临床表现。1 月 17 日，他已召集科室人员学习了新冠肺炎诊疗指南。

1 月 23 日上午，王人颢对医院防控工作作了具体部署。他先后前往急救中心、门诊分诊处、发热门诊及感染性疾病科病房等地，了解了发热门诊患者的就诊流程、分诊原则、救治预案等情况。在感染性疾病科，他审定查看了应急预案以及各项防控工作的进展情况。

也是在 23 日，医院发出成立院抗击新冠肺炎党员突击队的通知，不到 3 个小时，仅一总支就有 80 多名医护人员主动报名。25 日下午，第一批党员突击队员全部放弃休假赶到医院，集中接受了有关新冠肺炎防治的专业培训。26 日上午，5 名突击队员开始增援发热门诊。

1 月 26 日，农历大年初二，医院党委作出决定，全院全员取消休假，在岗待命。那天下午，徐州下起了小雪，医院的指令像雪花一样飞到全国各地徐医附院职工手中。收到信息的医务人员想尽一切办法往回赶，近处的有南通、盐城的，远处有东北、西北的，每一个在外的人，都匆匆回到徐医附院这个大家庭中来。这个指令，

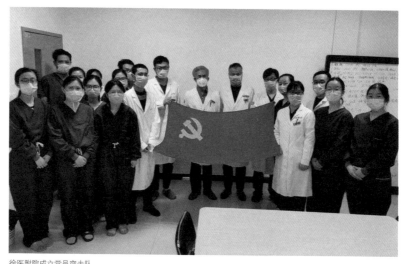

徐医附院成立党员突击队

是徐医附院对整个徐州市疫情防控工作做出的一份承诺。

人员就位，徐医附院成立专家指导组和临床工作小组两个工作组，前者包括感染性疾病科、重症科、影像科、药学部等相关专家，负责院内发热门诊、住院病人会诊、疑似病人确认工作，实行24小时值守；后者以感染性疾病科人员为班底，主要来自内科系统，包括重症等科室，抽调30多名医护人员，全力保障本部、东院发热门诊及东院隔离病房日常工作的有序开展。

至1月29日，医院共收治12名患者（疑似＋确诊），其中确诊病例4例。医院发热门诊日均接诊量50人左右，其中30%左右有疫区接触史。战斗到了最紧要的关头。

管理者在第一线

"不行，我们要下到基层去！越是关键时刻，管理者越要站在第一线，去发现问题、解决问题，不能坐在办公室听汇报！"1月29日，王人颢再次来到东院。

作为徐医附院确诊病例定点收治点，整个东院弥漫着一股紧张、焦虑的气氛。突如其来的病例让不少员工措手不及，对病毒的未知和不确定性，让他们感到恐惧，他们在心理和思想上还未完全做好迎接挑战的准备。

王人颢敏锐地感受到了这样的氛围，而后他不顾劝阻，戴着外科口罩走进了曾出现确诊患者的病房，慰问患者和医护人员。陪同进入病房的时任党委办公室主任韩林着实捏了一把汗，他不是为自己担心，而是在想"要是书记感染倒下了，医院的防控工作可怎么开展"。书记带领院部人员到病房一线现场办公的消息和图片，着实让全院职工面对疫情的紧张和迷茫缓和了许多。

困难和挑战面前，医院党委毅然直面令人恐惧的病毒，给与病毒斗争的医护人员以鼓舞和支持。在现场，在病人床边，王人颢指出了一系列不足之处，要求当即解决。同时，他以实际行动鼓舞了一线员工，同时告诉大家，集结号已吹响，医院党委带领大家打赢这场战斗的决心毫不动摇。

王人颢在后来多次回想起这次"贸然"的举动，如果自己真的"中招"了，会是什么样的结果。然而眼下的形势，不容他想那么多，身为掌舵者，他的每一个决策都要果断正确。

在不断总结一线工作基础上，王人颢结合党中央"科学防治、精准施策"等要求，提出了"科学、规范、有序、安全"的防控原则，此后三年，这一原则一直是徐医附院开展疫情防控工作的根本遵循。

所谓科学，就是要准确把握疫情特点，摸清防控工作规律，工作要有准度，举措要有区分度，不能过度也不能不足；规范，就是要严格遵守和执行防控相关原则和制度、流程，不盲目、不侥幸、不糊弄；有序，就是按照既定的规划，有条理地开展各项工作，并注重补短板、堵漏洞、强弱项；安全，就是强化贯彻落实各项防控要求，保护医护患安全、保障医疗质量和安全。

也是在当天，徐医附院党委发布《告全院共产党员书》，以支部为单位集中学习疫情防控和个人防护的相关知识手册，组建"党员先锋队"进驻隔离病房参加战斗，成立"党员突击队"支援发热门诊，全院共 1000 余名党员加入突击队伍中，随时听从调遣。

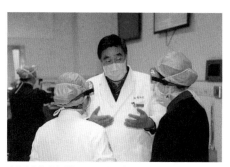
疫情防控的关键时期，王人颢晚间查看急诊运行情况

疫情初期，全国性物资紧缺影响着每一家医院，如何既不违反政府及医院的规章制度，又能实现防疫物资的安全、快速、合规采买，是摆在医院党委面前课题。王人颢多次深入开展物资核查和安全检查，总务处库房、设备处库房、配电室、锅炉房、门诊大厅、急诊观察室、CT 室等地都留下了他的足迹。

"战储物资"的紧缺让设备处处长樊红彬心急如焚。1月29日，他连发两个朋友圈："徐州医科大学附属医院急需符合GB19083−2010标准的医用防护口罩，或是3M1860、9132口罩！十万火急！！！十万火急！！！如有资源请拨打……"当得知有一批N95口罩有货但快递不送货时，他紧急调派车辆亲自前往取货，带头搬运，办理入库。

医院设备处和采购中心从年三十开始，便一刻不停地多渠道联系生产厂家购买防护物资，甚至直接去厂家蹲守筹备货源，先后派出两辆车奔赴河南新乡、江苏泰兴采购口罩和消毒用品，基本保障了一线抗击新型冠状病毒感染的肺炎的防护需求。

总务处配合感染管理科现场理顺就诊流程，增设隔离隔断，第一时间将隔离病床、诊疗桌椅安置到位，对发热门诊水、电、汽相关设施进行细致排查，保障设施完好并正常运转。为方便就诊患者的血液标本送检，临时在发热门诊北侧开出一条小路，对发热门诊后勤物资需求配备到位，保证后勤物资足量供应。

王人颢每天早上都会第一时间听取全院运转情况，他听到一个案例，一位孕妇突发阑尾炎，被挡在发热门诊已经好几天了。因为患者发热，当值的医务人员无法判断是新冠肺炎引起的发热，还妊娠期阑尾炎引起的发热。

王人颢听完心里不是滋味。"作为医务工作者，你是专业人士，首先应该学习新冠肺炎疾病的诊断和鉴别诊断，疫情防控和日常诊疗必须要两手抓。"这件事例引起了王人颢的警觉和深刻思考，这正是他较早提出疫情防控"科学、规范、有序、安全"八字方针和把好疫情防控"四个关口"以及后来医院举办急危重症救治培训班的直接动因之一。

他知道，作为有着百年历史积淀、肩负淮海经济区区域医学中心建设重任的医疗龙头，面对来势汹汹的疫情，徐医附院守土有责、守土尽责，一方面要时刻绷紧疫情防控这根弦，但另一方面也有力地保证日常诊疗的秩序，尤其是急危重症患者的救治。"普外科大夫要能快速准确识别妊娠期阑尾炎，如果不妥善处置，可能会影响孕妇和胎儿的健康，这是眼下极为重要的事。"王人颢说，"决不能因为防控工作，错判、漏判一个患者！"

同时他也意识到，面对未知性很强的新冠病毒，医务人员缺乏基本的识别能力和防治能力。他当即拍板，立即开展全院全员（包括第三方外派人员）能力培训，力求保证所有人员掌握新冠病毒感染的防控知识与技能，具备排查新冠肺炎的意识和能力。一场涉及全院职工的培训就此拉开大幕。感染管理科、医务处、护理部、门诊部等部门紧密追踪最新指南，对全员持续开展防控知识、鉴别诊断和个人防护的培训。除加大培训力度，医院还利用总值班每天抽查和网络考核，对全员学习情况进行摸底督促。

透析患者抵抗力较差，属于新冠病毒感易感人群，为保障透析患者、家属及血液净化中心工作人员的生命安全，肾内科组织医护人员学习了新型冠状病毒防治的相关规范，确保科室每名医护人员全面掌握最新最全的防控知识、操作流程等。科室成立血透中心新型冠状病毒防控管理小组，制定应急预案；深入开展血透各层级工作人员的专项培训；对工作人员进行防护管理，开展护理员和保洁员手卫生培训；对患者及陪护人员测量体温及知识宣教。

东院重症医学科主任孟雷每天都会和同事对科室的患者做严格的评估，每天进行应急流程模拟。在每天交班前，他都会对大家进行最新的新冠肺炎防控知识的培训，护士长刘娟也针对防护用具的穿脱进行分批现场培训。

较早提出"两手抓"

2020年2月2日下午召开的院周会上，王人颢再次强调，医务人员要始终绷紧疫情防控这根弦，带头学习防控知识和技能，注重个人防护，既要做到戴口罩、勤洗手、广消杀、常通风，又要关注在院病人体温检测和疫情筛查。2月4日的院周会上，王人颢根据近期疫情防控和医疗救治工作，强调"疫情防控迟早要进入常态，日子总要过，我们必须要两手抓。即一手抓疫情防控，一手抓疫情防控下的日常诊疗"。较早提出"两手抓"总要求，对徐医附院全面落实医疗、护理、感控、安全、后勤、物资等全方位的疫情防控工作和日常救治工作起到了关键作用。

徐医附院在每个病区都开辟了专门的发热隔离病室，发热疑似患者首先会被转入这里，等待核酸检测和综合评估，一旦确诊，患者会被迅速转至东院隔离病房，实现早发现、早隔离、早诊断、早治疗，一旦确诊后迅速转移至东院感染性疾病科，最大程度降低院感风险。

临床治疗中，徐医附院还开创性地实施了新冠肺炎患者血浆治疗。前期，在两名康复出院患者的积极配合下，2月13日徐州市中心血站专家顺利采取血样，经过检测及消毒处理，有一名献血者与徐医附院隔离病区一名重症患者血型配型成功，经专家组的论证，符合输注条件，于2月14日下午成功实施。

研究发现，大部分新冠肺炎患者治疗康复后，体内会产生能有效杀灭和清除病毒的新冠病毒特异性抗体，这是一种有效治疗新冠肺炎的新型的治疗方法。为了规范治疗，徐医附院专家组针对血液捐献、血液采集、临床治疗等，专门研究制定了完善的流程和规范。

由于是江苏省首例新冠肺炎患者实施血浆抗体治疗，2月15日下午，徐州市委宣传部、徐州市卫生健康委特别为此举行了新闻通气会，医护工作者向公众分享了此次治疗方案。

3月4日，江苏首例采用血浆治疗的新冠肺炎患者走出医院隔离病区，康复出院。在此之前的2月24日，由徐医附院和徐州市中心血站采集的治愈新冠肺炎患者捐献的400毫升"救命血浆"被送至湖北黄石，用于新冠肺炎患者救治工作。徐医附院大胆探索、积极作为，率先开展血浆治疗，为更多地区、更多医院提供了借鉴展现出大院的情怀与担当。

作为江苏省四大综合紧急医学救援基地之一，徐医附院承担着苏北和淮海经济区重大突发公共卫生事件的紧急救援和跨省支援的责任。疫情暴发后，整个区域防控形势都不容乐观，徐医附院党委毫不犹豫、毫无保留地支持区域防控工作，彰显了责任与担当。

2020 年 1 月末起，徐医附院三名专家支援徐州市传染病医院，五名医护人员支援泗洪县第一人民医院，两名医护人员支援连云港市第一人民医院，重症医学专家赵文静作为省级专家组成员负责徐州、连云港、宿迁三个城市的重症会诊和指导治疗，20 余天在三地往返，行程超过 5000 公里。

在年三十接到通知后，赵文静放弃与家人的团聚，立即驱车赶往连云港。初一一早再次赶往宿迁指导另一例新冠肺炎患者救治工作。此后的无数天里，无论是凌晨一点的徐州市传染病医院，还是深夜十一点半的宿迁市传染病医院，她的身影总是出现最需要她的地方。

一次夜里十一点半，宿迁市出现一例疑似病例，紧急打电话请求会诊，刚刚从连云港回来的她即刻前往宿迁，到达目的地已是深夜一点多，会诊确认、指导隔离、确定治疗方案，一切忙完，抬头看看窗外，天际已然翻起了鱼肚白。赵文静简单吃个早饭，又要赶回来，因为本院科室还有一堆事等着她处理。司机开玩笑地说她是"飞人"。她说："疫情防控的关键时刻，能抢回来一分是一分，早一分诊断出来，就能减少一些传播的可能，对于患者也能早一些治疗。"她瘦弱的身躯配上急匆匆的步伐，像是一直在奔跑。

3 月 12 日，徐州市卫生健康委对外公布，徐州市在院治疗的最后一例新冠肺炎确诊病例在徐州市传染病医院出院。至此，79 例确诊病例全部出院，徐州疫情防控取得阶段性成果，做到患者零死亡，医务人员零感染。

3 月 7 日，徐医附院最后一位患者康复出院。自 1 月以来，徐医附院共收治 25 例新冠肺炎患者。与病毒正面交锋的 45 天中，徐医附院收治了徐州第一例确诊患者、第一例重症患者；在全省率先运用康复者血浆治疗方法，在徐州市三级医院中率先取得核酸检测资质；三批医疗队支援湖北，多位专家支持苏北多地抗疫工作。

徐医附院以一种"舍我其谁、当仁不让"的担当精神，为第一阶段的防控工作交出了高分答卷，而这些成绩的取得，与过去一年多中，医院坚定走高质量转型发展之路密不可分。

院感未雨绸缪

疫情暴发后，发热门诊以抗击疫情"第一道防线"的身份进入大众视野。"发热门诊"一词出现于 2003 年的"非典"期间，起初被称为"发热呼吸筛查急诊"，后来卫生主管部门发布了相关的设置指导原则，确定名称为发热门诊，至今已有近 20 年的时间。作为急性传染病防控的"前哨"，发热门诊在预防和控制医院感染方面的作用不言而喻。然而，"非典"过后，发热门诊建设并没有引起足够重视，虽然政策要求，但囿于观念及于人力、物力和财力，很多医院发热门诊形同虚设，甚至不常规开设。

2018 年高质量发展转型后，徐医附院对发热门诊进行了改造扩容，严格按照省级文件要求，从位置要求、分区设置、设备配备、人员配置、管理要求等方面，全方位进行升级。升级后的发热门诊及病区位于医院的东侧，门诊设有发热诊室、候诊室、治疗室、观察室，同时设有挂号收费处；病区设有抢救危重症甲流的隔离病房，配备了无创、有创呼吸机、心电监护仪、床边血气分析仪等危重症病人抢救用的常用仪器。医院发热门诊顺利通过省卫健委专家抽检并获得一致好评。

茅一萍向院领导提出改造发热门诊时，并没有预料到一年以后的疫情，院领导亦然，但作为医院领导者，王人颢敏锐把握新形势下的新要求，对发热门诊建设给予了极大的支持。

疫情暴发之前，徐医附院发热门诊就常年 24 小时常态化开诊，因此 2020 年徐州市第一例感染者被按照惯例及时送到了发热门诊，为接下来的工作打下了坚实的基础。

因为防控中的出色表现，2021 年徐医附院发热门诊被评为江苏省示范发热门诊，医院则成为第一批江苏省医院感染管理人员培训基地。

感染性疾病科同样在近年实现跨越式发展。科室主任颜学兵直言，过去感染科不受重视，2018 年以来，在医院大力支持下，科室硬件已属全院一流，抗感染能力和应急能力大幅提升。

2017 年，徐医附院感染性疾病科病房整体搬迁至东院，独立的感染性疾病诊疗大楼共有5层，前期开放160张床位，一层为门诊，二、三、四、五层为病房，这样的规模在江苏省实属罕见。

作为江苏省临床重点专科、徐州市临床重点专科、徐州市肝炎病毒分子检测重点实验室，该科室擅长诊治各种不明原因引起的转氨酶升高、不明原因黄疸，常规开展肝穿刺进行肝病理学检查；承担各种疑难、危重症、复杂感染病、肝病的救治。2019年4月，感染性疾病科牵头，联合呼吸内科、风湿免疫科、血液内科、肿瘤内科、普外科、神经内科、影像科等学科，启动了"不明原因发热多学科联合门诊"，该MDT团队以病人为中心，依托多学科团队，各科室出诊医生均为临床经验丰富的副主任医师以上的医学专家，为不明原因发热患者提供一个全面、便捷的一站式诊疗平台。

感染性疾病科医师沈姗姗基于自己所学专业的众多医学词条，创作出了各种主题医学漫画辅助记忆。在她的笔下，七龙珠、小黄人、西游记、灰太狼、忍者神龟、金庸武侠剧，这些"80后""90后"的童年记忆，统统化身成了医学科普者。"系统性红斑狼疮""新生儿黄疸""结节性多动脉炎"等晦涩难懂的医学词条，有了全新的解读方式。她因此被央视等各大媒体报道，成为网红"画疗"医生。在全新价值理念的引领下，感染性疾病科全体医护人员充分展示出"六有"徐医附院人的担当与情怀，成为徐医附院疫情防控中的一面旗帜。

发热门诊、感染性疾病科只是徐医附院高质量转型发展助力疫情防控工作的一个缩影。实际上，过去一年多时间内建立起的制度体系、发展态势、文化氛围，无不在疫情大考中发挥着极为重要的作用。正如徐医附院援湖北省黄石市中医院医疗队队员杨广德的黄石日记中所写："在这里，每天的生活就像平时上班一样，科学的防护、规范的诊治，不同之处在于，我们对待病人更加用心、更加投入感情，时刻记得把我们徐医附院人'有知识、有能力，有温度、有情怀，有尊严、有价值'的'六有'风采在武汉前线得到体现，有时去治愈，常常去帮助，总是去安慰，语气温柔，态度亲善，让病人可以感受到时刻被呵护着、被支撑着。"

到前线去

哪里有需要，就到哪里去。2020年，徐医附院先后派出三批共20人支援湖北最前线，选派三名专家支援徐州市传染病院、五名医护人员支援泗洪县第一人民医院、两名医护人员支援连云港市第一人民医院、两名医护人员支援北京和新疆检验医疗队。医护人员在前线出色地完成了各项防控和救治任务，留下不少佳话和动人的故事。

在黑龙江第七批援鄂医疗队驻地的酒店门外，感染管理科科长茅一萍顶着寒风为医疗队开展感控知识培训。她在寒风中讲解了一个多小时，从防控基本常识、隔离服的穿脱，讲解到酒店驻地的防护措施，面面俱到，实用接地气，解决了医疗队迫切需要解决的问题。在武汉的两个多月期间，她为全国各地医疗队员进行的大大小小培训有30多场。培训场地也是因地制宜，有条件时在会议室进行，没有条件时，驻地的饭厅、大堂，甚至宾馆外的阶梯、空旷的草坪，都是她的讲堂。

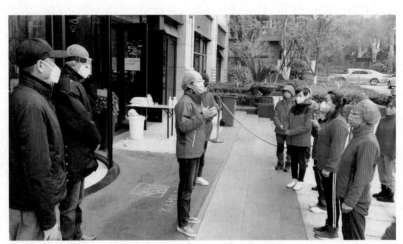

茅一萍在武汉指导工作

茅一萍表示："要尽可能地多开展培训和实战演练，使每一位即将奔赴病区的战士，能够安全科学地武装起来。"有些医疗队到达后第二天就要进病房，她便利用晚上的时间进行培训。茅一萍细心地指导每一个高风险环节，使队员们充分地掌握自我防护知识与技能。

在武汉的重症病区，充斥着各类生命支持设备的滴答声，徐医附院的医务人员忙碌的身影来回穿梭，转出一批病人又来了一批病人。不管何时，他们都竭尽全力，竭尽所能，一次次把插着气管抑或是带着 ECMO 的重症病人从死亡线上拉回来。这便是徐医附院第二批援鄂医疗队的日常。

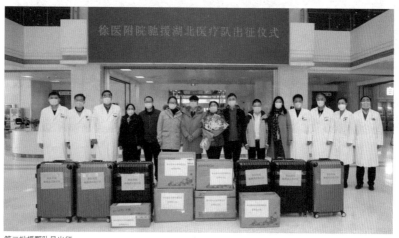

第二批援鄂队员出征

他们一起手绘了 50 张"爱心处方"，上面写着"封城不封爱，苏鄂一家人""不要害怕，东西南北汇长江"等暖心话语。当他们把这些祝福送到每位患者床头时，很多人都哭了。在一个人最无助的时候，哪怕一句鼓励的话，都会给他们带来莫大的希望。一位患者流着泪说："我出院就只带走这张纸，用相框挂在家里。感恩有你们，冒着生命危险来救我们。加油，我们必胜！"那些凝聚爱心、色彩缤纷的"爱心处方"如同闪亮的"文字彩虹"，映照出一张张充满信心和希望的脸。

在黄石的重症病区，相似的故事也在不断发生。一位 94 岁的老奶奶（当时黄石市年龄最大的患者）病情持续恶化，心情失落到了极点。医护人员无微不至的关爱感动了她，她开始积极配合治疗，各项指标持续好转，及至有一天老人的生命体征稳定，连续两次核酸检测阴性时，队员们"奔走相告"，眼里噙满泪花。

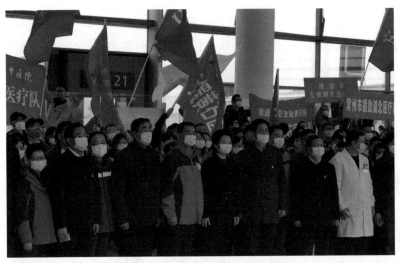

援黄石医疗队出征

全院广大党员干部和一线工作者冲锋在前、顽强拼搏，涌现出一批又一批先进人物和诸多感人事迹，绘就了徐医附院抗疫的五彩画卷。这是对"两个全心全意""四个回归""六个起来"提升"六种能力"等新时期徐医附院精神谱系的最好诠释。

2021 年，徐医附院又先后派出 2 名检验专家支援河北石家庄核酸检测、2 名医护人员支援南京医疗救治、93 名医护人员紧急支援扬州，整建制接管新冠肺炎救治病区；2022 年，先后派出 21 名医护人员支援苏州、3 名医护人员支援常州、112 名医护人员支援睢宁、30 名医护人员支援徐州市方舱医院、58 名医护人员支援徐州市传染病医院接管重症病区、两批 50 人全面对口支援作为"黄码医院"的徐医附三院、14 人支援连云港、92 人支援西藏……此外，徐医附院派出近万人次支援徐州市全民核酸采集和疫苗注射任务，

500人次定向保障高校核酸检测。无论是大雨瓢泼的深夜，还是寒风刺骨的冬晨，无论是正常工作日还是假期休息日，无论是充满激情活力的青年医务人员，还是年富力强的科主任、护士长，只要一声调令，徐医附院一定会以最快的速度响应、集结队伍、逆向而行。

"疫情在哪里，患者在哪里，我们医护人员就冲向哪里！"在疫情防控的关键时刻，广大干部职工，尤其是共产党员挺身而出、冲锋在前，舍小家、顾大家，就是践行初心使命的自觉，就是胸怀祖国甘于奉献的真实写照，就是徐医附院党委掷地有声的价值观引领。

二、重症能力提升工程

在湖北前线，茅一萍等院感专家的一项重要任务是对医务人员进行院感防控的培训。而对重症医学专家而言，通过培训提升医疗队和当地医护人员救治能力，亦是重要的任务。

武汉疫情暴发初期，由于发病机理不清、病程发展迅速、合并基础疾病等因素，重症、危重症患者救治难度大、病亡率较高，但由于全国各地驰援武汉的医务人员中只有三分之一是重症医学专业人员，大量非重症出身的临床医护人员由于缺乏相关培训和经验，普遍不能熟练开展ECMO（体外膜肺氧合）、血液净化等重症治疗操作，甚至连呼吸机的使用都存在问题，也难以早期识别重症与危重症患者，很难达到逆转病程、降低死亡率及改善预后的要求。

这就让一个问题浮出水面——医务人员急危重症救治能力不足。

王人颢对这个问题有着深刻的认识。"对生命体征的监护，对重要脏器的保护，是医生的天职，更是基本功。只有生命体征保持稳定，重要脏器得到了保护，救治才能成功。然而不少医生遇到低血压、心律失常的患者，往往束手无策，不会处置，要等待相关专科的支持，等待中患者可能就失去了救治的时机。"

他多次讲到一起让他长久难以释怀的事件。一位值班的医生在深夜接诊了一位胸痛患者，在诊断没有明确之前，就紧急请胸外科医生会诊，而胸外科医生从家赶回医院需要一段时间，深夜也不具备手术的条件，这个行为显然极为不当，符合规范的做法应该是首先判断患者的病情严重性，对于生命体征不稳定的患者要立即开始稳定生命体征的治疗，同时做下一步的处理。对于生命体征平稳的患者，要尽量获取详细的病史，并且通过仔细的查体获得阳性的体征，之后进行针对性的辅助检查。而在此案例中，首诊医生第一时间做的是请医生会诊。这是接诊医生能力不足的体现。

徐医附院院长金培生对此也有着深刻的体会和思考。谈到分级诊疗，很多人会把目光放在"基层医疗机构能否接得住"上，金培生却提到了一个被大众所忽视的问题：大型三甲医院能否接得住急危重症患者。"有一段时间医院使劲扩充重症病床，仍旧一床难求，并不是重症患者太多，实际上是各科相关能力不足，只要患者生命体征不稳定，就往 ICU 送。"

患者转入 ICU 有严格的标准，原卫生部于 2009 年印发的《重症医学科建设与管理指南》中明确规定了重症医学科患者收治标准：急性、可逆、已经危及生命的器官或者系统功能衰竭，经过严密监护和加强治疗短期内可能得到恢复的患者；存在各种高危因素，具有潜在生命危险，经过严密的监护和有效治疗可能减少死亡风险的患者；在慢性器官或者系统功能不全的基础上，出现急性加重且危及生命，经过严密监护和治疗可能恢复到原来或接近原来状态的患者；其他适合在重症医学科进行监护和治疗的患者。

然而实际情况是，部分肺间质纤维化弥散功能衰竭、慢性心功能衰竭、尿毒症、肝硬化晚期等并发呼吸循环衰竭等症状的患者也被送进了 ICU，浪费了宝贵的重症救治资源。原因是相关科室人员无法识别、处理患者遇到的紧急问题。疫情防控放大了这个问题。

王人颢认为，提升急危重症救治能力是当前大型公立医院的当务之急。

徐医附院领导班子态度坚定，决定全面提升医院危重症患者管理能力和救治水平，2020年3月11日，医院印发《全面提升危重症综合救治能力培训计划》。

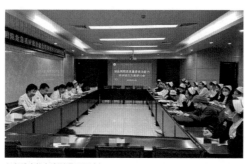
急危重症能力培训项目研讨会

该计划旨在通过培训全面提升临床一线医务人员对急危重症患者的综合救治能力和抢救成功率，为各临床科室的可持续发展储备专业救治人才。医院希望通过培训，使医务人员掌握急危重症救治相关的基础和临床理论，了解国内外重症医学发展现状；掌握重症医学科常见病、多发病的诊治；掌握重症医学基本的临床操作技能，熟练使用基本抢救设备；具备较丰富的重症医学临床经验和较强的临床思维能力。

重症医学科作为主要培训基地，负责制定参培人员的培训计划、带教、考勤、出科考核等工作。培训期限为每批三个月，每年分四个批次进行，持续开展。参培人员以医院高年资住院医师、主治医师为主，包括低年资（三年以内）副主任医师。人员主动申请和科室指派相结合。此时，徐医附院的领导班子还未预料到，他们高瞻远瞩的布局将在两年后的重症潮中发挥不可估量的作用。

2020年4月1日，重症综合救治能力提升班正式开班。来自不同科室的首批20名学院进入重症医学科，开始为期三个月的脱产学习。三个月内时间内，参培人员将系统学习重症救治的理论知识和临床实践操作技能。

通过专业理论课程，学员要重点掌握10个方面的知识：重症病人的基本病理生理改变，疾病危重程度的评估方法，水电解质与酸碱平衡紊乱，基本生命体征监测手段及方法；心肺复苏的技术、流程和组织；重症感染、脓毒症、脓毒症休克及多器官功能衰竭的诊断、治疗；急性肺损伤（急性呼吸窘迫综合症）、急性呼吸衰竭的诊断、治疗；急性左、右及全心功能不全的诊断、治疗；不同类型休克的病因、血流动力学改变及监测、诊断及鉴别诊断、液体治疗及血管活性药物的应用。

机械通气的原理、适应症、并发症及常见报警的处理；重症病人肠内及肠外营养治疗；凝血功能紊乱（包括创伤性凝血病、DIC等）的诊断、治疗；重症医学常用药物及药理学。

同时，要了解院内获得性肺炎的诊断及治疗；多重耐药菌感染的防控措施；血液净化的原理、适应症、并发症及常见问题的处理；重症病人的强化胰岛素治疗与血糖控制；中心静脉穿刺置管的操作方法及注意事项；重症病人影像学资料的判读；胃肠功能障碍与消化道大出血；严重内分泌与代谢紊乱等内容。

通过临床专业技能培训，学员要重点掌握以下专业技能：重症患者循环功能监测及支持技术；重症患者呼吸功能监测及支持技术；医院感染防护技能；临床检查、检验结果判读；胸腔穿刺、腹腔穿刺、骨髓穿刺、腰椎穿刺等技术。

重症医学临床工作是以多器官功能监测以及支持和替代治疗为特点。因此，各种动手操作能力的培养是此次培训的一个重要特点。接受培训的学员需要熟悉并掌握多种生命器官功能监测和支持的手段，特别是要理解并掌握操作的机制道理，真正学会独立正确判读监测结果和设定机器治疗参数并评估疗效。

培训中，医院组建由外聘专家、本院专家、医务处、质控办、教育处、人事处等共同组成考核专家组，对培训过程和结果进行严格考核。

专业理论以"三基培训讲座＋专题讲座＋自学"为主，笔试或在线考试由医务处定期组织统一举行。

临床综合技能考核是病例考核或实践操作，为考核重点内容，在总成绩中占比 50%。此外，考核专家组还对病历抽查考核。平时工作量和出勤率亦是考核内容。

为了保证培训顺畅进行，医院建立了完善的配套措施。如将培训计划纳入继续教育管理体系，授予相应继续教育学分；参培人员培训期间绩效由医院进行发放，不扣所在科室的人员成本；参培人员进入 ICU 后，实行导师制，导师严格履行带教职责；培训期间，原所在科室不得以任何理由，将参培人员调回科室参加值班、手术、门诊等工作。

其中最为关键的一条是，医院将培训计划纳入职称聘任管理体系，未取得医院危重症救治能力结业证书的主治医师，不能聘任副高级职称。这意味着今后徐医附院所有医生在晋升副高前都要接受系统的危重症救治能力培训，充分显示出临床操作技能在医师成长过程中的重要意义。

2020 年 6 月 30 日，首期危重症救治能力提升班结业典礼暨第二期培训班开班仪式举行，王人颢、金培生出席，为学员颁发结业证书，并再次强调，危重症救治能力提升工程意义重大，无论是对医生一生职业生涯中技能的提升与拓展，还是对医院高质量转型发展，区域医疗中心的打造，都起到关键性的作用。希望学员们回到各自科室后能够真正发挥所学，在病人、科室需要的时候，能"冲上去、打得响、救得活"。

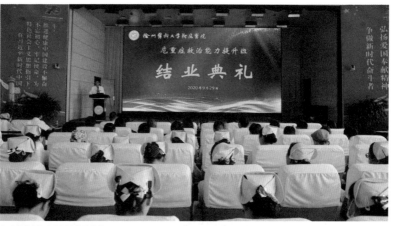

危重症救治能力培训班结业典礼

"以前呼吸机、除颤仪、监护仪等设备我都不会用，经过三个月的学习，设备都会使用了，心肺复苏术、电除颤、气管插管术、中心静脉穿刺置管术、胸腔穿刺术、床旁超声等急救技能都学会了。"一位学员向王人颢表达了自己的学习感受，"我在整个医学教育和从医生涯中，从未受过这样系统的培训，这三个月对我的职业生涯太重要了，以后遇到急危重症患者，我一点都不害怕了。"

神经内科医师陈浩是首期急危重症救治能力提升班学员。自2011 年进入徐医附院后，他就一直在提升自己的能力。经过前期几年的快速成长后，他渐渐进入瓶颈期，"感到很多问题在临床上解决不了"。2018 年，他赴苏州大学读博，开展罕见病研究。2020 年医院开展急危重症能力培训后，他在科室第一个提出报名参加。"医院领导的决策非常精准，因为急危重症救治能力确实是大家普遍欠缺的，在此后的疫情防控中，这一点将极为关键，而我院的领导高瞻远瞩做了及早的布局。"

在重症 ICU 的三个月，陈浩积极参与值班，在导师的指导下主动参与各项操作， 不仅熟练掌握了各项知识和操作技能，还对 ICU 这个"一门之隔一线生死"的地方有了新的认识，产生了敬畏之心和特殊的感情。回到神经内科后，他决定加入神经内科 ICU，续写与重症的缘分。两年后，因为能力突出、表现优异，他就成为神经内科 ICU 副主任，并在 2022 年末 2023 年初的新冠肺炎重症潮救治中，带领团队出色地完成了任务。

同陈浩一样，在参加培训前，普通病房的医生遇到突发情况或重症患者，总是毛手毛脚，做什么都心里不踏实。但自从重症培训以后，病情变化可以自主判断了， 设备可以自主使用了，医生面对患者时的自信心建立起来了。

护理部主任刘玉平十分着急，医生能力提升了，护士岂能成为落后分子！她表达了提升护理人员急危重症救治能力的想法后，王人颢当即表示支持。

实际上，早在 3 月 11 日护理部就精心部署开展了《新冠肺炎重型、危重型患者护理规范》全院培训。导师们重点围绕新冠肺炎患者呼吸支持、肾功能衰竭和肾替代治疗、血液净化治疗、循环支持、康复者血浆治疗、免疫治疗六大方面展开讲解。

刘玉平显然不满足于一时的即兴培训，她希望把这项工作常态化开展下去。2020 年 6 月 29 日，《徐州医科大学附属医院全面提升急危重症护理救治能力培训计划（试行）》发布，要求入职五年以内的护士、任职五年内的护士长（40 周岁以下）在急诊医学科、重症医学科接受为期三个月的急危重症护理救治能力培训。培训中，护理人员将重点掌握急危重症常见症状的观察及护理、病情评估方法、外出检查及转运流程、血流动力学监测方法及护理、呼吸系统管理技术、基本抢救仪器设备的使用、生命支持技术的应用等知识和技能。

刘玉平感叹，医院扩张最厉害的时候能收六七千个患者，病区增加就要有护理单元，就要有护士长，所以五年之内新增的年轻护士和护士长占比较大，针对年轻护理人员，兼顾护理的特点开展急危重症能力培训，就显得极为重要。

"每个病区都有抢救室，患者一旦出现严重问题，就要争分夺秒进行抢救，所以急诊科是护理人员培训的第一站，要让她们学习到前沿的急诊急救知识和技能。"刘玉平说。

一个月的急诊科培训后，学员将转战综合 ICU，继续两个月的重症能力培训。为期三个月的培训中，护理人员练就了一身本领。面对急危重症患者，她们可以快速响应，立即采取措施。她们可以全面评估患者的生命体征，包括呼吸、心率、血压、体温等；她们可以进行必要的检查和实验室检测，帮助医生做出正确的诊断和治疗方案；在急危重患者救治中，她们可以通过头部抬高、吸氧、气管插管、痰液引流等一系列措施保持患者的呼吸道通畅；她们可以密切监测病人的液体和电解质水平，及时调整液体和电解质的输入和排出；她们还能及时提供心理支持，帮助病人稳定情绪，增强信心，促进病情的恢复。

自 2020 年 4 月至 2023 年初，徐医附院共开展 10 期危急重症救治能力提升班，累计近 500 名医护人员完成了培训，并顺利通过了标准化、分站式的理论及技能操作考核，为医院急危重症救治体系的建设目标打下了坚实基础。

培训持续开展的同时，医院也没有故步自封，而是不断优化急危重症培训方案和课程内容。如医务处、护理部联合举办培训方案研讨会，不断优化授课模式、学员重症思维能力的培养、培训点的同质化管理、导师带教式值班、转运病人的培训机制、培训结束后工作的持续开展等，以更加规范、实用的培训内容和考核方式，使学员在培训期间能够真正提高解决临床实际问题的能力。

经过能力培训，患者在转入重症监护室之前，各科医生可以对其进行心肺复苏、器官插管等预处理，为抢救赢得时间。不仅如此，徐医附院还在每个病区都设置了抢救室，配备了心电监护仪、除颤仪、呼吸机、起搏器、心电图机、微泵、输液泵等设施设备，恢复了抢救室固有的功能，各病区一旦出现重症病例，可第一时间在抢救室进行抢救。抢救室相当于一个次 ICU，不仅有效节约了宝贵的重症资源，还为患者减轻了负担。

徐医附院的探索得到了回报，培训效果不断彰显。2022 年，一位患者在徐医附院候诊时突然晕倒在地，不省人事。听到呼救后，一名医生立即赶到现场，他判断患者可能是急性心肌梗死、心室颤动引起的心源性猝死。

他立即给予患者持续心肺复苏、开放气道，同时与现场医务人员通力协作，使用 AED 除颤仪识别出心室颤动并给予了电除颤。经过四分钟的抢救，患者恢复了心跳和呼吸，暂时脱离了生命危险。随后，该患者被紧急送往胸痛中心进行急诊手术。手术后，患者完全恢复了意识，生命体征稳定。

施救者正是刚刚从急危重症救治能力提升班"毕业"的年轻医生。所学即学其所用，所用即用其所学，类似的案例在徐医附院并不少见。徐医附院医护人员历炼的"第一现场"急救技能，无疑为每一个走进医院大门的人提供了一份可靠的安全保障。

　　为提升年轻医务人员救治能力和医教研水平，2021 年 8 月，徐医附院举办了首届临床医师技能比武大赛，大赛包括临床技能操作、优秀病历评选、教学授课比赛等项目。在评选出的 2021 年度"十佳技能之星"中，心内科医师程守全名列其中。

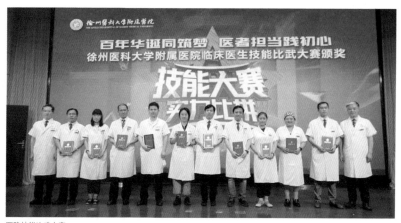

医院技能比武大赛

　　程守全 2011 年 7 月毕业后进入徐医附院，参加了江苏省第一阶段的住院医师规范化培训，两年住培中，他在各个科室轮转学习，对各科室的基本技能和操作有了初步掌握。第二阶段的专科培训中，他在心血管内科熟练掌握了心肺复苏术、电除颤术、心电监护术、穿刺术等技能，并逐步参与到科室的带教工作中。医院扩张最厉害的阶段，程守全把绝大部分精力放在了临床工作中。"心血管介入手术，能从早晨 8 点做到晚上 12 点，从早到晚全在临床，根本没有时间去开展技能的训练及教学工作。"他说。

　　医院推行高质量转型发展后，床位大幅下降，青年医生不再整天围着临床转，而是有更多精力提升自己的基本功。"此时恰逢疫情暴发，大批人员支援发热门诊和重症病房，各地医疗队驰援湖北，大家在一线普遍暴露出基本功不扎实、操作不到位的问题，这让领导班子下定决心开展医护人员急危重症救治能力培训。"程守全对医院改革的逻辑有着自己的理解，"临床医师技能比武大赛实际上是对培训成果的一次检阅和巩固。"

先前对自己临床技能感到心里没底的程守全，在参加了第四期危急重症救治能力提升班后，重拾信心，一举夺得医院首届临床医师技能比武大赛"十佳技能之星"称号。

此后，他一鼓作气，在徐州市首届住院医师规范化培训带教师资技能竞赛中，和队员一起取得团体赛一、二等奖，个人赛一、二、三等奖的优异成绩。

徐医附院超前布局、全院覆盖、持续推进、系统培训、与职称晋升挂钩的急危重症能力培训，全面提升了医院医疗质量和安全水平，为医院高质量发展提供了强大的助力，得到省市卫健部门和行业专家的高度赞赏。

三、迎接重症大考

2022 年 12 月 7 日，官方发布疫情防控"新十条"，防控策略出现三年来最大力度调整。短时间内，全国各级医院相继迎来发热门诊高峰、急诊高峰、重症高峰，伴随着医务人员的大面积感染，一场"恶战"在所难免。

徐医附院作为徐州市定点医院和重症救治基地，过去三年收治了徐州市所有的新冠感染重症患者，此刻，面对前所未有的挑战，又该作何应对？

"新十条"发布后，发热门诊患者量迅速增加，医院做出快速反应，派相关科室增援发热门诊。12 月 12 日开始，发热门诊和急诊陆续有医务人员感染，一周后，感染几乎波及全院，急诊接诊量也达到高峰，从之前的每日 100 多人次暴涨到每日 800 多人次，到后来增加至每日 1400 人次。至 12 月 18 日左右，重症高峰来临，越来越多的患者积压在急诊，大批医务人员带病支援，救治进入了最艰难的阶段。

12月19日下午，院党委书记王人颢带队前往急诊、发热门诊、重症监护室、部分临床科室等区域，慰问一线医护人员，督查救治工作。他重点对调整诊疗区域布局、优化就诊流程、强化防疫物资储备、急诊运行、重症患者救治、医务人员安全保障、医院感染防控等方面进行了督查指导。

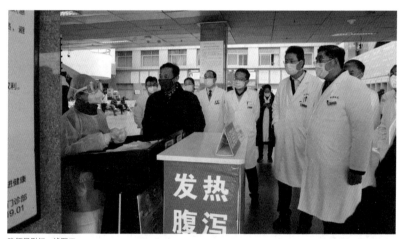

院领导慰问一线职工

面对一线医务人员，他旗帜鲜明地提出了"三个到位"。一是思想认识到位。把医疗救治工作作为一项重要的政治任务，特别是急危重症救治工作，让医院成为守护人民群众生命健康的坚强防线。二是措施到位。要密切关注和跟进疫情防控政策变化，部门和科室结合医院工作实际，加强沟通联动，更科学精准有效地落实各项优化的防控措施和医疗救治各环节，确保医疗质量和患者安全。三是保障到位。要高效统筹好医疗资源的布局和利用，加强宣传引导，切实保障就医秩序安全有序，让社会公众科学、理性认识传染病及其风险，多措并举做好疫情防控和病人救治工作。

王人颢在前线一锤定音，任何时候徐医附院都不能慌、不能乱、不能抱怨，救治患者是医生的天职，是社会和政府赋予的责任，必须无条件、无保留、不计较个人得失地付出一切。他的态度和一席话，稳定了军心，平息了部分人的情绪。

彼时，让医务处处长刘筱感触最深的就是院党委在慌乱的形势下做出的准确决断。考虑当时实际情况，基于过去三年来徐医附院一直秉持的"科学、规范、有序、安全"防控原则，王人颢做出了医院所有科室所有病区都要收治感染患者的决定。不久之后，各地陆续发出医院不再查验核酸检测结果的通知，分区就诊成为历史。徐医附院的及早决策与科学部署，为患者救治赢得了更多时间和空间。

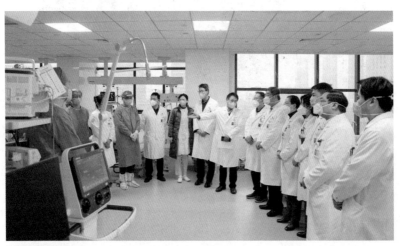

启用新的重症病房

重症高峰来临，急诊科作为一道屏障，承受着难以想象的压力。急诊科自身还不断减员，最多时超过80%。为尽力避免病人的积压滞留，医院副院长、急诊医学科学科带头人燕宪亮一直在一线坐镇指挥本部、东院，兼顾急诊内科、急诊外科和急诊ICU；急诊科主任赵宁军带领护士长、支部书记和党员同志们一直坚守在一线。本部、东院百余名急诊医学科医护人员，每时每刻都在和时间赛跑，有的康复后立即返岗，有的没有完全康复就第一时间返岗，还有的高烧不下火线，一直坚守在岗位上。

赵宁军的手里总握着一支笔，拿着一个笔记本，笔记本里记满了科室人员和患者的情况。他不停穿梭在急诊抢救室、急诊诊疗区和留观区，每天走数万步；急诊党支部书记陈可在发热 38.5 度的情况下依然带病坚持完成了 40 余名危重症患者的抢救工作；急诊抢救室护理人员骤减，高烧后休息不到两天的护士长徐华、张娅便返回岗位继续奋战在一线。

凌晨 1 点，急诊抢救室里依旧热火朝天。新冠合并心力衰竭、呼吸衰竭、心梗、脑出血、重症胰腺炎、AECOPD、急诊消化道出血等等患者挤满了抢救室，120 响声此起彼伏，一眨眼的工夫就来了近 10 辆急救车，大部分是发热伴意识模糊、抽搐的患者。面对当前极其复杂严峻的形势，急诊医学科的每一位医护人员心里都有一份沉甸甸的责任与使命，他们用自己的专业知识和敬业精神，用自己的爱心和坚守，守护着每一位急危重症患者。

急诊 ICU 是全院重症患者救治的重要住院单元，作为医院医疗的最后一道防线，急诊 ICU 全力保障重症患者的诊疗。最困难的时候，科室一共 16 位医生，阳性的就有 13 位，所有人员两人一组，连续值班，硬是挺了过来。此后，症状轻的医生自觉返岗替换症状重的人员。EICU 连续收治新冠肺炎导致的呼吸衰竭和急心肌炎患者，ECMO 团队全力抢救患者，常常深夜从家里赶到医院参与抢救，有的更是带病值班，整个科室没有一个人抱怨过，大家互相协作、共同分担。

EICU 的护士们也靠着一股劲硬扛下了艰巨的任务。ICU 护士感染者有 40 余人，一个护理小组 15 人的工作量，硬生生地靠 6 名护士扛下来，其中还不乏发烧带病坚持工作的。护士长张杰更是无间断地上班，有时连续工作 36 小时。在感染新冠病毒后，她仅休息两天后便拖着发烧 38℃ 的身体，边输液边完成急诊 ICU 护理人员的排班和协调工作。

张杰说："重症病房是距离死亡最近的地方，令人心生恐惧、望而却步，但也是离希望最近的地方。我们采取'前仆后继'的模式，一个倒下了，另一个护士顶上。有很多护士高热40度，吃完退烧药继续上班；有人刚刚上完一个夜班，为了补缺口继续上夜班。"

呼吸与危重症医学科病房作为抗疫的主战场，科室响应医院党委号召，全力保障急诊、发热门诊和普通门诊就诊的新冠肺炎患者的收治，特别是对急危重症患者做到了应收尽收，有效减轻了急诊的诊疗压力。一个多月中，本部两个病区全部满床高负荷运转，本部普通病房、东院病房及呼吸ICU共收治患者500余人，病危病重患者占到60%以上，80岁以上患者占到了30%，救治成功率在96%以上。这是在医护人员极其短缺的情况下，科室全体医护人员咬牙坚持、奋力拼搏，通过大家共同努力才得以保障科室的医疗工作顺利进行。在岗人员中，有的出现嗓子疼痛说不出话，有的关节疼痛，有的持续低烧，只要不是高热，他们都自觉在岗在位，有的家人在住院，但他们仍然克服各种各样的困难坚守岗位。因为大家深知面对这样史无前例的救治压力，面对众多患者迫切的就医需求，他们没有退缩的余地，唯有迎难而上、守岗尽责，才能做好本地区新冠疫情的医疗救治工作。

呼吸ICU作为呼吸危重患者的最后一道防线，全力保障呼吸危重症患者的救治工作，九张病床每天都保持着满床的状态，一个多月以来收治危重新冠肺炎患者近100人，而且呼吸ICU医护人员在减员超过半数的情况下，克服困难、坚守工作岗位，发挥了ICU对于危重症患者的兜底救治作用。同时科室也采取措施全力保障呼吸ICU正常运转，协调普通病房医生成立ICU人员后备组，随时做好补充ICU准备。

除了普通病房和呼吸ICU，呼吸与危重症医学科门诊就诊的新冠肺炎患者和其他呼吸道疾病患者数量激增，而且绝大部分是发热患者。科室在医生严重减员的情况下，必须保证及时出诊，并且尽最大可能安排了高级职称和医疗组长承担门诊工作，保障了门诊的诊疗质量。除了承担本科室的医疗工作外，呼吸与危重症医学科派出三名医生支援了东院隔离病房和ICU的医疗救治工作。每天呼吸与危重症医学科的值班医生都是忙碌地穿梭于急诊抢救室和发热门诊，承担繁重的会诊和收治任务。全科室一盘棋统筹医疗救治和人员配置，包括肺功能室和气管镜室的技师也都参与了病房的护理值班工作。

为保证重症患者能够得到及时救治，重症医学科主任赵文静多方面组织协调，做到应收尽收，应收必收。"只要病人有一线救活的可能，我们就要尽百分之百的努力去救治。"

过度操劳使得赵文静倒在了病床旁。然而，只休息了不到30分钟，就又开始了忙碌的工作。"重症医学科是患者生命的最后一道关卡，将患者救回，这是我的职责。"

ICU紧急状况多，每一次，赵文静都和同事们都会尽最大的努力帮助患者闯过"生死关"。在科室减员最严重的时候，她是集主任、住院医师、实习医生于一身的"超人"，干三四个人的工作——先查房，然后给患者开医嘱、开化验单，再给急重病人做气管切开，最后带危重患者做CT……

科室副主任晁亚丽得知不少同事感染后，率先表示："我虽然还有发烧症状，但只要大家不嫌弃，我随时可以上班。"在人手极度紧缺的情况下，大家争先请求返回岗位，轻症不下火线。医师范昊感染后体温接近40℃，刚退烧，就说"不影响明天上班"。尚在哺乳期的医师罗珺在得知同事们身体不适后主动要求返岗："我只想多为同事们分担一些工作，多为科室为患者尽一份力。"刚从援藏抗疫前线回来张林娜强忍病痛，每天坚持为学生线上授课，下课后立即赶来值班，她乐观地说："我没事，能扛，不能耽误学生学习和患者救治。"

早在"新十条"发布前的12月2日，面临来势汹汹的疫情，徐医附院就在短短一天之内，迅速组建了一支包含重症、麻醉、心内、呼吸、肾内、消化等多学科的近百名医护的负压病房重症团队驻守东院负压重症病房，负责统筹救治徐州市所有新冠重症病人。

这支由神经内科 ICU 副主任陈浩担任领队的队伍，汇集了邱小松等重症救治好手，他们大多在 30 ～ 40 岁之间，绝大多数人都参加过重症救治能力培训班，具备一定的重症救治能力。重症团队进驻第一天，就收治了 16 名重症患者。每天 8 点，陈浩准时带领白班团队进行查房。每天 10 点是固定的专家会诊时间，为了不延误任何一位患者的病情，在院疫情防控指挥部的统筹协调下，心内科、感染性疾病科、呼吸与危重症医学科、重症医学科等相关科室的专家在线研讨每一例疑难、重症病例的治疗方案。

因为负压重症病房患者多存在多种基础疾病，因此，护理团队要付出巨大艰辛。从常规的配药、输液、各种导管的护理，到吸痰、翻身拍背、呼吸机管路的护理，再到病房环境的消杀，她们一丝不苟，把对患者的呵护和关爱融于每一件细小的医疗护理行为之中。

经过近 20 天的奋战，负压病房重症团队完成了各项工作任务，成功救治数十名患者，其中包括 95 岁肺部感染及 90 岁急性心梗的两位老人。近 20 天中没有一例死亡病例，没有一起医患纠纷，有的是患者及家属的一句句感谢。

为确保急危重症患者收治，扩充 ICU 收治床位在所难免。东院负压病房重症团队 12 月 18 日接到通知，转移到本院，组建第二重症监护室。在院党委的统一调度下，在各个部门的协助下，12 月 19 日重症团队迅速组建成了徐医附院第二重症医学科。常务副院长顾玉明带领大家克服种种困难，一夜之间将所有配套设备全部备齐，次日一早就投入使用。

"那个空间本来是给心外科准备的，前一天里面十分空旷，什么都没有，只有灯。"陈浩心里泛起了嘀咕，明天就收治病人，怎么收拾？当第二天第二重症监护室如变戏法一般出现在他面前时，他先是惊呆了，继而是感动。一夜之间，ICU 所需要的所有硬件设施设备一应俱全，这是什么样的速度？背后付出了怎样的艰辛？要知道，随着重症潮的到来，大多数医院都出现了医疗设备不足的问题。实际上，在重症高峰到来之前，徐医附院就提前加强了药品、设备的储备。药学部、设备处、采购中心等积极联系供应厂家，最大限度购置调配药品、呼吸机等抢救药品设备，为医疗救治提供了有力保障。

硬件到位，医护队伍更是实力不俗。这支队伍中，只有晁亚丽等四人是重症医学出身，其他都是内外科医生，但他们有一个共同的特点，就是都参加过急危重症能力培训班，具有一定的重症救治能力。

十几个来自不同科室、具有重症救治基础的医护人员，共同守护第二重症监护室的 30 张病床。重症监护室收治的患者，多伴随有其他基础疾病，而这支队伍的精妙之处在于，他们是一支天然的MDT 团队。四位重症医学科的医生，对患者救治进行总体把关，把握病情的发展，来自神经内科、呼吸科、消化科、脑外科、内分泌科等的医生，则重点关注各自领域基础疾病的发展。

"我们这个团队根本不需要请专家会诊，科室面对的所有问题都可内部讨论、协作解决。"晁亚丽不无自豪地说。

一位患者让晁亚丽印象深刻。这位患者病情极其严重，CT 显示整个肺都变白，氧合指数很低，刚开始需要呼吸机给予 100% 纯氧才能维持氧饱和度接近正常范围。重症团队对其进行了抗病毒治疗，然后依据治疗指南，且避免了插管，经过 30 天的治疗，患者肺部恢复极好，但就在出院当天办完出院手续将要离院时，意外发生了。患者突然出现胸痛，浑身大汗，心电检查后，诊断为心梗，而团队中正好有心内科医生，在他主导下，抢救工作有条不紊地进行，几分钟后患者面色转为红润，意识逐渐恢复，抢救成功，所有人都松了一口气。

后来患者发朋友圈称自己得到重症团队的救治很幸运，如果早走一步，后果将不堪设想。

类似的案例比比皆是。患者出现消化道出血，团队成员可在床边开展胃肠镜检查。中医科医生也加入其中，询问病人症状、体征，诊脉，看舌象，在治疗方案的基础上，针对每一个患者进行微调，一人一策，一人一方，精准施治，患者出院前还会得到中医调理处方，回家服药帮助身体更快恢复。

重症团队的另一个优势是康复先行。患者住院第一天，康复就已经介入了，康复早期介入，可有效预防肺功能下降、肌肉萎缩、深静脉血栓等并发症，加快受损功能的康复进程，减少患者绝对卧床时间以及制动时长，从而进一步降低病残率，缩短ICU住院时间。患者出院时，康复治疗师也会为其制定一个康复处方，帮助做好院外康复。

从12月19日开科，至2月6日，一个多月时间内，第二重症监护室收治了70多名重症患者，以合并基础疾病的老年患者为主。让晁亚丽感动的是，整个过程中，近20位医护人员没有任何一个人提过困难、有过畏难情绪，也没有任何一个人提过待遇和补助。大家一心都在患者身上，最终打了漂亮的一仗。

重症高峰过去后，第二重症监护室裁撤了床位，最后保留了十张，用于对全院危重患者的保障。

重症救治期间，徐医附院扩充综合性ICU、可转化ICU床位330余张，优化专科ICU，全院重症监护床位达410余张。医务处精准统筹所有科室和ICU床位，确保急危重症患者应收尽收。重症医学科、急诊ICU、第二重症医学科、第二急诊ICU、东院ICU、呼吸ICU……全院各个ICU始终冲锋在前。

ICU冲锋陷阵，各临床科室也不甘落后。急诊ICU、重症医学科、呼吸与危重症医学科等重点科室收满后，医院陆续开放了老年医学科和全科医学科作为新冠感染患者的收治科室。很快这些科室也收满了。"这个时候我们意识到了问题的严重性。我们立刻向院领导提出建议，内科先收，全院一张床，由入院服务中心统一管理床位。"刘筱回忆道。后来，除儿科、产科外，所有内外科都参与了患者收治。

与此同时，医院出台了《新冠病毒感染重症救治工作方案》，成立新冠病毒感染重症救治领导小组和新冠病毒感染重症救治专家组，统筹管理发热门诊、急诊医学科、重症医学相关专科、呼吸与危重症医学科等关键科室、关键环节，充分发挥指导作用，结合医院实际，优化重症患者诊疗流程，把好入口关、出口关，保障诊疗工作科学规范开展，最大限度地维护医疗管理秩序。

医院进一步明确新冠感染重症患者救治流程。一方面，通过强化培训、专家会诊、远程指导等形式，全面提升发热门诊重症患者的识别与应急处理能力。对于临床分型为轻型的就诊患者，可通过预防性用药进行对症处理；对于临床分型为普通型的就诊患者，必要时进行留观或收入院处理；临床分型为重型的患者可引导至急诊就诊或及时请救治专家组会诊指导及时处置。在候诊区域应安排专人加强对候诊人员血氧饱和度、心率等生命体征的监测，重点关注老年人、儿童等高危人群，如监测指征异常的，应优先安排就诊，缩短患者候诊时间，将有入院指征的患者及时收入病房。

另一方面，急诊按照新冠肺炎诊疗方案规范开诊预检分诊与分类救治工作。加强对孕产妇、儿童、老年人以及患有恶性肿瘤、呼吸系统疾病、心脑血管疾病、慢性肾功能衰竭、自身免疫缺陷疾病等严重基础疾病的高风险患者的病情监测，快速识别重症患者。临床分型为危重型或生命体征不稳定的重型患者需立即收入各ICU或呼吸与危重症医学科，迅速启动应急救治机制；临床分型为重型、生命体征较为稳定的患者，由医务处组织救治专家组讨论后，分流至相应的专科，严格把控重症医学科转入、转出标准，做到科学分类、分级救治。急诊值班医师明确拟收治患者的科室后，直接开具住院证，由入院服务中心推送至相应科室收治。急诊抢救区、留观区做到24小时"清零"。

普通临床专科需优先收治重症新冠病毒感染患者，全力配合救治专家组各项工作，不得拒诊、推诿新冠病毒感染患者。重点关注65岁及以上老年人合并心脑血管疾病、慢阻肺、糖尿病、慢性肾病、肿瘤、免疫功能缺陷等患者，及时关注重型及危重型早期预警指标，警惕病情恶化。

各科室收治患者后，医院建立急诊24小时"动态清零"机制，由常务副院长顾玉明每天带队大查房，新冠病毒感染重症救治专家组积极参与，现场组织急诊患者分流与收治工作。临床分型为危重型的患者快速收入重症医学相关专科，避免积压等待；救治专家组每日分类梳理新冠感染患者病危、病重患者清单，逐日统筹调度重症床位资源，落实重症医学相关专科出入室标准，确保重症医疗资源的高效使用。

"每天下午3点，医务处会召集心内、呼吸、消化、神经、胸外、脑外、泌尿外等科室主任，去急诊大查房，科主任根据患者的基础疾病收治患者，比如新冠合并有消化疾病的，由消化科认领患者。有心梗的患者，由心血管内科认领，收入心内科病房。如此才能确保24小时'动态清零'。"刘筱说，刚开始，有人还有怨言，后来没到3点，科主任已经提前去急诊把患者收入科室。

"我们呼吸科收治的是病情最重的患者，全是'大白肺'。"陈碧说，呼吸与危重症医学科每天从急诊室收治病人均在15人以上，普通病房每天病人数在130人左右，呼吸ICU的9张床一直处于满床状态。病危、病重病人数占到80%，一级护理病人数占到95%以上。

为保障各科室救治质量，医院将全院100余个病区划分为15个片区及基层单元，由重症医学科主任赵文静、呼吸与危重症医学科主任陈碧组织带领片区长开展网格化管理模式。重症医学科、感染性疾病科、呼吸与危重症医学科相关专家担任片区长，每天穿梭于所负责区域病房内，会诊、指导重症患者的救治工作，为医院推进新冠病毒感染患者同质化管理、实现重症资源双向联动、科学预防减少重症的发生、切实降低病死率打下基础。

医院建立新冠病毒感染重症救治专家巡诊制度，专家组通过例会、日报表、日碰头、日巡诊等形式，保障门急诊新冠重症患者的顺畅收治，确保急诊留观室24小时"清零"，发热门诊重症及时识别收治，重症及呼吸相关床位资源日调度，ICU患者转入转出顺畅。

医院利用微信组建新冠病毒感染重症救治专家群，由专家组组长制定任务清单、发布日报表、发布会议信息、组织重症患者收治讨论等。专家组组长根据需要召集线下碰头会，商议重症医疗资源调度相关事宜，选取典型病历进行 MDT 讨论，优化门急诊重症患者收治流程。专家组每天固定时间段，对发热门诊、急诊、呼吸科病区、各重症医学科病区进行巡诊，了解各区域患者收治存在的问题，及时提出优化建议协助片区指导专家会诊，加强重症患者的诊疗工作，避免出现病危、死亡等情况。

重症救治期间，徐医附院极为重视医务人员重症综合救治能力的提升，在前期开展九期重症救治能力培训的基础上，自 2022 年 12 月下旬开始，采取"理论培训＋实践技能轮训"的方式，开展新冠病毒感染重症救治能力提升培训活动，多次举办重症救治理论培训和专题培训，实现了全院医师医技全覆盖。如 2023 年 1 月 1 日下午，医务处组织全院医务人员共同学习新冠病毒感染重症救治能力专题培训讲座。相关专家分别就新冠病毒感染患者呼吸支持与肺保护策略、COVID-19 治疗药物及其研究管线最新进展、COVID-19 重症患者治疗应该关注和新冠病毒感染诊治中的关键问题、新冠病毒感染病历书写要点等内容进行了专题授课。此次培训采取线上与线下相结合的方式进行，全院各临床科室医生 100 余人参加现场培训，部分医联体单位在线上同步进行学习。

2023 年 1 月，徐医附院新冠病毒感染救治工作由"应对收治"阶段转入"质量控制"阶段，新冠病毒感染重症专家组迅速调整工作模式，从重症患者的诊疗方案科学性、病历书写规范性、用药合理性、治疗措施有效性等方面给予高度关注。1 月 10 日至 13 日，专家组在顾玉明的带领下，分别参加了由医务处、质控办、病案室联合组织的五场病例讨论会，先后讨论了近 70 份重症患者病历。专家组从患者出入院诊断依据、诊疗经过、治疗措施、用药情况、科室讨论记录等方面深入讨论，逐一梳理病例质量，让相关科室临床医师在参与现场讨论的过程中有所反思、有所学习、有所提高。

2023 年 1 月 30 日，正月初九，节后第一个星期一，不到 8 点，本部和东院的门诊大厅里候诊的患者都已经排起了长队，160 多间诊室全部开放，当天门急诊诊疗量达到 10440 人次。次日，医院住院患者接近 4000 人。

从 2022 年 12 月初至 2023 年 2 月初，徐医附院党委组织全院力量，增开 ICU，调整收治策略，加强全员培训，优化救治流程，"全院一盘棋""全院一张床"，尽一切力量保障救治，期间日在院病人最多达 3700 人，重症患者近 600 人，一级护理达 2500 人。

3700 人的住院量同期仅次于江苏省人民医院，排在全省第二位，这彰显了关键时刻徐医附院的担当。如在救治新冠感染患者的同时，胸心外科科室还面对一个特殊群体：一些"等不起""跑不赢"疫情的限期手术病人。科室针对这一特殊情况，结合国内外最新研究和共识，及时讨论制定相关收治原则，确定临床优先级，克服重重困难，完成了非新冠患者的数十例手术。

短时间内，全国人民密集感染，全国医务人员亦大面积感染，生命受到威胁的人聚集在医疗机构，把命运交给医务人员，这样的情形历史上从未有过；参与其中的每一个医务人员，也从未有过这样的经历。他们是历史的重要参与者，但他们从未自称英雄。

正如晁亚丽所说，"我从来不说自己是抗疫英雄，虽然很多人都说我们是抗疫英雄，但我不全认同这个称谓。这一切都是我们应该做的，就像消防员灭火一样，这是医务人员的天职。这是时代赋予我们的责任，是时代让我们去做英雄。"

在圆满完成新冠感染者救治任务后，全体徐医附院人都相信，一切目标的达成，一切成绩的取得，都与离不开医院过去几年的高质量转型发展。如果没有办院理念的重塑，如果没有砍掉加床，如果没有思想解放，如果没有重症能力培训，如果没有党委凝聚人心……这一切都很难想象。

每个人都能说出很多如果，这也进一步坚定了医院继续推行高质量转型发展的信念。

四、变局中前行

地处五省通衢的徐州，辐射区域 1.42 亿人口，三年疫情防控阶段，徐医附院没有发生过一例院内感染，医院没有因院内防控而关停，没有拒诊过一位患者。

过去三年，王人颢始终未放松高质量转型发展这根弦，他知道，形势越复杂、任务越艰巨、挑战越严峻，越是要坚定不移地走既定的道路。

在抗击新冠肺炎疫情的三年里，徐医附院始终坚持"加强党的建设，以价值观为引领"的改革发展之路，结合党的要求、时代特点和时代精神，不断完善和丰富医院价值理念体系，在"两个全心全意""四个回归""做新时代'六有'徐医附院人"理念的基础上，又相继提出"六个起来"、提升"六种能力"的价值理念，这些价值理念是对徐医附院百年文化的传承与创新，是社会主义核心价值观、新时代医疗卫生精神和伟大抗疫精神的具体呈现，与徐医附院精神一起构成了符合时代要求具有徐医附院特色的价值理念体系，成为激励 4500 名徐医附院人团结一心抗击新冠肺炎疫情、砥砺奋进高质量发展新征程的不竭动力。

无论是对外支援，还是坚守岗位，只要遇到困难，总有职工争先恐后挺身而出，微信群里留下来的"让我去""我报名""我单身一个人，无牵无挂，我先上""我是党员，我先上""我是党员，我来坚守"等话语，印着一千多个红手印的《请战书》，一次次的送别拥抱场景、一个个逆行出征的背影，无不彰显着价值理念重塑下的新时代徐医附院人的精神面貌。在党和国家统筹推进疫情防控和经济社会发展的关键时期，院党委带领全体党员干部奋勇拼搏、不畏艰险，以更务实的举措落实精准防控和专业防控，为守护人民百姓的生命健康提供坚实保障。医院先后荣获"江苏省抗击新冠肺炎疫情先进集体""江苏省五一劳动奖状"，第七团总支第三团支部荣获"全国五四红旗团支部"称号，20余人次受到国家和省级表彰，百余人次受到市级和校级表彰。

发展是硬道理，对公立医院而言，发展就要把"救死扶伤"与"保障人民生命安全和身体健康"作为最高使命。2020年初的疫情防控中，徐医附院早在2月2日就谋划了"一手抓疫情防控，一手抓疫情防控下的日常诊疗工作"的思路。党委组织部部长韩林清楚地记得疫情防控最吃紧的阶段，王人颢对他说过的一番话："疫情防控任务很重，但我们不能不为有就诊需求的患者考虑，那么多重症患者、癌症患者、需要手术的患者、急诊患者、心梗脑梗患者，我们不管谁来管？"

2月2日召开的全院大会上，院党委对"两手抓"的工作进行部署，包括医院率先取得核酸检测资质、对出入口实施严格管控、推动预约诊疗、对诊疗流程再造、设置病区发热待查区……一系列的举措让医院的日常工作快速开展起来。

很快，医院发布《关于做好新冠肺炎疫情期间医疗服务工作的通知》，提出对于急危重症患者及时组织救治，不得以任何理由和借口推诿或拒绝抢救或接收；对于肾功能衰竭患者、肿瘤患者以及其他需要维持定期治疗的重症患者，原则上应提供不间断的医疗服务，不得出现停诊和拒诊情况；孕产妇和新生儿根据妊娠风险分类救治，高危孕产妇专案管理，确保母婴安全；急诊手术、恶性肿瘤等危及生命或严重影响器官功能的疾病手术在充分进行病情评估和风险排查后进行。

日常治疗工作有序开展，儿科、NICU、PICU周密保障，成功救治多名极低、超低出生体重早产儿；妇产科成功保障多名发热孕产妇顺利生产。至2020年3月底，住院患者已经恢复到将近4000人。2020年，医院在严峻的形势下，全年门急诊服务量仍旧达234.1万人次；手术量6.1万人次，同比增长3.15%；三四级手术率80.96%，同比增长2.31%；四级手术率40.27%，同比增长11.4%。经济恢复情况好于预期，全年总收入同比增长2%。

在疫情得到基本控制后，王人颢就积极号召全院职工进一步推进医院改革创新、提质增效，保证高质量发展的强劲势头；呼吁医务人员努力争做"两个卫士"，即维护核心的忠诚卫士和守护群众的健康卫士。

2020年8月19日，在庆祝第三个中国医师节大会上，王人颢针对高质量发展要求下医务人员能力不足的现状，他重点阐释了着力提升"六种能力"这一全新的理念。在2020年年初的工作部署中，"能力建设提升年"是两个年度工作主题之一。如何提升能力？提升什么样的能力？王人颢一席饱含温度、态度、深度、高度的阐述，让现场每一位职工心潮澎湃、热血沸腾：

（一）提升护佑生命、德术并举的服务能力。

关爱是医生的第一张处方。"医生看的不只是病，而是病人"，一切为了人民健康是医疗领域最核心的内容……医术之所以称为仁术，最根本的特征就是给患者以人文关怀。希望徐医附院的医务工作者们以精心去治愈，以耐心去帮助，以仁心去安慰，用生命守护生命，让医学真正回归有温度、有情怀上来。

（二）提升精益、精湛、精准的救治能力。

医疗技术是医院发展和服务病人的根本，也是每个医师最亮眼的底色。因此，我们要加强新技术的运用和推进多学科协作，着眼医疗创新制高点……临床的医生们要面向世界科技前沿、面向国家重大项目、面向百姓健康需求，积极钻研、申报开展新技术，让更多具有高显示度的技术落户附院。

（三）提升与时俱进、攻坚克难的创新能力。

要潜心笃志做学问。近年来，医院在科研方面取得了一些成绩，但我们与国内高水平标杆医院相比仍有较大差距。医院作为大学的附属医院，仅仅做好医疗工作是远远不够的，我们还要肩负起医学发展和技术进步的神圣职责……医院提倡的加强科研不仅仅是让大家都去实验室做基础研究，更不是"全民写论文"，而是要以临床为基础，做出真正有价值的科研成果并推动临床问题的解决。

（四）提升效率优先、制度治院的管理能力。

管理出效率，管理就是一个不断发现问题、解决问题的过程，精细化管理的内容涉及医院的各个方面……要坚持以绩效考核为指挥棒，把"病人最不满意、员工最为关心和影响学科发展最关键的问题"作为着力点，让管理部门更加全心全意地为医务人员服务，医务人员更加全心全意地为病人服务，真正做到"让病人满意，让职工满意"。

（五）提升相互配合、互相支撑的团队协作能力。

临床医疗工作永远不是一个人的单打独斗，而是团队作战，……希望附院人与人之间、科室与科室之间、部门与部门之间、部门与科室之间，能够多一些沟通，多一份理解，多一份支持，大家团结一致加油干，携手把徐医附院建设发展成温馨和谐、干事创业的家园。

（六）提升坚守底线、廉洁行医的风险防控能力。

当前医疗卫生领域党风廉政建设任务艰巨，我们改革伊始，就再三强调"平稳转型风险防控"的重要性……希望大家一定要时刻保持清醒头脑，坚守医者正道，把规矩和纪律意识挺起来，守住廉洁从医的底线，不越红线，不碰高压线，树立起医疗卫生行业服务为民、清正廉洁的良好形象。

从争做新时代"六有"徐医附院人，到做到"六个起来"，再到提升"六种能力"，连续三年的中国医师节大会，一系列振聋发聩的价值理念，点燃了全院职工干事创业的激情，激荡起职工奋进强院的澎湃力量。

2020年，医院支部由43个扩充为69个，临床医技科室党员科主任全部兼任党支部书记，实现党组织和党的工作全覆盖。这一年，医院注重在疫情防控第一线考察、识别、评价、使用干部，全年轮岗、提任、调整干部42人次；注重干部素养和能力提升，组织三期中层干部邳州艾山集中拓展培训，开展"中层干部暨党支部书记专题培训班"近10场。2023年，医院顺利完成基层党组织集中换届，将9个总支63个支部调整为8个总支72个支部，党的组织架构得到进一步优化。

此后的几年，徐医附院在医、教、研、管等方面不断发力，取得全面突破。

医疗方面，2021年，医院在阔别15年后重新获得国家卫生健康委认定的肾脏移植执业资格，当年即完成23例肾脏移植手术。江苏省麻醉专业、整形外科专业、急诊医学专业3个省级医疗质量控制中心落户医院，彰显了学科发展硬实力。这一年，神经外科、麻醉科获批国家临床重点专科，急诊医学科、血液内科、医学影像科等优势学科提早谋划，准备冲击新一轮国家临床重点专科。

2022年医院完成了对全院46个学科的系统性评估，投入1000万元进行分级分类支持。在2021年中国地级城市综合医院19个专科的30强榜单中，医院19个专科全部上榜，其中18个专科位居前5位、1个专科位居第6位。2022年医院超百名职工报考博士研究生，全年引进博士20人，自主培养博士学成返岗13人。2022年人员经费支出比上年同期增长13%，人员经费占业务支出比重由2018年的22.29%升至2022年的30.51%。

2023年医院获批江苏省国家紧急医学救援基地徐州分中心、国家卫健委DRG课题培训基地建设单位，入选中国研究型医院学会2023年度研究型医院榜单（位列第32位）。2023年共成功实施肾脏移植手术40例、达芬奇手术684例、复杂冠脉搭桥156例、ECMO技术救治患者34例。急诊医学科获批国家临床重点专科建设项目，麻醉医学、肿瘤生物治疗获批省医学创新中心，普外科、神经外科获评省医学重点学科，血液科获评省医学重点学科建设单位，14个专科入选中国科技量值百强排行榜。

医院在ECMO技术、大血管治疗技术、冠状动脉搭桥技术、达芬奇手术、杂交手术等方面不断精进，成绩显著。典型案例是血液科与徐州医科大学肿瘤所联合开展的CAR-T疗法治疗复杂疑难血液肿瘤达到世界先进水平，众多国内外患者慕名求医，彰显医院强大的科研创新和临床救治能力。

朱姆（化名）是一名巴基斯坦的多发性骨髓瘤患者，从 2017年起，他在巴基斯坦尝试了多种治疗手段，均效果不佳，遂决定来中国求医。朱姆的妻子是一名血液疾病专家，通过网络搜索有关多发性骨髓瘤治疗的文献时，无意中看到了徐州医科大学发表在《柳叶刀－血液病学》上的研究论文，让夫妻俩重燃希望，出于对中国的友好印象和医学水平的认可，朱姆和妻子决定选择来徐医附院求医。上海总领事馆多次来函，院党委书记王人颢高度重视，与院领导、科室和部门沟通后，回函表示支持和欢迎。为确保万无一失，他亲自协调研判，与省市各有关领导汇报征得理解支持。因为，在当时新冠疫情最吃紧的时期，加上特殊身份、特殊病情，可想而知作为医院的主要领导身上的压力。王人颢把预案考虑得细而又细，疫情防控的各个环节，来院后的衣食住行保障，医疗的各项措施，甚至出现极端情况下的处置都做了要求。

2020 年 11 月 16 日，朱姆在成都结束 14 天隔离后乘高铁抵达徐州东站，徐医附院派出专科医生专车接站并协助办理住院手续。在充分了解患者病情后，血液内科成立救治小组，徐开林、李振宇两位教授以及血液内科团队、护理团队多次召开讨论会，通过对治疗方案的反复商讨，最终决定进行 cd19 和 bcma 两个 CAR-T 治疗。经过一段时间的治疗，朱姆的各项血液指标已回到正常范围，符合出院条件。2021 年 1 月 25 日，朱姆经武汉乘飞机回到巴基斯坦。他们夫妇俩对徐医附院医务人员精湛的技术和医院各方面周到的服务保障十分满意。中央电视台和巴基斯坦媒体报道了朱姆在徐医附院治疗获得成功的新闻，引起了广泛影响。

徐医附院开展的 CAR-T 治疗技术为全国首创，且治疗例数和治疗水平在世界领先。截至 2022 年，徐医附院联合徐州医科大学肿瘤生物研究所开展 CAR-T 治疗复杂疑难血液病例近 100 例，有效率超过 95%。

虽地处苏北，远离京沪等国际化都市，徐医附院仍旧以过硬的技术和良好的服务，吸引了诸多外国友人慕名前来就诊，赢得了他们的称赞，显示出医院"建设具有国际视野的现代化区域医学中心"的实力和决心。

教学方面，医院根据学生类别和层次实行分类培养，推进本科生基础临床整合课程及临床整合案例课程建设，完善住培教学培养和管理制度，逐步健全院系教育、毕业后教育、继续教育三阶段的统一医学教育体系。医院推进教学课程改革，重点打造外科学、急救医学、临床麻醉护理学、危重病医学冲击国家一流课程。2023 年，由王人颢教授带领教学团队主讲的《外科学 1》和由副院长王志萍教授带领教学团队主讲的《临床麻醉护理学》两门课程入选国家级一流本科课程，实现了医院教学工作历史性突破。

科技创新方面，医院不断推进科研管理制度化、信息化建设，加强科研项目申报、管理全流程的质量控制。优化重大科技项目组织管理方式，健全科技评价体系和激励机制，探索"揭榜挂帅""以赛代评"等有效模式，推动重点科技项目、人才、资金一体化和高效化配置。

同时，加大投入和管理力度，优化整合科研实验室布局，加强医院公共科研平台建设。2022 年获批国家自然科学基金资助项目 30 项，省部级课题 9 项、厅级项目 14 项，其中省卫健委科研课题 7 项、江苏省"十四五"医学重点学科实验室 3 项、省级医学创新中心 2 项、省高校重点实验室开放课题 6 项。

两年来，医院不断推进运营管理的精细化。2021 年成立医院运营管理部，组建专科经济运营团队，构建以 RBRVS 为基础的工作量与疾病严重程度综合绩效评价体系，鼓励临床开展新项目、新技术，收治疑难重症病种，优化收入结构，控制成本开支。加强院科两级经济运营指标分析，开展 218 台（件）重点大型设备年度单机效益分析。

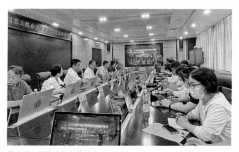

第五章 当转型遇到疫情

徐医附院持续优化运营管理

运营管理中，徐医附院的一大亮点是于 2020 年 10 月成立"入院服务中心"，负责统一管理、指导全院患者的入院、专科等服务工作，通过再造入院流程，实现"全院一张床"，极大地盘活了床位资源，提高了效率，提升了患者就医获得感。

入院服务中心成立前，副院长燕宪亮带队先后赴四川大学华西医院、苏北人民医院等医院"取经"，同时通过查阅相关资料，掌握了大量优秀医院的实践经验，力求高起点、高水平、有特色地建设一流入院服务中心。

入院服务中心的主要功能是"一张床、二前置、三统一"，为患者提供一站式服务。全院一张床：统筹全院床位资源，服务住院患者入院住院；二前置：前置术前检验检查、麻醉评估、术前访视，前置择期手术患者门诊检验（入院后纳入医保报销）、麻醉评估，节省家属陪护时间，减少医疗费用，节省医保基金，减少住院时间；三统一：统一床位资源、办理地点、住院标准。

"这是一项多方共赢的举措。"入院服务中心副主任朱士光说，它的设置对于降低住院费用、节省医保基金、缩短术前等待天数、降低平均住院天数、保障急危重症患者得到及时收治、提高四级手术率具有重要意义。

疫情防控期间，急危重症患者没有床位，可先到入院服务中心，由后者对患者病情进行评估，急危患者优先收住院，此举极大地减轻了急诊压力。同时，入院服务中心推进各临床科室预出院制度，以此按规律分时段有序安排患者住院。

徐医附院入院服务中心开展的"预住院"得到徐州市医保局认可与支持。2023 年，后者印发《关于开展"预住院"费用医保支付工作的通知》指出，徐州医科大学附属医院自 2020 年以来采用"预住院"模式取得初步成效，决定在全市相关定点医疗机构开展"预住院"费用医保支付工作。

诸多行之有效的管理举措之下，徐医附院运营管理指标持续向好。2022 年门急诊量 209.57 万人次，出院患者 16.52 万人次，手术例数 7.8 万人次，微创手术占比 22.4%。四级手术率 45.6%，同比增长 10.7%；平均住院天数 6.7 天，同比下降 6.9%；药占比下降 1.2 个百分点，同比下降 4.28%。

软件不断发展的同时，医院基础设施也在迭代升级。近两年医院优化整体布局，完成本部门急诊区域及巨龙医技用房改造；启动门诊医技楼建设工程，优化门诊医技科室布局；未来，医院还将适时启动东院二期建设工程。

高质量转型发展的时期，徐医附院品牌影响力持续攀升。2022 年，医院隆重举办淮海经济区现代医院管理研讨会暨建院 125 周年发展大会，十余位国内外知名院所负责人、诺贝尔奖获得者和两院院士，132 家省内外医疗卫生单位及 50 余位社会各界人士代表参加会议，20 余万人次线上参会。会上徐医附院牵头成立了淮海经济区现代医院管理联盟，苏鲁豫皖四省 20 个地级城市 23 家最具影响力的三甲医院成为首批联盟成员。以搭平台、育人才、促共享、同发展为原则，联盟成员将不断深化跨区域联动合作，协同构建现代医院高质量发展标准体系，助推区域协同发展。

在 2021 年度国家三级公立医院绩效考核中，徐医附院位列全国第 100 位，正式进入 A+ 行列，四级手术人数位居全国第 48 位。在相关机构发布的排行榜中，徐医附院蝉联全国地级城市医院 500 强排行榜第 2 位，位居全国顶级医院 100 强排行榜第 62 位。

尽管徐医附院转型发展取得的成绩有目共睹，但随着改革逐渐步入攻坚期和深水区，既有利益格局被更多更深地触动，少数人蓄意抹黑、诋毁改革，部分员工思想不够解放，观念陈旧，工作中踟蹰不前。王人颢对此颇有感触，但他改革的决心没有丝毫放松。他坚信发展是硬道理，越是遭遇质疑和谎言，越要加大改革发展力度，用发展击碎一切质疑和谎言。为此，2022 年，徐医附院以"抓落实年"和"实事求是年"为主题，力求进一步凝聚共识，抓出实效。

进入 2023 年，徐医附院迎来新的发展契机。

2023 年 4 月，江苏省发布《江苏省高水平医院建设实施方案》，首批推出 8 家重点建设医院，徐医附院成为苏北地区唯一入选的综合医院。

江苏省医疗卫生资源充沛，拥有综合类三甲大医院近 80 家，数量居全国前 10 位。全省每千人拥有的床位数、卫生人员数、基层医疗机构数等均处全国前列。尽管如此，江苏省仍面临全省范围内患者外转就医过多、高精尖技术新项目发展缓慢、顶级人才缺乏等问题，在全国有影响力的高水平大医院和学科还不多。

打造高水平医院旨在彻底打破江苏医疗领域有"高原"无"高峰"尴尬局面，让更多疑难杂症患者留在省域内看病。按江苏省卫生健康委相关负责人的说法："我们要建设的这个'高水平'，不仅仅是省内的'高水平'，更是全国范围内的'高水平'。"

对徐医附院而言，这是一次难得的发展机遇。在人才引进培养、重点专科和科研平台建设、医用设备配置等方面获得政府专项资金支持，以及在医疗保障、编制管理、人事薪酬、科技支撑等方面得到系列配套措施支持后，徐医附院无疑具备了建设苏北地区医疗"高峰"和全国高水平医院的充足动力。

尽管如此，作为掌舵者的王人颢，仍然保持着清醒的头脑，在他看来，医院亟须解决的高质量发展难点和风险依然较多。主要包括：高质量发展的思想共识需要进一步凝聚，价值观引领行为自主和自省需要进一步加强；急危重症救治能力有待进一步提高；学科发展不平衡不充分，高层次人才还很匮乏，科技创新能力还需进一步提升；基础建设仍需下大力气推进；内外协同、上下协同、部门间协同意识与能力不足，基层党建工作与业务工作深度融合不够；干部队伍建设存在薄弱环节，防风险、迎挑战、抗击打的能力有待提高；医院信息化建设和精细化管理水平仍需加强；医院发展与干部职工的新期待还存在差距等。

这些问题需要采取更有针对性的措施，持之以恒加以解决。

经过五年转型发展和三年疫情考验，在深刻领会二十大精神后，王人颢深思熟虑，在 2023 年工作部署大会上，向全院郑重提出"四个深刻把握"：深刻把握世界之变、时代之变、历史之变、行业之变；深刻把握医疗卫生事业发展的行业规律；深刻把握新时代中国式现代化国家要求和人民期待；深刻把握医院自身发展定位、战略与目标。

"四个深刻把握"是确保徐医附院高质量发展之路"不走偏、不走样"的理论基础，更是新时期医院发展的思想武器。它深刻阐述了新的时代背景下，徐医附院发展的变与不变。所谓变，就是在世界之变、时代之变、历史之变、行业之变下，顺时而变，顺势而变，以"己变"应万变；所谓不变，就是要一如既往尊重医疗卫生事业发展的自身特点和规律，坚持按规律办事。最终目标是在变与不变中，满足新时代中国式现代化人民群众的健康需求。

党的二十大报告指出，"当前，世界之变、时代之变、历史之变正以前所未有的方式展开"。世界之变、时代之变、历史之变，是对"世界百年未有之大变局"科学论断的进一步阐述。在王人颢看来，"三个之变"最终决定了医疗行业发展之变。

"当今的医院管理者、医务人员，如果不能在把握'三个之变'基础上，深刻理解行业之变，就难谈改革与发展。"王人颢进一步解释，如果不按医学发展规律、医疗卫生事业发展规律办医院、建学科，不在处方笔下、手术刀下、听诊器下、无影灯下体现责任担当和人文情怀，亦难谈改革与发展。如果不以中国式现代化优先增进人民健康福祉，直面"健康优先"的时代迷思，忽视"大卫生""大健康""以人民健康为中心"的理念，更难谈改革与发展。

基于这样的理念和发展实际，2023年医院党委确立了"人才队伍建设年"和"协同协作攻坚年"两个发展主题。

针对这两个主题，王人颢有着深邃的思考。"唯物辩证法启示我们，万事万物是相互联系、相互依存的，只有用普遍联系的、全面系统的、发展变化的观点观察事物，才能把握事物发展规律。"王人颢说，21世纪的今天，在技术革命引领下，单打独斗和个人英雄主义已难以为继，单打独斗、技术至上时代已经过去了，这是一个互联互通的时代，要深刻把握这个变化。

具体到医院发展中，表现为官僚主义和形式主义。部分中层管理者，触动利益比触动灵魂还难，在改革发展任务面前推诿扯皮，不思进取。

王人颢列举了医院信息化建设例子。2019年，医院将"信息化建设年"作为年度发展主题之一，投入大量资金推进信息化建设，虽然取得不小成绩，但在部分环节，领导不满意、临床不满意、患者不满意。他认为，信息化作为医院发展的基础设施，定位应该是适应医院发展、满足临床需求，而不是临床反过来适应信息化发展。相关职能部门要把信息化融入医院的管理中，要到一线去深入调查研究，和各部门协同，以临床和患者需求为导向，进行软硬件研发。

"高质量发展是一个体系，不是千篇一律的，医院在不同的点、不同的面上都要高质量，只有协同才能有效推进。因此协同协作是当前推动医院高质量发展最核心的抓手之一。"王人颢如此总结，这也是医院提出"协同协作攻坚年"的初衷和目的。

谈到"人才队伍建设年"，王人颢更是有说不完的话。近五年，他领导的医院一直将人才建设作为重中之重来抓。人才队伍建设中，王人颢认为最重要的一项工作是营造人才成长的环境，形成人人都要当人才、人人都能成为人才的良好氛围。他极为重视人才成长微环境的建设，通过制度建设解决了部分科室"大树底下不长草"的顽疾，一批有胸怀、能担当的科室负责人走向前台。

"人才建设一定要走出误区，不要形成人才大战，互挖墙脚。"王人颢直言，应该是让人才在良好的环境中成长成才，而不是重金从外边引进人才，破坏原有生态，更不能"引来女婿气走儿子"。

人才建设中，徐医附院特别注重价值观的引领。王人颢认为，让年轻人在工作中看到职业成长的方向，使个人的成长和医院的价值取向吻合，把个人成长和医院发展融为一体，就会产生无比强大的内生动力，这将是中国公立医院人才建设的必由之路。"我们不想也不能培养没有正确价值观、没有职业操守、没有职业理想的医务人员，不能培养精致的利己主义者。我们特别强调德才兼备，以德为先。"

一位科室负责人说："改革最大的红利之一，是在徐医附院人人都觉得自己可以成为人才。只要你足够努力，有能力，党委迟早会发现你、使用你，这从根本上激发了每个人的内生动力。你会发现，这几年青年医生更愿意看书学习了，更愿意出去进修了，更愿意练基本功了，更愿意看复杂疾病了。个人的成长与医院推崇的价值观是一致的。"

改革过程中，徐医附院建立了一套人才挖掘、考察、启用体系，经过五年发展，年轻人的精神面貌发生了深刻变化，涌现出曹江、张昊、张斌、丁昕、晁亚丽、应长江、陈碧、李承宗、陆远、陈浩、邱小松、李雷、韩林、王以坤等一大批以"80后"为主的管理者、学科带头人、技术骨干，他们走到舞台中央，成为引领医院发展的中流砥柱。

张昊短短几年就完成了从业务骨干到科室主任再到副院长的跃升，成为这所百年老院的首位"80后"院级管理者。晁亚丽以敢打敢拼、冲锋在前的职业精神和精湛的临床技能，成为医院新生代的杰出代表，获得2023年"全国五一劳动奖章"。

2020年初晁亚丽援疆归来，院领导亲自去机场迎接，回医院的车上，她无意中听到王人颢和一位副院长说起对年轻医生的看法。其大意是生而为医，就一定要有情怀，年轻医生尤其要修炼内在涵养，不能一切向"钱"看。这给晁亚丽以极大的触动。

让晁亚丽终身难忘的另一个场景，是她刚上临床时，一个刚入院的患者因为要化疗，她开了一个医嘱，做电解质检查，被当时的主任"狠批"了一顿。那时电解质检查价格为18元，是常规检查，但主任认为患者饮食正常，根本没有理由再去检查。"你为什么要开没有必要的检查？"主任的这句质问，她一辈子都忘不了。

晁亚丽经历的两件事像两个颇具启示意义的符号，不仅重构了她医者的底色，也一定程度上反映了徐医附院改革发展的深层逻辑和内核。

2018 年医院新一届党委上任伊始，面对新时代高质量发展的紧迫要求，面对国家脑防委现场提出的铿锵质问，面对国家抗生素监控指标的高危信号，面对全院解放思想大讨论汇总出来的 134 项问题清单，没有丝毫犹豫，果敢提出"加强党的建设，以价值观为引领，推动医院高质量转型发展"的改革路径，确立了"1234"高质量转型发展战略，相继凝练出"两个全心全意""四个回归""六有""六个起来""提升六种能力"等价值理念，形成了符合时代要求、具有徐医附院特色的价值理念体系。

五年砥砺，这些价值理念和精神谱系成为引领医院转型发展、鼓舞干部职工不懈奋斗的内生动力，并最终塑造了全新的徐医附院。

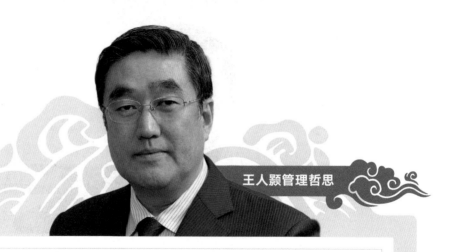

○ "人民至上，生命至上"，"一切为了人民健康"理念与医学的终极目标救死扶伤，守护人民健康是一致的，这是医疗机构、医务人员应该做而且要做好的本职工作。

○ 党委领导下的院长负责制的实施，最关键的一条就是要把党的路线方针政策不折不扣贯彻落实。

○ 没有先进的思想领航，没有始终如一的使命，没有卓越的价值观，再优秀的战略也无法实现。而高质量的发展旨在沉淀出符合新时代要求，具有医院特色的价值理念体系。

○ 提升"六种能力"：提升护佑生命、德术并举的服务能力；提升精益、精湛、精准的救治能力；提升与时俱进、攻坚克难的创新能力；提升效率优先、制度治院的管理能力；提升相互配合、互相支撑的团队协作能力；提升坚守底线、廉洁行医的风险防控能力。

○ 高质量转型发展是一场深刻变革，必然伴随着转型阵痛，涉及利益取舍，虽然纵向比我们有成就感，但横向比我们仍有危机感。

○ 要下到基层去！越是关键时刻，管理者越要站在第一线，去发现问题、解决问题，不能仅坐在办公室听汇报！

○ 对患者生命体征的监护，对重要脏器的保护，是医务人员最关键的基本功。只有生命体征保持稳定，重要脏器得到了保护，才能为救治打下基础。

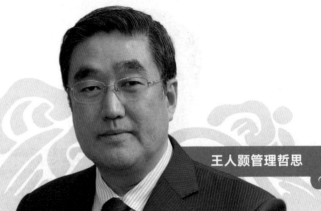

○ 处方笔下、手术刀下、听诊器下、无影灯下无不体现医务人员的责任担当和人文情怀。

○ 公立医院高质量发展体系是一个分层分级、全局性的工程，不是千篇一律的，每个医院应该找准自身发展定位，把自己所在的点做强，国家才能织出一张高质量的公立医院"网"。

○ 人才建设一定要走出误区，不要形成人才大战，互挖墙脚。应该让人才在良好的环境中成长成才，而不仅仅是重金从外边引进人才，破坏原有生态，更不能"引来女婿气走儿子"。

○ 让年轻人在工作中看到职业成长的方向，使个人的成长和医院的价值取向吻合，只有把个人成长和医院发展融为一体，才会产生无比强大的内生动力，这将是中国公立医院人才建设的必由之路。

○ 疫情防控中医疗机构应坚持科学、规范、有序、安全"八字方针"，要把好"入口关""诊断和鉴别诊断关""院感防控关"和"综合救治关"四个关口，全面压实"医院、科室、部门、个人"四方责任，全面贯彻"三个到位"，即"认识到位、措施到位、保障到位"。

○ 风险防控的能力，视同看病开刀一样，应成为医务人员的看家本领。

CHAPTER

6

第六章

大写的
担当

东方欲晓，莫道君行早。
踏遍青山人未老，风景这边独好。
——毛泽东《清平乐·会昌》

在新的时代背景下，公立医院发展再也不能独善其身，应理所当然承担起公益责任、社会责任、政治责任，不断提升民众的获得感、满意度，是公立医院推进高质量发展的必然要求。

习近平总书记在党的二十大报告中明确提出，推进健康中国建设，深化以公益性为导向的公立医院改革，强调推动区域协同发展。在推进高质量转型发展的过程中，徐医附院将发展坐标系扎根苏北大地，贯彻省委省政府"支持徐州建设淮海经济区中心城市"发展规划，服务徐州市委市政府"打造区域医学高地"战略，始终致力于推进区域医疗协同网络布局。

徐医附院与睢宁县人民政府合作，对睢宁县人民医院进行全面管理和技术帮扶，落实分级诊疗、强化医联共建；与贾汪区人民政府签订合作协议，在医院管理、医疗技术、人才培养、科研教学等多方面帮扶贾汪区人民医院建设与发展，助力该院通过了三级医院评审；与宿迁市泗洪县人民政府签订合作协议，联合打造泗洪县第一人民医院（徐医附院泗洪分院），改变了当地20多年没有公立医院的现状；与安徽淮北、宿州及河南永城等周边市县人民医院开展合作共建，协助提升当地医疗水平，畅通双向转诊渠道，提升医院在淮海经济区的显示度。多年来，医院先后发起成立麻醉、卒中、儿童神经康复、创伤救治等专科联盟，成员单位涵盖苏、鲁、豫、皖四省多家医院，加快构建优质高效、整合型、共享型、互补型的医疗服务体系。

徐医附院还积极承担社会责任，履行对口支援和医疗扶贫职责，相继派出35人奔赴圭亚那、新疆、西藏、陕西、贵州等地开展医疗援助工作，在"5·12汶川地震""8·2昆山工厂爆炸事故""6·15丰县幼儿园爆炸案""3·21响水爆炸事故"等突发应急保障救援任务中冲锋在前。

在王人颢看来，徐医附院的行动纲领就是坚持把"人民至上、生命至上"理念作为价值追求和立院之本，深刻把握世界之变、时代之变、历史之变、行业之变，深刻把握医疗卫生事业发展的客观规律，深刻把握中国式现代化国家要求、人民期待，深刻把握医院自身发展定位、发展战略与目标，在高质量转型发展上始终"牢记嘱托、感恩奋进、走在前列"，在中国式现代化道路上不断推动公立医院发展探索新的路径。

在"四个深刻把握"基础上，王人颢相信，无论是自身发展还是践行公益责任、社会责任、政治责任，徐医附院输出的不仅仅是先进的医疗技术和服务模式，彰显的更是新时代医疗卫生职业精神，传递的是"有知识、有能力，有温度、有情怀，有尊严、有价值"的价值理念。当徐医附院的专家离开，他们留下的不仅是带不走的队伍，更是一份长久滋润那片土地的文化遗产。

一、"院府合作"新模式

徐医附院高质量转型发展的五年，也是我国医疗卫生服务体系巨变的五年。2017年国务院办公厅发布《关于推进医疗联合体建设和发展的指导意见》，提出了城市医疗集团、县域医共体、跨区域专科联盟、远程医疗协作网四种医联体模式，引导各级医院积极参与医联体建设，促进优质资源下沉，提升基层医疗机构服务能力。

一时间，在政府指令和医院自发双重推力下，全国范围内掀起了医联体建设热潮。2018年5月，国家卫生健康委发布消息称，全国所有三级公立医院都参与了医联体建设，分级诊疗效果逐步显现。

然而这一试图打造各级医疗机构各司其职同时又高效协同格局的思路，并未实现预期的目标。"形式大于内容""跑马圈地"的声音不绝于耳。

"跑马圈地挂牌子，最后马累死了，地荒了。"2021年的一次闭门会议中，一位国家卫生行政部门的官员如是说。他进一步解释说，到现在，做得好的，走得远的，无一例外都是紧密型的合作关系。

2021年6月，国务院办公厅发布的《关于推动公立医院高质量发展的意见》提出了公立医院发展的"五个新"，排在首位的就是构建公立医院高质量发展"新体系"，包括打造国家级和省级高水平医院、城市三级医院牵头建设紧密型城市医疗集团、县级医院构建紧密型县域医共体等。"新体系"突出了"紧密型"三个字，意在求实效、接地气、惠基层。

作为区域核心医院，徐医附院的优质医疗资源无疑吸引了周边很多医院的目光。高峰时期，徐医附院曾与二三百家医疗机构建立了松散型的医联体。

"到处挂牌的目的和动机究竟是什么？"王人颢长久以来都在思考这个问题。他对大型医疗机构通过"跑马圈地"虹吸患者和基层医务人员的做法深恶痛绝。"区域医疗中心要承担起责任，真心帮扶，真正提升基层服务能力，而不是派几个专家下去走马观花。"

2018年，他甫一上任就把"外联部"更名为"对外合作与发展处"，同时终止了医院与不少医疗机构的合作。

对医联体建设，他始终保持着审慎的态度。他给徐医附院定下的标准，是只开展"院府合作"，即徐医附院和当地政府合作、签约，而不是直接与医院"勾肩搭背"。这样做的目的一是让当地政府参与到改革中，承担政府应有的责任，对帮扶与合作工作给予积极支持；二是政府搭台、医院唱戏，确保合作不走样、不跑偏，以保障输出医院的主体责任和载体作用。

2019年以来，徐医附院谨慎选择、精心布局、全力帮扶，打造了医联体建设的"泗洪模式""贾汪模式""睢宁模式"，取得了突出成就，引起了广泛关注。

作为高水平医院建设的配套措施，2023年4月江苏省政府印发《江苏省结对帮扶省内医疗资源薄弱地区建设区域医疗中心实施方案》，明确由优质医疗资源富集地的大型三级甲等医院，向患者流出多、医疗资源薄弱地区输出优质医疗资源，共同打造区域医疗中心，推动缩小城乡、区域资源配置和服务水平差距，提升医疗服务公平性和可及性。

对 2019 年便已开始超前布局的徐医附院来说，一切都是水到渠成。通过战略顶层设计、选派专家团队、改革管理模式、强化专科建设、引培医学人才等一系列举措，徐医附院基本实现了"融通价值理念，实现合作同向；融通管理理念，实现发展同质；融通战略布局，实现改革同力"的帮扶目标。此时要做的，就是进一步深化内涵，打造大型公立医院开展紧密型医联体建设的"徐医附院范式"。

泗洪模式

2019 年之前的很长一段时间内，江苏省泗洪县都没有一家公立医院。故事要追溯到 2000 年。

新世纪初的 2000 年左右，在政策支持和财政投入不足等原因的作用下，很多地方开启了医疗卫生体制改革，允许公立医院通过委托经营、股份合作、股份制等形式，或整体出让的办法，引进社会资本。表现最为突出的便是江苏省宿迁市。

宿迁市位于江苏省北部，1996 年撤销县级市设立地级市后，由于经济落后导致财政困顿，需要财政支持的医疗、教育等社会事业的发展，面临极大的困难，直接导致卫生资源不足，基层医疗卫生单位条件差、水平低。

2000 年初，宿迁市出台《关于积极鼓励社会力量兴办卫生事业的意见》，揭开公立医疗机构民营化改制序幕。在"欢迎各类社会资本投资办医"的政策刺激下，宿迁地区 133 家公立医院进行了产权制度改革，包括 124 所乡镇卫生院和 9 所县级以上医院，形成了合伙制、混合所有制、股份制、独资等办医主体。至 2012 年，宿迁市、县、乡、村四级医疗机构全部社会化、民营化，成为全国唯一没有公立医院的地区。

直到 2016 年 7 月宿迁市第一人民医院建成，预示着宿迁公立医院的"回潮"。然而泗洪县却一直没有建立起自己的公立医院，这意味着其无法享受国家一系列扶持县级公立医院发展的政策。当初泗洪县把县人民医院和县中医院打包出售，如今想回购人民医院，结果对方出价很高，政府无力承担，最后斥资收购了泗洪县妇产儿童医院，希望将其打造成新的人民医院。

2019 年 8 月 1 日，由泗洪县财政整体收购泗洪县妇产儿童医院改建的泗洪县第一人民医院正式运营，定位为二级综合性公立医院。这是泗洪县自改制以来的第一家公立医院，也是宿迁市首家县级公立医院。

从民营到公立，从孱弱的妇儿专科医院到二级综合医院，泗洪县第一人民医院转型发展面临着极为严峻的挑战。专科、人才、服务、管理等在短时间内提升极为困难，泗洪县委县政府想到了 160 公里外实力雄厚的徐医附院。

泗洪县委县政府表达了愿望后，王人颢极为重视，他认为建立第一家公立医院对当地百姓就医和卫生事业发展意义重大，具有历史价值，徐医附院作为省属医院和区域医疗中心，有义务尽全力帮扶泗洪县第一人民医院。

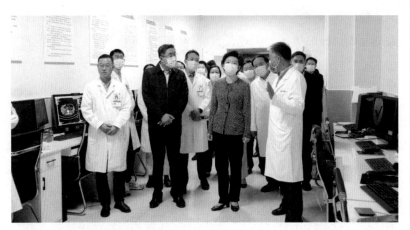

王人颢陪同省卫生健康委主任谭颖在泗洪调研

在几番交流协商的基础上，医院时任副院长徐凯和对外合作与发展处处长沈屹到当地明察暗访了解情况，"医院确实比较薄弱，老百姓需求不能满足，但政府决心很大"。

很快，泗洪县第一人民医院成立四个月后的12月18日，泗洪县人民政府与徐州医科大学附属医院签订"紧密型医联体"合作协议，委托后者全面管理泗洪县第一人民医院，泗洪县第一人民医院同时挂牌徐医附院泗洪分院。

12月23日，管理团队组建，徐医附院原党委副书记、副院长、肾内科专家尹忠诚带队，和医疗、护理、信息、财务部门相关负责人一行5人进驻泗洪县第一人民医院，实地调研，了解医院实际情况，确定下一步帮扶计划。

医院实行党委领导下的院长负责制，当地任命党委书记，徐医附院派驻行政院长。尹忠诚曾先后任徐医附院党委委员、党委副书记、副院长，徐州医科大学附属第三医院长，徐州医科大学教务处教务长，参与过等级医院评审和医院大型基建项目，管理经验极为丰富，被任命为泗洪县第一人民医院行政院长。

就在各项工作即将紧锣密鼓开展之际，新冠肺炎疫情暴发，泗洪县第一人民医院作为当地唯一县级公立综合性医院，被确定为定点收治医院，尹忠诚坐镇指导和完善发热门诊、隔离病房，组建了隔离病房救治人员应急队，在疫情防控中发挥了重要作用。

受疫情影响，双方合作第一年以规划、设计、设备采购、人才招聘为主，经过一年努力，医院在硬件设施方面，已从专科医院转变成综合医院。期间当地政府投入资金用于购设备、人才引育和信息化建设。

这一年，医院管理专家进驻泗洪分院后，先后制定了《人才队伍和学科建设规划》《信息化建设规划》《设备购置规划》等，完善医院各项管理制度，制定完成《医院章程》；泗洪分院同步开展了综合能力提升工程系列讲座，徐医附院专家通过线上线下的方式，对全院职工进行了医疗质量管理创新、重点科室感染防控要点等方面的培训；泗洪分院两批进修人员到徐医附院急诊科、骨科、血透室、五官科、麻醉科、重症医学科等跟班进修；徐医附院多次对泗洪分院护理人员开展远程培训、护理规范化培训和现场教学指导；泗洪分院制定出台人才招聘方案，成立人才招聘工作领导小组，在徐州医科大学老校区召开专场招聘会，全年招引卫技人员 177 人。

2021 年 3 月 1 日，经过历时一年半的精心准备，泗洪分院综合科室全面开诊。此后一年间，徐医附院先后派出 180 余位副主任医师及以上职称的专家支援泗洪分院。

2021 年上半年，泗洪县第一人民医院已经实现由原先的妇儿专科医院向综合性医院转型，至 2022 年已开设呼吸内科、心内科、消化内科、内分泌科、神经内科、肿瘤科等科室，为构建完善的二级学科体系奠定了基础。神经内科开展了脑出血等危重病人的救治工作；呼吸内科开展了脓胸冲洗等操作；外科系统已开设普通外科、骨科、泌尿外科、心胸外科、神经外科等科室。2021 年以来，儿科门诊量持续增长，累计 6 万余人次。皮肤科接诊患者较去年同期增长约 66%。2021 年医疗总收入 9381.7 万元，医疗总收入较去年同期上升 117.51%，门急诊人次 394264 人次，较去年同期上升 122%，出院人次 10277 人次，较去年同期上升 39%。

心血管内科作为派驻科室之一，自 2021 年 3 月开展对口帮扶以来，先后在泗洪分院成功开展了冠脉造影、冠脉支架置入术、房颤射频消融术、心脏永久起搏器植入术等。心内科副主任徐通达多次到泗洪分院指导交流，在他 2 个月的帮扶时间里，门诊接诊 300余人，先后开展教学查房 5 次，冠脉介入手术 26 例。随着帮扶工作的深入开展，心内科派驻团队不断提升医疗技术水平和医疗安全，手术数量和质量得到大幅提升。至 2023 年 3 月，泗洪分院心内科已经累计完成冠脉造影 78 例、冠脉支架置入术 21 例、射频消融 3 例、心脏永久起搏器植入术 3 例。

对口帮扶期间，心内科专家尽心竭力"传帮带"，毫无保留地将工作经验传授给泗洪分院的同行们，通过教学查房、疑难病例讨

变革与重塑 公立医院高质量转型发展徐州医科大学附属医院实践

论、手术示教、临床带教、培训讲课等多种形式培训科室年轻人，从而拓宽了医务人员的视野、思路和知识面，带动心内科医疗团队在心血管内科手术水平及急危重症救治水平上迅速提高。心内科副主任陆远作为泗洪分院心血管内科学科带头人，结合科室实际情况，进行学科建设规划，特别在胸痛中心建设方面给予了悉心指导，至2023年3月累计开展胸痛中心建设培训4场，开展冠脉介入手术20余例。

一项项新技术的展开，不仅填补了区域内的空白，更是为广大泗洪患者带来了维护健康福祉的希望。在徐医附院党委和派驻专家团队统筹协调下，心内科深化科室之间点对点的精准对接，帮扶专家言传身教，使得泗洪分院心内科在相关技术上得到了长足的发展，为本地区冠心病的诊断及治疗提供了强大支持，造福了县区及周边地区的广大患者。

在徐医附院帮扶专家团队全程管理指导下，2021年10月，泗洪分院卒中中心成立，徐医附院耿德勤教授任卒中中心主任、朱士光任副主任，由徐医附院帮扶专家团队全程管理指导，整合多学科医疗资源，通过院前院内联合救治绿色通道，为脑卒中患者提供高效的急救诊疗、危险因素控制、康复随诊等一站式医疗服务，努力提高救治成功率及生存质量。

卒中中心整合了急诊科、神经内科、重症医学科、医学影像中心、介入中心、康复科等多学科医疗资源，建立院前院内联合救治绿色通道，同时购置了负压救护车、3.0T核磁共振、双源CT、DSA血管机、ECMO（体外膜肺氧合）等高端大型设备，为脑卒中患者提供高效的急救诊疗、危险因素控制、康复随诊等一站式医疗服务。

2021年9月，对口帮扶建设的现代化重点医疗中心项目血液净化中心（人工肾中心）投入使用，中心建筑面积864平方米，规划建设40个透析单元，中心主要医疗和护理专家来自徐医附院，配有20余台先进的血液净化设备，开展急性肾功能衰竭、慢性肾功能衰竭、急性中毒、肝功能衰竭、严重类风湿病、系统性红斑狼疮、多脏器功能损害等治疗，为本地区终末期肾病（尿毒症）患者提供国内一流的高质量医疗服务。

正式帮扶两年来，泗洪分院发展突飞猛进。2022 年医院成功创建市级重点专科建设单位 1 个、县级重点专科 11 个、县级重点专科建设单位 5 个。2023 年 3 月，医院被评定为"二级甲等综合医院"，这标志着医院实现了新的突破。

在尹忠诚看来，帮扶取得成功的关键有三点，一是泗洪县委县政府高度重视，在资金投入、政策扶持等方面给予很大的支持，这是非常重要的先决条件；二是徐医附院高效输出管理、技术，使各项工作稳步落地；三是徐医附院管理团队和技术团队与泗洪县第一人民医院班子、全院职工，相互支持，相互配合，营造了良好的改革发展环境，全院职工凝心聚力共同奋斗，这是成功的根本。

2023 年 3 月 1 日，徐医附院与泗洪县人民政府签署了下一个周期的合作协议。王人颢表示，徐医附院高度重视帮扶工作，将一如既往坚持"科学帮扶、精准帮扶、高效帮扶、文化帮扶"的原则，采取"管理平移、技术平移、服务平移"的方式，做到"用真心、真帮扶"，全力打造院府合作"泗洪模式"，为泗洪县第一人民医院高质量发展装上了强劲引擎，书写了泗洪县公立医疗机构建设和发展的新奇迹。

新时期，按照《江苏省结对帮扶省内医疗资源薄弱地区建设区域医疗中心实施方案》要求，徐医附院进一步强化泗洪分院硬件设施及医疗服务配套、人才引培等，重点推动实现合作的第二阶段目标——建设县域区域医疗中心。

贾汪模式

2017 年 12 月 12 日，习近平总书记在徐州视察时，对贾汪区生态转型发展给予充分肯定，寄予殷切期望。

就在一年前的 2016 年，徐医附院与贾汪区人民医院结成了紧密型医联体合作关系。2018 年以来，徐医附院加强了对贾汪区人民医院的全方位指导与帮扶，派遣管理和医疗专家进驻，17 个专科的 70 余名专家累计 925 人次到贾汪人民医院坐诊，帮助引进开展新业务、新技术，指导市级临床重点专科建设。

过去，贾汪区人民医院基础薄弱，甚至远远落后于当地一家企业医院。经过徐医附院几年的持续性帮扶，贾汪区人民医院于 2019 年通过三级医院评审，能力实现大跃升，将竞争对手远远地甩在了身后。

2020 年 6 月，在结合贾汪区人口状况、医院实力基础上，徐医附院与贾汪区人民政府签署战略合作协议，以"院府合作"全面提升医院管理、医疗质量、医疗技术、护理服务水平，打造全新的"贾汪模式"。徐医附院外合处长沈屹被任命为贾汪区人民医院副院长，直接负责贾汪区人民医院业务及医联体建设管理。

贾汪是习近平总书记十九大后基层视察的首站，被总书记寄予殷切希望，发展潜力巨大。王人颢表示，"此举意在追随习近平总书记的足迹，为当地百姓带去更多健康福祉"。在贾汪这片充满生机与活力的大地上，徐医附院通过与贾汪区人民政府开展全方位合作，全力打造"一家人"的新型医联体关系，为贾汪区人民群众带去更加优质的医疗服务，也为贾汪区医疗卫生事业发展增添强劲动力。

贾汪与泗洪情况不同，贾汪区人民医院已是一家三级综合医院，因此区别于对泗洪县第一人民医院的全方位帮扶，对贾汪区人民医院的帮扶突出管理能力、医疗技术和医疗质量、护理水平和服务能力的提升。

在徐医附院派驻专家组大力帮扶下，贾汪区人民医院新设置采购中心，完善采购管理一系列规章制度，制定严格的招投标流程，近年已完成 CT、磁共振、车载 CT、2 台奔驰负压救护车、3 台普通负压救护车等设备购置。

通过实施精准帮扶，贾汪区人民医院重点专科得到长足发展。

近年来，徐医附院先后派遣医疗骨干人员，参与贾汪区人民医院医疗救治、门诊、手术、学术交流、科研、会诊等工作，仅 2021 年就派出帮扶专家 300 余人次，联合举办各类学术交流活动 12 场，提高了贾汪区人民医院医生的自身业务水平及专业素养。

近年来贾汪区人民医院新开展业务数十项，高分通过江苏省防治卒中心认证，部分诊疗技术达到徐州市同级医院领先水平。2021 年贾汪区人民医院在徐医附院帮扶下成功创建普外科、呼吸内科、神经内科、泌尿外科 4 个市级临床重点专科，心内科护理为市级护理重点专科，五官科成为市级临床重点专科建设单位。

护理服务方面，贾汪区人民医院采取"引进来，派出去"两个举措，发挥徐医附院派驻护理专家的传帮带作用，鼓励将自身先进的护理管理理念和精湛的护理技术向相关科室护理人员进行传授指导，举办各类护理教学查房、操作比赛及其他学术交流活动。近年选派 40 余名优秀护理骨干至徐医附院进修学习，目前新生儿护理、心内科护理获得徐州市级护理重点专科。

医联体建设中，徐医附院特别重视发挥信息化的作用。"医联体建设中最先跟进的就是信息化，通过与医联体医院信息系统的对接，可以实现病历信息的共享，徐医附院医生在本院就可以调取患者的信息，极大地提高了效率。"沈屹说。近年来，贾汪区人民医院先后建设并成功运行远程会诊中心、远程病理诊断平台、远程心电诊断中心、远程影像诊断中心，实现与徐医附院的互联互通。同时，贾汪区人民医院通过远程会诊中心加强对乡镇卫生院业务指导及慢病救治及康复指导。

2022 年 1 月，徐医附院专家工作室在贾汪区人民医院揭牌，设立专家工作室既是响应和落实国家分级诊疗与医联体建设的要求，也是医院落实指导、帮助紧密型医联体医院的重要举措。专家工作室成立后，贾汪区百姓不出门就能够享受到大型三级甲等医院的医疗服务，更为重要的是相关专家从医疗、教学、科研等多方面提供指导和帮助，为贾汪区人民医院培养一批带不走的专家队伍。

2023 年 3 月，贾汪区胸痛中心启动。贾汪区胸痛中心是徐医附院全程精细指导下，以心内科、CCU、心胸外科、急诊科、院前急救系统为核心，通过整合医院内外多学科资源，为急性胸痛患者提供快速诊疗通道的系统。它通过多学科协作方式，采用区域协同救治机制，优化诊疗流程，从而提高胸痛的早期诊断和治疗能力，减少误诊、漏诊，以降低胸痛患者的死亡率，改善临床预后。

在徐医附院专家"传帮带"下，贾汪区人民医院对人才的吸引力与日俱增。2021 年贾汪区人民医院史无前例地招聘到 17 名硕士。2022 年招聘中，400 多名硕士报名，其中近 1/3 为徐州医科大学毕业生，另有来自吉林、黑龙江、内蒙古、宁夏等地的毕业生，最终医院优中选优，招聘 41 名硕士研究生，对一家县区级医院而言，这样的成绩实属"惊艳"。

徐医附院在帮扶工作中，注重管理和文化等软实力的提升。党委书记王人颢专门到医院做专题讲座，以徐医附院转型发展的理念引领贾汪区人民医院改革发展落地见效。外合处、信息处、科技处、国资处、医学影像科负责人多次开展管理及学术讲座，从如何做一个部门（科室）负责人、科研管理创新，到医患沟通与风险防范、电子病历评级，全新的理念和知识一次次输送到了贾汪区人民医院。

贾汪区人民医院的变化体现在一系列数据上。2021 年医院医疗总收入为 4.59 亿元，较上年增长 10.71%；门诊人次为 468053 人次，较上年增长 11.61%；出院 36760 人次，较上年增长 9.24%；全年手术 12829 人次，较上年增长 17.18%，其中三四级手术 10649 例，较上年增长 16.8%；危重病人占比 6.9%，较上年增长 1.62%；药占比 33.2%，较上年降低 3.7%；居民医保住院次均费用较上年降低 787 元。

2024 年 2 月，徐医附院与贾汪区人民政府签署了新一个周期的战略合作。党委书记王人颢在签约仪式上提出三点意见：一是融通改革发展的价值理念，坚持人民至上、生命至上，实现合作同向；二是融通管理的制度方法，坚持标准一致、上下统一，实现改革同质；三是融通发展的目标任务，坚持合作共建、团结奋斗，实现发展同行。这标志着双方合作进入新的历史阶段。

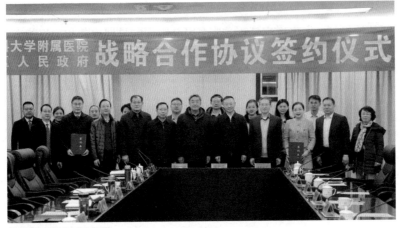

徐医附院与贾汪区政府合作签约

睢宁模式

2022年4月末，正值疫情期间，徐州市睢宁县一患儿因气管内异物，由家人送至睢宁县人民医院就诊，后经睢宁县急救医疗站转诊至徐州新健康医院救治，最终经抢救无效死亡。"睢宁婴儿死亡"事件引发社会极大关注，各种声音此起彼伏。

当地政府公布的调查结果称，睢宁县人民医院在对患儿的诊疗过程中首诊负责制落实不严格，未及时采取相关检查进一步明确诊断，与亲属沟通交流不充分，对患儿病情及可能产生的严重后果告知不到位；在转诊过程中，存在衔接不到位、未及时向接诊医院充分告知患儿的详细病情。

医院降级、院长免职、医生暂停执业，"睢宁婴儿死亡"事件的处理不可谓不严格，但相比之下，事件背后的深层原因更值得探究。

近年来，我国基层医疗机构基础设施焕然一新，设备器材一应俱全，但技术力量仍难令人满意。即使一些技术有所突破，也仍属"技术孤岛"，专科之间缺乏配合，院内外诊疗协作网建设存在梗阻，缺乏必要的架构设计。这些问题在"睢宁婴儿死亡"事件中有不同程度的反映，需要引起足够的警惕。

这起事件的警示是，提升基层医疗机构综合能力，完备的基础设施、先进的医疗设备、不断提升的医疗技术、现代化的管理、高效的医疗协作体系等，一样都不能少。只要某一方面存在短板或漏洞，基层医疗机构就很难真正强起来，类似悲剧也将难以有效避免。

"睢宁婴儿死亡"事件发生时，在省市卫健委和当地党委政府支持下，徐医附院启动了与睢宁县人民医院洽谈医联体建设相关事宜。事件发生后，王人颢意识到，提升睢宁县人民医院急危重症救治能力，打造高效的急诊急救体系，是双方合作的当务之急。

他认为，睢宁县人民医院要吃一堑长一智，在哪里跌倒就在哪里爬起来。为此，他要求医务处立即组织力量，重点打造睢宁县人民医院耳鼻喉科，提升其救治能力，确保相关患者接得住。

与此同时，根据王人颢"平稳转型、风险防范"要求，睢宁县人民医院《危急重症救治能力提升培训》系列讲座拉开帷幕，2022年5月17日第一讲由徐医附院心内科副主任陆远进行"新冠疫情防控下的急性心肌梗死救治流程"培训，由徐医附院耳鼻喉科副主任医师周鹏进行"儿童气管异物支气管异物的诊断治疗"培训。

5月20日，《危急重症救治能力提升培训》系列讲座第二讲由徐医附院副院长燕宪亮、医务处副处长王建设主讲，医院全体班子成员及各科室负责人参加线下讲座，500余人次参加讲座线上直播。

王建设以"医疗安全与风险防范"为题，就医疗质量安全核心制度要点背景、意义及要点内容等方面进行重点解读，并结合具体纠纷案例进行了深入浅出的分析；燕宪亮以"科主任在医院高质量发展中的思考与行动"为题，为与会人员讲解了医院管理人员的科室管理和学科建设等内容。

2022年6月17日，徐医附院与睢宁县人民政府签约，"院府合作"推进睢宁县人民医院高质量发展，睢宁县人民医院挂牌徐医附院睢宁分院。

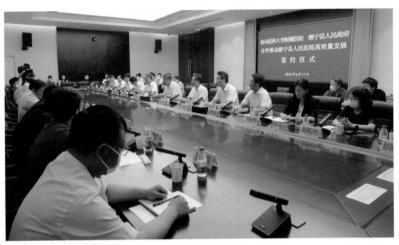

徐医附院与睢宁县"院府合作"签约

王人颢强调，徐医附院将按协议要求，为睢宁县人民医院输送优秀的专业人才、技术、管理理念，毫无保留地将徐医附院高质量转型发展的经验、成果和价值理念与睢宁县人民医院共享，建立合作共同体、责任共同体、管理共同体，倾力打造医联体"睢宁模式"，建设新时代的医疗联合体合作样板。

根据双方达成的共识，第一个帮扶周期内，睢宁县人民医院要创建成三级乙等医院，具备创三甲的条件；新增不少于 5 个市级临床重点专科，力争实现省级临床重点专科零的突破；协助招录、引进、聘用、培养医学类博士研究生不少于 3 名、医学类硕士研究生不少于 50 名；在三级公立医院绩效考核中，处于全国县级人民医院中上等水平；开通睢宁县人民医院与徐医附院远程会诊系统，重大疾病、疑难杂症及时进行专家会诊。

根据协议，徐医附院睢宁分院党委书记由睢宁县按照干部管理权限任免，院长由徐医附院委派并经睢宁县委任命，睢宁县委县政府建立完善的运行及保障体制机制，保障管理团队行使医院管理权限。医院实行党委领导下的院长负责制，重大事项由党委会研究决定。徐医附院急诊医学科带头人、副院长燕宪亮被任命为睢宁分院院长。

实际上，双方签约之前的 2022 年 4 月，燕宪亮便带领医务处、护理部、门诊部等 6 名专家进驻睢宁县人民医院，用将近一周的时间，对睢宁县人民医院近 50 项制度和流程进行重新梳理。那段时间，燕宪亮每天召集两次会议，布置各项工作，带领管理团队深入门诊、急诊、手术室、透析室、供应室等重点环节，查漏洞、检流程、强落实，构筑质量安全屏障。由于人力资源严重不足，徐医附院随后增派 8 位专家，支援急危重症相关科室。

5 月 6 日和 5 月 16 日分两批派出共 28 位临床和护理专家团队到睢宁县人民医院帮扶，涵盖急诊、重症、骨科、介入、妇产科、影像科、心内科、神经内科、神经外科、泌尿外科、心胸外科、急危重症护理等专业。

徐医附院专家与睢宁县人民医院职工同吃同住同劳动，共同救治了多位疑难危重患者。让燕宪亮印象深刻的是一位有机磷农药中毒的患者，患者伴有左侧青光眼和高血压病，气管插管呼吸机支持呼吸，循环衰竭，家属强烈要求转徐州治疗。燕宪亮亲自查看患者、指挥制订救治方案并与家属进行沟通交流，最终在徐医附院专家积极救治下，患者病情逐步好转，并顺利转出 ICU。

"过去类似的急危重症患者，整个睢宁县都解决不了，只能转往徐州，不少患者在转运途中耽误了最佳治疗时机。现在患者都不用转了，睢宁县人民医院医务人员也建立起了信心。"燕宪亮说。

直到 6 月 17 双方签订合作协议，燕宪亮共写了 8.8 万字的工作记录，详细记录了每天的工作和取得的突破，让各方看到了全新的模式下，帮扶工作的重要意义和价值。

7 月 18 日，徐医附院重症医学科专家张扬、医学影像科专家谢丽响、心内科专家陈文苏、泌尿外科专家温儒民、泌尿外科专家张成静、神经内科专家陆军、麻醉科专家高芳、急诊医学科专家陈令东、信息处专家黎学武等首批帮扶专家团队进驻睢宁县人民医院，开启第一阶段的帮扶工作。

王人颢为医联体建设定下的基调是，把徐医附院改革形成的价值理念融入睢宁县人民医院改革发展全过程中，形成管理共同体。燕宪亮任院长后，借鉴徐医附院经验，在睢宁县人民医院开展了"进一步解放思想，加快高质量发展"的大讨论。王人颢亲自在睢宁开讲，近两个小时的时间内，他以徐医附院高质量转型发展四年来的情况为基础，从发展中面临的危机——扩张之痛，规模发展的困境；先机——超前谋划，刀刃向内走转型；变局——百年未有，机遇与挑战并存；新局——未来之势四个方面展开，为睢宁县人民医院的高质量发展提供思路。

此外，时任副院长徐凯、科技处副处长张沈阳、放射科主任胡春峰分别从管理、科研、临床等方面工作进行了分享和探讨。

"这些输出大家都比较认可，以前没有人这样手把手教、如此清晰地讲思想转变，现在全院上下达成一致，很赞成。"燕宪亮说，中国医师节活动中，睢宁县人民医院也参考徐医附院的模式把相关的文化元素融入进去，对医院从医30年的职工进行奖励，看望离退休老专家，并把老领导、老专家请回医院，开座谈会，为医院发展建言献策。"老领导、老专家们感动到流泪，说多少年来从来没有搞过这种活动，徐医附院加入后，为医院带来新的气象，使医院更有温度和情怀。"

不仅如此，睢宁县人民医院同样制定了"1234"高质量转型发展战略，一个目标：以成功创建三级乙等综合医院为目标；两项改革：深化县级公立医院改革，推进医联体"睢宁模式"改革；三大战略：人才兴院战略、科研强院战略、文化塑院战略；四个回归：回归初心、回归本职、回归传统、回归梦想。同样确立了"有知识、有能力，有温度、有情怀，有尊严、有价值"的"六有"价值理念。

按照徐医附院转型发展的思路，燕宪亮和领导班子把睢宁县人民医院2022年发展主题确定为"信息化建设年"和"能力提升年"。8月1日凌晨，睢宁县人民医院HIS系统升级切换平稳完成，这为接下来双方信息系统的互联互通打下了基础。

2022年6月双方签约后第一批入驻的7个临床科室的专家，担任睢宁县人民医院对应科室的第一主任和学科带头人，从医疗、教学、科研、管理上全面负责科室发展。徐医附院本部不再为这些专家安排工作，使其全身心投入到合作共建工作中。

在徐医附院神经内科的技术帮扶下，睢宁县人民医院卒中中心可常规开展脑梗死急性期静脉溶栓、介入取栓、颅内外动脉狭窄（闭塞）的介入治疗，包括经桡动脉造影和治疗。

经徐医附院牵头，睢宁县人民政府支持，睢宁县人民医院负责具体专科诊疗、疾病管理、患者教育等工作，建立了心肌梗死全流程救治（睢宁模式）项目。该项目依托于紧密型医联体建设，以村医网、心电网等信息化手段为支持，完善县、乡、村三级医疗机构的一体化疾病管理新模式，从最源头方面，早期诊断、早期转运、早期用药，使危急重症患者直接送达县医院心内科进行急诊治疗，切实提高农村心梗患者的存活率。

救治项目的关键环节——"心电一张网"通过村级端远程心电图机与县级医疗机构诊断专网连接，实现县乡直通、高效快捷，为准确诊断提供有力保障，为抢救患者赢得宝贵时间。据统计，睢宁县参与项目的机构有11家卫生院、135家卫生室，"心电网"已经达到100%全覆盖。从2022年9月底至2022年12月底，共成功上传3170份病例，筛查胸痛患者2600余人。

至2023年年初，睢宁县人民医院各项工作明显进步，实现了医、教、研、管全面提升。医院开展临床新技术27项，其中多项填补县域空白；成立9个MDT团队；发表论文44篇，其中SCI论文9篇；申报实用新型专利5个；获批江苏省卫生健康委医学科研项目1项、徐州市科技计划项目4项、徐州市卫生健康委医学科研项目1项、睢宁县科技计划项目5项。从2022年9月至2024年1月，在"睢宁模式"农村急性心肌梗死全流程救治项目推动下，睢宁全县135所干预村卫生室均可常态化开展心电图检查并上传心电网络平台；成功上传25167例有效病例，筛查23862例患者；直接救治农村急性心肌梗死患者21人。

由徐州医科大学附属医院牵头、睢宁县卫健委支持、睢宁县人民医院（徐医附院睢宁分院）实施的"院府合作"项目——"睢宁模式"农村急性心肌梗死全流程救治项目，开展16个月以来取得阶段性成效。

2023年7月，徐医附院推动睢宁县人民医院高质量发展实施细则签约仪式在睢宁县人民医院举行，标志着双方合作共建正不断引向深入、达成实效。

"院府合作"的精髓

"院府合作"模式有别于传统医联体建设的特色和创新是什么？

王人颢对此有着深入的思考。他认为，"院府合作"是一种帮扶，而不是托管。托管是人财物统一管理，涉及责任划分问题和利益分配问题。徐医附院在合作之前深入实地调研了相关医院开展的托管模式，托管中，上级医院与当地医院直接签约，当地医院的主要班子成员是上级医院委派的，管理中难免会与当地卫健、医保等部门产生矛盾，造成运营不畅。而"院府合作"模式，是上级医院直接与当地政府签约，可以很大程度上得到政府和卫健部门的支持。

"院府合作"的核心要义是医院与当地政府签署合作协议，派驻管理团队及医疗专家团队进驻当地医院，全面帮扶政府所属公立医院，协议中明确约定设立紧密型医联体管委会，由政府主要领导及徐医附院主要领导作为管委会主任，财政局及医保局局长、卫生健康委主任、医院法人、徐医附院分管领导、派驻团队负责人等作为管委会成员，定期召开管委会，具体由当地卫生健康委主任及徐医附院外合处长负责实施管委会各项决议。

合作期间，被帮扶医院属性不变、人员和资产归属不变、独立法人地位不变、公立医院功能不变。

"院府合作"模式的创新点是，政府搭台、医院唱戏、问题导向、精准帮扶、以人为本、目标明确，可实践、可复制、可推广。该模式以人民健康为中心，突出政府保障民生的主体地位，发挥医院提供服务的载体作用，构建了以大型综合性三甲医院为龙头、县区级医院为中间层、乡镇卫生院或社区卫生服务中心为基础的三级区域性医疗体系；坚持爱心、真心、诚心、精心、耐心、恒心，形成了政府促民生、群众享实惠、医院共发展、社会得满意的四赢局面。

王人颢说，"院府合作"模式，顺应了当地政府希望借徐医附院之力，在人才培养上不断创新，在技术进步上逐项落实，在管理精细上深耕细作，在医院发展上进一步面向现代化、信息化，立足于省级临床重点专科的创建和等级医院的创建，提升医疗技术水平，让当地老百姓在家门口就能享受到三甲医院服务，更有获得感、满足感、安全感。合作中采用的"管委会"方式，使政府所属与医院生存发展息息相关。各主管局在政府统一领导下，从被动服务医院，到主动为医院出谋划策、出台配套人才招引优惠政策、提供政府资金支持、医保政策倾斜等。

"'院府合作'模式突破过去医联体模式在运行机制、管理机制等方面的限制，更加突出优质资源和政府主导双重效应。"王人颢指出，以往合作模式缺乏整体规划和制度性的安排，在投入和监管方面缺乏力度，"院府合作"的模式则凸显了政府主导的作用，在人、财、物多方面进行科学化管理，真正实现优势互补、资源共享、多方共赢的战略目标。

尽管成绩卓著，"院府合作"模式也面临医联体建设中不可避免的壁垒，如：医联体要成为健康联合体，需要坚持政府主导，离不开政府相关部门的全力支持，包括资金、医保政策和人才引进等配套政策支持，但目前政策配套不足，医保及分级诊疗等配套制度也不到位，医联体内部医保报销政策没有明显的优势，无法有效引导患者有序就医。

还如，随着医联体规模不断扩大，上级医院人才资源多处分流，造成优秀人才紧缺，在派驻帮扶过程中，会出现医院选派人员存在一定的困难、专家技术水平和管理能力参差不齐、更换过于频繁等问题。

医联体内要实现预约诊疗、网上复诊、远程会诊、教学、配送药品等，必须实现区域内信息数据的互联互通。然而医联体各级医院由于隶属关系、财政来源、人员编制等不同，真正实现内部的人财物统一，面临着一系列体制、机制上的问题。

以上困境是系统性问题，非某一机构或某一区域可解决，但这并不妨碍徐医附院与合作单位不断突破重重障碍，向着光明的明天前行。

二、医疗援建：有志而去，有为而归

国家组织经济发达地区对口支援少数民族地区，是促进少数民族地区加快发展的重要途径。这项工作始于改革开放初期，以后范围和领域不断扩大。作为区域有实力、有担当的龙头医院，徐医附院在医疗援建中积极响应号召，为西藏、新疆等地医疗卫生发展做出了应有的贡献。

在医疗援外中，徐医附院同样表现出色，一批批队员在援圭亚那工作中克服困难、勇于担当，促进医疗合作交流和当地卫生健康事业发展同时，彰显了新时期医院改革发展的精神面貌和价值理念。

援藏援疆一生情

十几年来，王人颢的微信头像始终未变——湛蓝的天空下坐落着巍峨的布达拉宫，那是拉萨的标志、西藏的标志，他曾在那个城市工作生活三年。那是他一生中极为特殊和重要的三年，多少次他

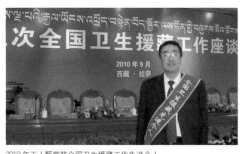

梦回那个魂牵梦绕的地方，往事一幕幕重现，一切仿佛就在昨天。

以下为王人颢自述文章：

2010年王人颢荣获全国卫生援藏工作先进个人

走过一段路，留下一生情。

尽管头发已斑白，视力也下降许多，两颊留下了明显的"高原红"，但是我依然深深地怀念曾经在拉萨那段拼搏奋斗的青春岁月。

考验：义不容辞去援藏

2009年9月，当时作为徐州医学院附属第三医院副院长的我，接受组织委派，与江苏援藏干部总领队一行四人奔赴雪域高原——拉萨，担任拉萨市人民医院第六任院长，开始了为期三年的援藏工作。

援藏需要面临许多困难，接受各种考验。首先是自身家庭的考验。我是瞒着父母踏上援藏之路的，当时父母都年近90岁高龄，实在是不忍心告诉他们，让他们再担心我。现在想想，那三年，亏欠家人的太多了，好在妻子和家人非常理解与支持，让我安心，一定把援藏的任务圆满完成好。

进入拉萨，到了新的岗位后，需要承受的考验就更多了。由于缺氧加上低负压的环境，每天都鼻出血。而且，胸闷、头胀、憋气、呼吸短促、心跳加快、血压升高、血色素增多等不同程度的高原生理反应，也时常会出现。当然，最大的考验是寂寞。这个时候就需要自我缓解思念亲人的情绪，并且做到慎独。

不过，我们援藏队伍就像一个大家庭，大家一起互相勉励、彼此温暖，积极发扬"特别能吃苦，特别能战斗，特别能忍耐，特别能团结，特别能奉献"的精神，认真投入各自的工作中。为了尽快熟悉工作，我到任后便积极深入临床、医技等一线科室，走访干部职工，进行深入调研，全面了解各项工作情况，为做好三年援藏工作奠定基础。

使命：率先垂范展形象

令我没想到的是，才刚刚进藏，西藏拉萨便发现"甲流"并逐渐蔓延，随即出现全国第一例死亡病例，这对我们提出了严峻考验。使命在肩，不容懈怠。作为拉萨唯一一所市属二级甲等医院院长，我义不容辞地投入到了抗击"甲流"的工作中。

在这场战役中，拉萨市人民医院积极承担起"甲型 H1N1 流感定点救治医院"的重担，我作为总负责人，多次到发热门诊、隔离病房现场检查指导，还结合高原特点摸索出一套科学防控的救治流程，为全市防控"甲流"疫情积累了第一手宝贵资料，保证了医院乃至全市防控"甲流"疫情任务的圆满完成。由于医院各项防控措施得力，整个救治过程科学合理、稳定有序，243例患者均康复出院，拉萨市人民医院也被评为拉萨市防控"甲流"工作先进集体。

这一仗，为我的三年援藏工作开启了一个良好开端。

在拉萨的日常生活非常简单，我坚持每天准时上班，下班后就回到家里看书、上网，学习专业知识，了解西藏的历史和民俗文化等，以便更好地为当地百姓服务，更好地融入多民族大家庭中。作为院长，我决不搞特殊化，以身作则，严格落实领导干部特别是援藏干部不准驾车的要求。

自己三年从未摸过方向盘，在工作中，我也时刻铭记自己的职责和使命，严格遵守党的纪律和组织原则，凡是重大决策、重要干部任免和人才引进、重要项目安排、大额资金使用和大型医疗设备购置、药品采购，都要经过医院领导班子集体讨论决定，由专业委员会专家及相关临床科室全程参与，并上报市纪委。作为有 20 余年普外科临床经验的医生，我也充分发挥自身专业优势，无论白天和夜晚，只要临床医生需要，都及时参与会诊、病例讨论、各类义诊和医疗救治活动。

在 2010 年 7 月的一个中午，我当时正在吃饭，突然接到墨竹工卡县人民医院医生从手术台上打来的求助电话，于是立即乘车近 70 公里赶到医院，直奔手术台。经过紧张抢救，21 岁藏族姑娘转危为安。这一幕至今回想起来，仍记忆犹新。能为西藏人民解除病痛，是我作为医生的最大幸福。

2010 年 9 月，受到国家卫生部表彰，我被评为"全国卫生援藏工作先进个人"。这不仅是对我工作的肯定，也是对拉萨市人民医院各项工作的肯定。

成绩：非凡业绩泽一方

做主人，不做客人。到任后，我与新一届领导班子一起总结医院改革发展所取得的成绩，并立足医院实际，确定了医院发展的新思路：加大医院内涵建设，在提高医疗质量、改善医疗服务、确保医疗安全以及医院内部科学管理上下功夫，打造和提升医院品牌，提高医院综合竞争实力，使对口援藏工作取得新进展。

一方面，积极争取建设资金，全面加强医院基本建设。申请实施了医技楼项目、医院整体改造项目，优化医院整体环境。利用江苏省、徐州医学院、徐州医学院附属医院等各级各类援藏资金，添置大型仪器设备，改善医疗条件。另一方面，下大力气加强医院管理，从 2010 年开始，拉萨市人民医院便开展"优质服务年"活动，狠抓医疗护理质量管理，整合原门诊、急诊的医疗技术资源和医疗设备资源，将原门诊、急诊合并成为门急诊部，提高了门急诊运行效率，并重新装修改造体检中心，以更加温馨、人性化的服务，为各族干部群众提供优质服务。根据医院实际，还修订了医疗、教学、科研等规章制度及奖励办法，鼓励医务人员全面发展。

三年来，医院各项指标连年翻番，医院业务总收入节节攀升，全院未发生一起医疗事故，干部职工工作积极性明显提高，职工满意度达历史新高。2011 年，医院荣获"拉萨市医院管理工作先进单位"称号。

除此之外，结合拉萨实际，还重点加大儿科、妇产科建设，推行"儿科医生下产房，产科儿科双查房"的新举措，促使新生儿抢救成功率大幅提高。在拉萨市委、市政府大力支持下，为医院引进特需医务人员，开通新的妇产科病区，使妇产科床位达到60张，成为自治区最大的临床科室，在一定程度上缓解了拉萨孕产妇住院难问题。通过多种努力，医院"两个死亡率"持续下降，受到各级领导和各族群众高度赞誉。2012年，妇产科团队获自治区表彰，被授予"三八红旗集体"称号。

在做好受援单位工作的同时，我积极创新卫生援藏模式，整合江苏卫生援藏干部资源，发挥江苏卫生援藏团队优势，于2011年3月组建了"江苏省卫生援藏医疗队"，自己亲自担任医疗队队长。医疗队成立两年多来，以拉萨市人民医院为基地，各县医院为重点，辐射城乡，通过巡诊、义诊、讲座、培训、查房、疑难病例讨论、手术演示以及健康咨询等形式，卓有成效地开展工作，所到之处，受到当地政府和各族人民群众的高度赞誉，为进一步提高拉萨医疗卫生水平和保障各族人民健康作出了突出贡献，也树立了江苏卫生援藏干部新形象。

收获：援藏情谊永珍藏

在经历了生与死、血与火的考验后，以后人生中，任何困难都能够克服。这是我援藏三年最深的感受。

很多人问我，在拉萨离开家乡、远离亲朋，面临多重困难时的感受，问我"你后不后悔"时，我真的一点都不后悔。

到西藏以后，壮阔的山川、瑰丽的美景让人流连。当地人民的淳朴和热情更让人印象深刻，那份对幸福的满足给了我深深触动。援藏工作不是付出，而是收获，我收获了全院职工的爱戴，收获了当地百姓的信赖。

看到拉萨市人民医院三年来的发展变化，看到全院干部职工积极工作的热情，看到江苏卫生援藏团队所做的有益工作，我心中感到无比欣慰和自豪。

我至今仍然清晰地记得完成援藏任务时，全院干部职工为我送别的场景，他们噙着眼泪与我道别，纷纷献上洁白的哈达，我也备受感动，热泪盈眶。在西藏艰苦的条件下，不仅磨炼了身体，更考验了意志，我自己也学会了承受、学会了超越、学会了感恩，世界观、人生观、价值观都发生了重要改变。这些，将成为我一生最宝贵的精神财富，使我终身受益。

三年援藏行，一生西藏情。这是我一生的财富，我一定会好好珍藏。我的微信头像也一直用的是西藏美丽的布达拉宫，这是我对曾经的那段援藏岁月深深的眷恋。我已经把拉萨视作自己的第二故乡，仍关心、支持拉萨的发展，2019年11月，徐州医科大学与西藏自治区人民医院签订了合作协议，旨在为西藏地区医学人才培养、提升全区医疗卫生服务的能力和水平作出贡献，我作为学校的副校长和徐医附院党委书记，有幸见证了这历史性的一幕。同时也期待着双方合作的各项工作能够尽快落地，希望为拉萨乃至西藏地区医疗事业发展作出积极的贡献！

西藏之行让我更加深刻地感受到"人民至上，生命至上""一切为了人民健康"这一思想真正的内涵，医学的终极目标就是救死扶伤，守护人民健康，这是我们的崇高追求和使命担当。援藏经历也对我后来的工作和生活提供了很多有益经验，产生了深远影响。特别是2018年6月担任徐医附院党委书记以来，我带领全院4000余名干部职工面对新形势新要求，准确识变、主动应变、积极求变，谋划并实施了"1234"高质量转型发展战略，在省内率先开启了公立医院党委领导下的院长负责制实践，创造性提出了"两个全心全意、四个回归、六有、六个起来、六种能力提升"等符合时代要求具有徐医附院特色的价值理念体系。与此同时，不断调结构、去加床、强技术、优服务、引人才、铸文化、细管理，医院的综合实力、社会美誉度、职工幸福感不断攀升，受到新闻媒体、上级主管部门、干部职工和社会各界的广泛关注与良好评价，赢得了"打响大型公立医院转型发展第一枪"和"创公立医院改革新范式"的美誉。这些理念的提出和成绩的取得，很多都得益于援藏带给我启迪和思考。

走过一段路，留下一生情。援藏这条路虽然已结束，但是在守护人民健康、推动医院高质量转型发展这条路上，我仍然使命在肩、任重道远，我也将继续不忘初心、牢记使命，奋发有为、埋头苦干，把援藏的经历、积累的经验、学到的知识、增长的才干转化到现在的工作岗位上，为祖国的医疗卫生事业继续努力奋斗，贡献自己的一份力量。

2022年8月，在王人颢援藏归来10年后，徐医附院另一支庞大的医疗队随江苏援藏抗疫医疗队踏上新的征程，入藏不到24小时他们就进驻方舱投入战斗，奋战在抗疫一线。虽然面对着繁重的抗疫工作，还要克服高原反应，但94名队员始终以饱满的工作热情，按照院党委提出的"科学、规范、有序、安全"的工作方针积极开展工作，同西藏人民共克时艰。

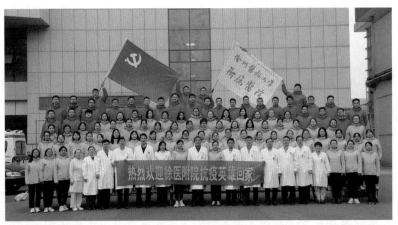

欢迎援藏抗疫医疗队回家

王人颢始终牵挂着拉萨，那里是他的第二故乡，那里有他10年前并肩作战的故友，更有他派遣的徐医附院的战士。他相信他们一定能牢记和发扬"特别能吃苦、特别能战斗、特别能忍耐、特别能团结、特别能奉献"的老西藏精神，弘扬伟大抗疫精神和新时期医疗卫生职业精神。于他来说，10年，像一个轮回，一代人与下一代人完成历史交接，变化的是时代，不变的是使命和初心。

雪域高原抗疫的同时，在祖国大西北的新疆，来自徐医附院的医者正在播撒爱的种子。自2017年以来，徐医附院按照省卫生健康委下达的援疆任务，相继派出15名医务人员赴新疆克州人民医院、伊犁州友谊医院、奎屯医院等地对口支援新疆地区医疗事业发展。2021年9月，徐医附院麻醉科副主任医师焦皓、重症医学科副主任医师卜林、烧伤整形外科主任医师李之华、妇产科副主任医师马本红四位"组团式"医疗援疆队员赴新疆开启为期一年半的援疆工作。

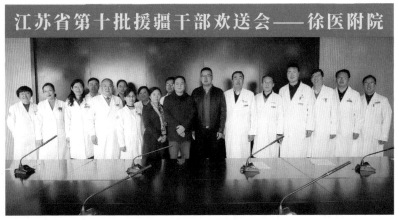

欢送援第十批援疆干部

卜林是一个不善言辞的人，然而每当治病救人时，对于患者病情的把握、疾病的发病机制、病理生理等，他又能滔滔不绝地讲上半天。他收了七位徒弟，工作中，无论是心肺听诊、出入量观察，还是到翻身拍背吸痰操作、呼吸机模式及参数调整等，他都手把手给予徒弟精细的指导。针对危重疾病诊治不规范、流程不细化、目标导向不明确等问题，卜林相继制定出了不同病种危重患者诊疗流程并组织大家进行业务学习，以理论结合实践的方式，帮助大家进一步理解掌握不同疾病的诊疗原则，提高了重症患者救治的成功率。

对徒弟们提出的问题，他总会耐心地予以指导和讲解；对有争论的问题，他也不会因为自己是科主任就武断地下结论，而是鼓励年轻医生回去查阅诊治指南及文献以后再提出观点和看法。他在坚持诊疗原则、保证患者安全的前提下，用平等协商、共商共享的理念去带动年轻医生执业的积极性，让他们的获得感、幸福感及存在感有了很大的提升。

他还亲自示范，带领徒弟们独立开展了床旁纤维支气管镜支气管肺泡灌洗术、床旁经鼻三腔二囊管置入压迫止血术等新技术，填补了克州人民医院重症医学科在该领域的空白。

"援疆，援助的不仅是医疗技术，还有民心工程。"这是卜林对援疆工作的理解，"对每一位重症患者，我们在尽最大努力去救治的同时，还应注意做好心理疏导及人文关怀。"当肠梗阻术后合并脓毒症患儿的母亲焦急不安时，他在病床前；当药物中毒患者出现心情低落时，他在病床前；当重症肺炎患者情绪烦躁不配合治疗时，他在病床前。2021年11月，科室住进一位年近80岁、患有AECOPD合并冠脉综合征的维吾尔族老人，在了解到老人的实际困难后，卜林果断地与她们一家结成了亲戚，患者及家属流下了感动的泪水，这一幕也令在场的医护人员印象深刻。在遥远的祖国边疆多了一家维吾尔族亲戚，卜林心里特别激动和高兴。

"援疆，是一种奉献，更是一种情怀。一年半，弹指一挥间，但有些经历是不能用时间的长短来衡量它的意义的。"卜林说。

一年半，不是结束，也不是开始。对克州人民医院而言，卜林之前有另一个卜林，卜林之后也有另一个卜林。早在2018年7月，卜林的同事，徐医附院重症医学科副主任医师晃亚丽，就作为江苏省第二批"组团式"援疆医疗队（第二轮）医疗专家，进驻克州人民医院重症医学科。

晃亚丽担任克州人民医院重症医学科主任期间，带领团队开展经鼻盲插空肠营养管、俯卧位通气治疗急性呼吸窘迫（ARDS）、床旁纤支镜下肺泡灌洗、CRRT经皮气管切开等十几项新技术，为克州人民医院建立了一个全新的MICU（内科重症监护室），培养了一支带不走的重症医疗队伍，克州人民医院因此成为当地百姓求医问药最信任的地方。

小凯丽是一个感染性心内膜炎、多脏器功能衰竭患者。为了抢救她，晁亚丽连续四天四夜守护在床边。当病人家属要放弃治疗时，她偷偷给垫付了医疗费，给患者及其家人精神上的鼓励和经济上帮助，为小凯丽的成功救治赢得了机会。

曼孜热古丽，一位16岁的花季少女，因为先天性心脏病入住ICU，经治疗后好转，大家都欣喜地等待她第二天转回普通病房。然而凌晨1点20分，患者突发恶性心律失常，心脏停搏，口唇紫绀，瞳孔散大，凌晨的ICU，大家一拥而上，除颤、气管插管、心外按压、呼吸机应用，各类操作应上尽上。然而，患者的心跳始终没有回来。1分钟，10分钟，1小时，监护仪上仍没有心跳，家属一直在痛哭，在这关键的时刻，晁亚丽的声音响彻病房："继续抢救，把按压的血压维持在80/40mmHg以上，继续冰帽脑保护。"没有任何迟疑，大家齐心协力继续心肺复苏。

患者家属放弃治疗准备回家的车子已经开到门口，然而奇迹发生了，在心跳骤停1小时40分钟后，监护仪上再次出现了自主心率，那颗停跳的心脏终于自己工作了！经历了半个月的床边肾脏替代治疗后，患者便可以下床活动。对生命的敬畏，对患者的不离不弃，创造了奇迹。

"当我们听到患者心脏再次跳动的声音，那种成就感比任何赞美都动听。"在朋友圈，晁亚丽发出这样一句话："再也没有比这更动听的声音了。"

在新疆，晁亚丽总是怀着这样一种情怀——我们带来的不仅是医疗技术，更是国家的政策和关怀，这种信念带给人们的力量有时比技术更加重要。

来疆为什么？在疆干什么？离疆留什么？"援疆三问"是徐医附院急诊医学科副主任医师周京江援疆以来常常思考的问题。

刚到克州，担任克州人民医院重症医学科主任的他，积极调研走访，根据科室需要和个人特长，制定科室长远发展目标及医护个人发展方向。他积极推进学科建设，提升疑难危重症患者的救治能力，将江苏先进的医疗理念带进克州人民医院，助力医院的高质量发展。在周京江和科室医护人员的共同努力下，成功救治多例危重孕产妇、车祸多发伤、重症肺炎和感染性休克等极危重患者。

"授之以鱼，不如授之以渔，要想让技术在这里留下来，必须对当地医生开展基础教学工作。"周京江说。为了打造一支"带不走"的医疗队，他每周定期开展科室业务学习，提高科室医护人员业务水平。同时，他进一步加强重症医学技能操作的规范化教学，积极对科室年轻医生进行业务培训。为深化教学培养模式，通过"师带徒"培养机制，周京江带教了2名徒弟，手把手带教科室年轻医生进行操作及手术训练。他带的徒弟，年轻医师阿不拉江·亚库甫在2023年6月南疆三地州病历大赛取得二等奖的好成绩。9月21日，《人民日报》刊登题为《"师带徒"培训年轻医生，"组团式"开展教学帮扶：智力援疆，留下带不走的人才队伍》文章，进行了专题报道，介绍了周京江医生"师带徒"的事迹。2023年9月20日上午，在第九次全国对口支持新疆工作会议中，援疆专家周京江与全国各地援疆代表共10人受到了中共中央政治局常委、全国政协主席王沪宁的接见。

徐医附院产科骨干医生孙礼强同样在打造一支"带不走"的医师队伍。援疆期间，为了提升科室的医疗水平，他为科室住院医生开设了系列讲座，以教促学。对住院医生在工作中的不合理、不规范的地方，他及时给予纠正，培养他们的临床思维能力和自主学习能力。

援疆是一件工作，更是一项事业。为边疆人民提供高水平的医疗服务，为当地医院培养一支高水平的医疗队伍，使徐医附院转型发展的新理念、新成果在当地落地生根、开花结果，是每一位徐医附院援疆专家的使命。

医疗援外：异国他乡的大医情怀

　　2023 年是中国援外医疗队派遣 60 周年。自 1963 年向阿尔及利亚派出首支援外医疗队起，中国已向 76 个国家和地区派遣医疗队员 3 万人次。他们跨洲越洋，在异国他乡为当地百姓消除病痛，累计诊治患者 2.9 亿人次。

　　徐医附院从 1971 开始，先后选派 27 名同志赴桑给巴尔、马耳他、圭亚那等地执行卫生合作和医疗援助任务。地处南美洲北部的圭亚那，拥有丰富的热带雨林、壮观的河流和多样化的文化遗产。自 1993 年起，我国开始向圭亚那派遣援外医疗队，至 2018 年，中国（江苏）援圭亚那医疗队共派出 14 期，徐医附院参加了第 3 期、第 9 期的援圭亚那工作，获得国家表彰。

　　2019 年 7 月 4 日，中国（江苏）第 15 期援圭亚那医疗队启程赴圭亚那，执行为期一年的援外医疗任务。徐医附院作为队长单位共派遣了 9 名医疗专家参加医疗队，分别为骨科主任医师李强、影像科副主任医师陈高红、妇科副主任医师经莉、普外科副主任医师杨军（领队）、肾内科副主任医师王迪生、病理科副主任医师吴燕妮、麻醉科副主任医师赵林林、眼科副主任医师王雷、烧伤整形科主治医师高新宇。

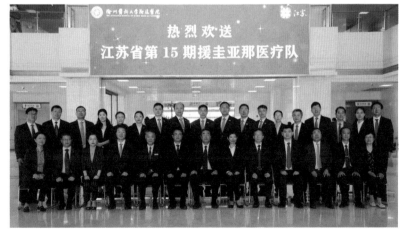

欢送援圭亚那医疗队

2019 年 7 月 6 日抵达圭亚那首都乔治敦后，医疗队员克服社会治安差、艾滋病高发和生活条件艰苦等诸多困难，快速融入当地环境，创造条件开展工作。

一日，杨军突然接到圭亚那乔治敦公立医院普外科医生的一个电话，他们正在抢救一名颈部刀伤患者，情况危急，需要中国医生快速驰援。当天是杨军手术日，他白天已经做了 5 台手术，晚上开会研究周末的义诊活动，会议还没结束就接到了急救电话。因为圭亚那治安状况差，杨军立即通报队委会，由当天值班兼职司机的队友陪同火速赶往医院手术室。

患者 18 岁，左侧颈部伤口足足有 20 多厘米长，肌肉和部分血管被切断，伤口出血不止，两名医生用纱布持续压着伤口等待中国医生，此时纱布已湿透，患者生命体征仍不稳定，命悬一线。杨军凭借扎实的技能和丰富的经验，很快控制了出血，顺利完成了手术，使患者转危为安。

乔治敦总医院是圭亚那最大的公立医院，当地所有危重患者都集中在这里。但这里的硬件设施不及中国一般市级医院，人员水平更是参差不齐。该院有 6 个手术间，其中 1 个眼科专用手术间、1 个急诊手术间、4 个常规手术间，有 5 台麻醉机，及中国援助的多台监护仪。

麻醉科算上赵林林有 6 位 Consultant（顾问医生，最高级别的医生）和 17 位住院医生。看到这么多住院医师，赵林林兴奋不已，他知道这是圭亚那麻醉界的未来，他要尽一切可能把从基本理论技术到最新技能方法的麻醉技能统统教授给他们。

事实上，前往圭亚那之前，赵林林已和上一期医疗队队员沟通过相关情况，在圭亚那工作一个月后，他确定了一年中要重点开展的工作，并一项项逐步落实。

一是开展超声引导下神经阻滞。这一技术已在国内开展得风生水起，但会操作的圭亚那医生凤毛麟角。经过两个月努力，乔治敦总医院一大半的住院医生掌握了这一技术。为了让他们掌握这一技术，赵林林绞尽脑汁，从解剖到操作，慢慢讲解。当地医生学习意愿强烈，只要有合适的病人，他们会主动联系赵林林，让其辅导他们进行臂丛神经阻滞。

二是光棒导引气管插管。光棒是一种辅助气管插管的工具，主要适用于颈椎损伤、张口受限、小下巴以及缺齿等困难气道的患者。赵林林把理论讲一遍，操作演示一遍，高年资的住院医师在他的辅助下做一遍，很快就学会了这一技术。

三是体温保护。在乔治敦总医院上班第一天，赵林林发现所有病房的空调设定为最低值，麻醉患者全身没有有效覆盖，醒来全身寒战，大大增加了氧耗，这是极大的安全隐患。经过沟通，病房将空调调到适合温度，麻醉护士也会提前准备好包裹衣物。

四是抗胆碱药物的应用。圭亚那没有国内常用的抗胆碱药，手术结束时，患者口腔里充满分泌物，在拔除气管插管后极易导致喉痉挛。为此，赵林林向当地医生强调，只要没有禁忌症，必须要用阿托品。

五是全凭静脉全麻。很多短小的手术，当地医生会扣面罩给患者吸入药，造成患者不舒适。赵林林教他们使用丙泊酚和瑞芬太尼，短小手术醒得快，医患双方都满意。

六是有创动脉血压监测。传统的无创袖带血压监测需要一分钟才能测出血压，对于休克患者则需要更多时间，此时有创动脉血压监测就显得尤为重要。赵林林开动脑筋，利用压力表自制了一个简易有创血压监测仪。此工作的开展，锻炼了住院医师的动脉穿刺置管技术，也使他们养成了对危重患者进行有创血压监测的好习惯。

很快，赵林林便带领当地医生开展了超声引导下股神经阻滞等十余项新技术。随着临床工作的开展，赵林林逐步将工作重心转向麻醉可视化技术的开展。设立麻醉可视化技术中心的想法得到中国医疗队和乔治敦总医院的大力支持。为了建设中心，赵林林提前从中国援助圭亚那的物资中申请购买了纤支镜和彩超机。用春节回国探亲的机会，他从国内购买了气管插管用的光棒，又自费购买了超声引导下神经阻滞英文版挂图，赠予乔治敦总医院。

医疗队按照国内安排春节期间回国短暂休整，遇新冠疫情暴发，国际航线中断，无法按期返回受援国。相关物资只得交由下一期医疗队带往圭亚那。赵林林未完成的麻醉可视化技术中心建设工作，也将由下一期医疗队继续完成。

在圭亚那的几个月，医疗队经历了艰辛、危险、温情、感动，在异国他乡，队员们倾其所有，书写了属于他们，也属于两个国家的奋斗故事。

2019年10月26日，赵林林和队员们一起驱车前往一个偏远社区义诊。下午2点多，他们结束社区义诊，准备进入林区为中资机构的伐木工人提供医疗服务。在一个渡口等待渡船时，停在最前面的那辆车缓缓向河中滑去。司机意识到，自己忘了拉手刹，而车中还有人未下车。见此情景，赵林林毫不犹豫地脱掉上衣和鞋子，跳入河中迅速向汽车游过去。他游到汽车跟前，从外面试着开门，车门打开了一条缝，但强大的水压瞬间又把门关上了。车辆进水后，沉重的车头加速下沉，赵林林和车里的男子里应外合，终于把车门推开。两人一前一后游回岸上。这名被困车内的男子名叫徐关栋，现年30岁，为荣安公司员工，对赵林林感激不尽。

救援结束后，赵林林跟随医疗队继续向亚马逊热带雨林深处的林场出发，为那里的工人提供医疗服务。

圭亚那治安状况较差，频繁出现中国公民及华人华侨被伤害、抢劫、入室偷盗等恶劣事件，乔治敦驻地片区属于高发区之一。2019年7月29日，医疗队乔治敦驻地出现遭子弹袭击事件，一枚弹头击穿屋顶射入队员宿舍房间内，严重威胁队员的人身安全。为确保驻地安全，在使馆的帮助下，医疗队迅速联系相关中资机构进行设计评估，本着"着重安全防护、兼顾经济美观"的原则，提出了具体改造方案，得到国家和省卫生健康委批复后立即快速推进。围墙和大门非透明化改造、屋顶加固翻新改造、房间窗户玻璃增贴防弹防爆膜、小菜园完成改造，面貌一新的乔治敦驻地令医疗队改善了生活质量，也保障了队员安全。

中国（江苏）第15期援圭亚那医疗队在圭期间，共完成门诊11613人次，查房9740人次，救治危重病人600余人次，开展手术3420余例，开展了早产儿脐静脉置管、早产儿鼻塞CPAP辅助通气、胆道镜胆总管取石、B超引导神经刺激器辅助加尺神经阻滞麻醉、双手徒手旋转胎头法纠正胎方位、腹腔镜异位妊娠手术、光棒气管插管和日间手术等25项新技术。多项新技术填补圭亚那空白。

医疗队员们发挥医科大学附属医院教学特长，通过手术传、帮、带，培训当地医护人员。先后在全院、科室开展多场操作示教和学术讲座等，培训了很多当地年轻医生。

医疗队积极开展巡诊和义诊活动。先后组织了中国港湾集团健康义诊、Kwakwani社区义诊、荣安公司TSA01-17林区义诊、DurbanBacklands社区义诊，及中国驻圭亚那大使馆、林登医院幼儿园、乔治敦敬老院和乔治敦小孤儿院等多次义诊活动。

医疗队开展了多种形式的民间外交。先后拜访圭亚那总理、卫生部部长等高层领导，在与圭亚那人民和其他国家人民的交往中推广祖国传统医学。与驻圭亚那大使馆、中资机构和中国商会等频繁互动，做好他们的医疗保障服务。

圣诞节期间，两名来圭亚那旅游的中国游客在前往机场途中，遭遇出租车司机联合其他歹徒的突击抢劫，导致较大程度受伤。医疗队接到大使馆信息后，立即赶往急诊中心对遇险同胞紧急救治，队员们分工合作，经过伤口缝合包扎、摄片检查、上肢打石膏等，帮助两位老人尽快脱离危险。

疫情暴发后，援圭医疗队虽身在国内，仍心系海外，积极做好疫情防控和援外相关工作。通过远程培训当地医务人员、向华人发出倡议书、向受援国卫生部提供中国经验、向大使馆捐赠防护物资等，做好各项工作。

在圭期间，队员们牢记国家和医院嘱托，真正把援助工作帮到点子上、落到关键处。"授人以鱼，不如授人以渔"，医疗队努力做好传帮带教工作，帮扶培养当地医生，提高其诊疗水平，打造一支带不走的医疗队。

新时代援外医疗工作承载着"实施健康中国战略"和"构建人类命运共同体"两大战略任务，承担着增进受援国人民感情、健康福祉和服务外交大局的双重职责。在国内外形势、全球健康治理体系和治理规则都发生深刻复杂变化的背景下，援外医疗工作面临着挑战与机遇。徐医附院援外队员们始终牢记援外使命，增强政治责任感，弘扬中国援外医疗队精神，继承江苏援外医疗队的优良传统，以精湛的技术和崇高的医德，圆满完成了祖国交给的光荣任务，赢得了受援国人民的尊重和信任。

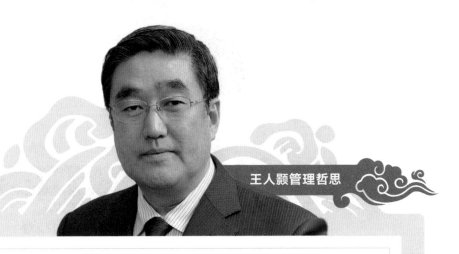

⭕ 推动大型公立医院回归公益性和高质量发展，要深刻把握世界之变、时代之变、历史之变、行业之变，深刻把握医疗卫生事业发展的客观规律，深刻把握新时代中国式现代化国家要求、人民期待，深刻把握医院自身发展定位、发展战略与目标；坚持把"人民至上、生命至上"作为价值追求和立院之本，只有这样，才能在中国式现代化道路上行稳致远。

⭕ 党的领导和价值观重塑是医院改革发展的内核动力，要"虚"实结合、上下融通、内外一致、正反比较。全院上下能够辨别是非曲直并做出正确抉择，这就是"觉醒"。

⭕ "院府合作"模式突破过去医联体模式在运行机制、管理机制等方面的限制，更加突出优质资源和政府主导双重效应。以往合作模式缺乏整体规划和制度性安排，在投入和监管方面缺乏力度，"院府合作"模式则凸显了政府主导的作用，在人、财、物多方面进行科学化管理，真正实现优势互补、资源共享、多方共赢的战略目标。

⭕ 医疗机构到处挂牌的目的和动机究竟是什么？这令人深刻反思。区域医疗中心要承担起责任，真心帮扶，真正提升基层服务能力，而不是派几个专家下去走马观花。

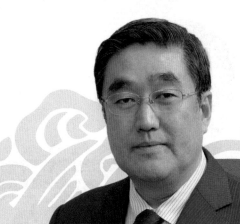
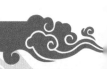

王人颢管理哲思

⭕ 援藏工作让我更加深刻地感受到，"人民至上，生命至上""一切为了人民健康" 这些思想理念真正的内涵，他们与医学的终极目标救死扶伤、守护人民健康是一致的。这是我们的崇高追求和使命担当，也是医务工作者的初心和本职，是应该做而必须做好的本职工作。

⭕ 医院改革发展永远在路上。首先要做更好的自己。每个单位和学科都要把自己的工作做好做到位。在学习借鉴中应该明白，我们不可能成为一样的你，但可以成为像你一样优秀的人。

PREFACE

大浪淘沙始见金。

正如王人颢所说，徐医附院五年来的发展历程极不寻常、极不平凡，如同一幅气势恢宏的画卷，走得惊心动魄，更是波澜壮阔。五年来，他们凭借较真碰硬的决心、激流勇进的魄力、壮士断腕的勇气、统筹兼顾的智慧，以价值观重塑思想内涵，推动高质量转型发展，徐医附院取得了诸多历史性的突破和成就。作为一名记者，笔者十分荣幸有机会深入这家叱咤时代风云的医院，零距离观察它的改革脉络和发展点滴，并最终向读者呈现这样一部作品。

从 2022 年 6 月起，笔者先后多次前往徐医附院，与 80 余位专家进行了深度访谈，访谈对象包括所有院级领导、绝大多数职能部门负责人、重点临床科室主任和护士长、一线医务人员、政府部门主要负责人等，这些专家的回忆、感受、思考、体验汇集而成，构成了这部书的主要内容。访谈中，笔者有以下几点深刻的感受。

一是医院上下形成了改革共识。谈起医院改革，受访者热情高涨，大多数人能完整地说出医院"1234"高质量转型发展战略及其内涵。此外，他们还熟稔"四个回归""两个全心全意""六个起来""提升六种能力"等核心价值理念，这充分说明这场改革深入人心，在理念和价值观上形成了广泛共识。

二是每个人在谈工作时聚焦的都是破和立的理念，介绍的是如何打破陈规、在变革中实现新突破的经验。变革当然不能仅靠战略引领，还要深化制度建设和利益格局调整，这正是受访者重点谈及的内容。因何变革、如何变革、变革什么，深植每个人的内心，形成改革的基本底色。

三是很多人不约而同提到精气神的变化。在慢下来的发展氛围下，医院高速发展阶段形成的"心浮气躁、急功近利"的文化得到根本性扭转，通过搭平台、给政策，员工踏踏实实干事创业的热情空前高涨。实际上，精气神在受访者的表情、话语和肢体语言中体现得淋漓尽致，这展现的是决心、自信和信心。

四是对党委书记王人颢的高度赞赏。一场改革是一项系统工程，诚然需要大家齐心协力，但也不能忽视"一把手"的重要价值。"一把手"的意志、性格特点和人格魅力很多时候深刻影响着一个机构的发展轨迹。作为徐医附院改革的主要推动者，王人颢的前瞻性、敏锐性、魄力受到员工的广泛认可，推出的举措得到广大员工尤其是青年一代的大力支持。这是改革成功的重要保证。

笔者在与王人颢的多次面对面交谈中，也近距离领略了这位改革者的魅力。他有徐州人的粗犷豪放和坚韧不拔，他始终保持着一个医者所具有的强烈的同理心和敏感性。讲到激动处，他义愤填膺、真情流露，透过他的表达，时常还会感受到丝丝无奈和无助，但即便阻力重重，他也从未想过要做一个坚守中庸之道的守成者。

在此，特别感谢王人颢书记、金培生院长领导的管理团队毫无保留的分享，让笔者手中的这支笔，很幸运地记录一个群体、一家医院奋力改革的历程；感谢徐医附院韩林主任、王以坤主任和他们团队的倾力付出与鼎力支持，他们是最接近决策层的人，也是改革的亲历者，在前期的策划、访谈及后期写作中给予了无私协助，提出了诸多中肯的宝贵意见；感谢每一位受访者，正是他们开诚布公地把扎实开展的工作尽可能完整、生动地呈现出来，才使这部书血肉丰满。

一切为了人民的健康福祉，高质量发展只有进行时，没有完成时。现如今，历经127年风雨的徐医附院踏上了高水平医院建设的新征程，朝着建设具有国际视野的现代化区域医学中心，破浪勇进、行稳致远，不断焕发出新的强大生机活力，奋力奔跑在时代最前沿。

　　囿于个人能力，这部书存在诸多不足和遗憾，相比真实发生在徐医附院的故事，这部书恐怕不能呈现十中之一；对改革中的决策、博弈过程，也较少有深入记录和剖析；很多精彩的案例、事件并未进行深度挖掘和表达……在此，欢迎广大读者朋友们批评指正，也希望读者朋友们能够亲临徐医附院交流、感受，相比这部书的内容，那里已经发生和正在发生的故事要精彩、生动得多。健康所系、性命相托，栉风沐雨、砥砺前行，真诚地祝愿徐医附院明天的发展会更加灿烂辉煌。

刘文生

2024 年 6 月